灵枢古典医籍精选导读

读经典 做临床系列

中国健康传媒集团
中国医药科技出版社

内容提要

　　本书为《读经典　做临床系列》丛书之一。书中精选《灵枢》《内经知要》《灵枢悬解》等著作的部分内容，便于读者深入地学习《灵枢》内涵，建立系统的中医学理论体系，以期读者对《灵枢》的学术思想有更深入全面的认识，用以指导当今临床，启发研究思路。

　　本书是中医药院校师生和临床中医师的案头必备读物，适合中医药医、教、研人员参考，可供中医爱好者参阅。

图书在版编目（CIP）数据

　　灵枢古典医籍精选导读／童安荣等主编 . —北京：中国医药科技出版社，2024.3

　　（读经典　做临床系列）

　　ISBN 978 - 7 - 5214 - 4444 - 5

　　Ⅰ.①灵…　Ⅱ.①童…　Ⅲ.①《灵枢经》- 研究　Ⅳ.①R221.2

　　中国国家版本馆 CIP 数据核字（2023）第 247629 号

美术编辑　陈君杞
版式设计　南博文化

出版　**中国健康传媒集团** | 中国医药科技出版社
地址　北京市海淀区文慧园北路甲 22 号
邮编　100082
电话　发行：010 - 62227427　邮购：010 - 62236938
网址　www.cmstp.com
规格　710×1000mm $^1/_{16}$
印张　15
字数　263 千字
版次　2024 年 3 月第 1 版
印次　2024 年 3 月第 1 次印刷
印刷　天津市银博印刷集团有限公司
经销　全国各地新华书店
书号　ISBN 978 - 7 - 5214 - 4444 - 5
定价　**45.00 元**

获取新书信息、投稿、为图书纠错，请扫码联系我们。

编委会

主　编　童安荣　陈志道　赵广然　赵丹丹

副主编　滕　娟　符竣杰　伍竹君　李　娇

　　　　杨丽坤

编　委（按姓氏笔画排序）

　　　　代普云　路晋红　潘　峰　张斌龙　丁　宁

　　　　李珊珊　孟庆辰　张瑞峰　罗　云

古籍为中华民族悠久历史文化的宝贵遗产，对其整理和利用，对赓续中华文明血脉、弘扬民族传统精神、增强国家文化软实力、建设社会主义文化强国具有重要意义。中医药学文明古老，历史悠久，流传至今仍具有无限的生命力和巨大的影响力。中医古籍繁若星辰，浩如烟海，蕴含着丰富的古代医家思想及临床治验精髓，是中医药学传承的载体和源泉。

　　鉴于中医古典医籍存世数量巨大，收录情况散杂，亟待我们去挖掘、整理、提炼、运用，遂至浩瀚医书中精选甄别，编《读经典　做临床系列》20卷，以冀发挥中医古籍的文献与临床价值，以解今人望洋之叹、临证之惑，促进中医古籍文献与临床医学的融会贯通，推动中医药事业的传承发展。

　　根据中医药学术的发展情况以及医学分科的细化，本丛书精选《素问》《灵枢》《伤寒》《金匮》及温病、诊法、本草、医方、医理、医案、针灸、推拿、养生等相关经典医籍原文，又立足临床，分内科、外科、妇科、骨科、儿科、五官科，共计20册。每册选取古医籍品种不超过5种，爬罗剔抉，或全书点校收录，或选点部分卷次，均保留原书行文及体例，博览约取的同时，尽可能为读者还原古籍原貌，呈现学术发展的源流脉络。同时，每种医籍之前设有导读一篇，从成书背景、作者生平、学术特点等方面系统介绍，提纲挈领，帮助读者把握整体框架，满足个性化需求，提高中医古籍阅读效率，从而激发阅读兴趣，增进品读趣味，走进字里行间，感受古籍魅力。

由衷希望本书的出版，可以助力读者在浩瀚书海中掌舵前行，熟习相关古籍基本知识，汲取学术精华为临床所用，从而改善中医古籍临床运用不足之现象，为中医药学的继承发展推波助澜。疏漏不足之处难免，敬请广大读者批评指正。

中国医药科技出版社

2023 年 10 月

中医经典是中医之本，熟读经典、勤于临床是中医临床人才打牢基础、提高能力之必需。《读经典　做临床系列》根据中医古籍品种分类，精选古籍原文，并加以导读，帮助读者掌握中医最基本和核心的理论与方法，提高学习、领会、研究经典的水准，学会将古人的经验精华应用于现代临床实践。

《灵枢》是全面系统总结我国汉代以前中医学理论、经络学说和针刺技术的经典性著作，为后世医学，尤其是针灸学的发展奠定了坚实的基础。历代医家对《灵枢》研究甚多，如唐初杨上善编撰《黄帝内经太素》，首次对《素问》《灵枢》进行分类编次和校订注释。明代马莳著《黄帝内经灵枢注证发微》，最早校注《灵枢》全文，在经络、腧穴和刺法等方面发挥较多。明代张景岳历时 40 年整理注释《素问》《灵枢》，著成《类经》，在前人的基础上有不少新的见解。明末李中梓著《内经知要》，是分类、摘要注释《内经》最具影响之作，书中将《内经》重要原文节录归类，所选内容少而精，并加以简要注释，其中《藏象》《治则》《病能》3 篇体现了《内经》的核心实质，对于中医学的普及起到了极大的作用，亦对《内经》理论体系的分类影响很大。书中卷下重点对《灵枢》内容重新归类，分为《经络》《治则》《病能》3 篇，是中医初学者学习《灵枢》的一个重要过渡读本。清代黄元御著《灵枢悬解》，对《内经》各篇原文完全不动，仅将篇次予以重新分类，分为刺法、经络、营卫、神气、藏象、外候、病论、贼邪、疾病等类，其优点在于不割裂各篇原文，更有助于后人学习。《灵枢》各篇原文往往内容庞杂，这些校注本使文简义深的《灵枢》原文通俗易懂、浅显明了，易为读者掌握和运用，是阅读和研究《灵枢》的重要参考书。

　　本书精选了《灵枢》《内经知要》《灵枢悬解》等著作的部分内容，便于读者由浅入深地学习《灵枢》内涵，建立系统的中医学理论体系，并以其作为理论基础指导临床实践。希望本书能够倡导读者研读中医经典之风气，引领读者领略中医之风采，为中医人才队伍的培养，为中医药事业的创新与发展发挥积极的推动作用。

編者

2023 年 10 月

目录

灵枢（节选）

导读 ·· 2

叙 ·· 6

　九针十二原第一 法天 ················· 7

　本输第二 法地 ························ 9

　小针解第三 法人 ····················· 11

　邪气脏腑病形第四 法时 ··············· 13

　根结第五 法音 ······················· 16

　寿夭刚柔第六 法律 ··················· 17

　官针第七 法星 ······················· 19

　本神第八 法风 ······················· 20

　终始第九 法野 ······················· 21

　经脉第十 ···························· 24

　经别第十一 ·························· 30

　经水第十二 ·························· 31

　经筋第十三 ·························· 32

　营气第十六 ·························· 34

　营卫生会第十八 ······················ 35

　四时气第十九 ························ 36

　五邪第二十 ·························· 37

　寒热病第二十一 ······················ 37

　癫狂第二十二 ························ 38

　热病第二十三 ························ 39

厥病第二十四 ···················· 41

病本第二十五 ···················· 42

杂病第二十六 ···················· 42

口问第二十八 ···················· 43

师传第二十九 ···················· 45

决气第三十 ···················· 46

五乱第三十四 ···················· 46

五癃津液别第三十六 ···················· 47

五阅五使第三十七 ···················· 48

逆顺肥瘦第三十八 ···················· 48

血络论第三十九 ···················· 49

阴阳清浊第四十 ···················· 50

阴阳系日月第四十一 ···················· 51

病传第四十二 ···················· 51

五变第四十六 ···················· 52

本脏第四十七 ···················· 54

五色第四十九 ···················· 56

背腧第五十一 ···················· 58

卫气第五十二 ···················· 58

论痛第五十三 ···················· 59

五味第五十六 ···················· 59

水胀第五十七 ···················· 60

贼风第五十八 ···················· 61

卫气失常第五十九 ···················· 61

玉版第六十 ···················· 62

五禁第六十一 ···················· 64

五味论第六十三 ···················· 64

阴阳二十五人第六十四 ···················· 65

五音五味第六十五 ···················· 67

百病始生第六十六 ···················· 68

行针第六十七 ⋯⋯⋯⋯⋯⋯⋯⋯⋯⋯⋯⋯ 70

寒热第七十 ⋯⋯⋯⋯⋯⋯⋯⋯⋯⋯⋯⋯ 70

邪客第七十一 ⋯⋯⋯⋯⋯⋯⋯⋯⋯⋯⋯⋯ 71

官能第七十三 ⋯⋯⋯⋯⋯⋯⋯⋯⋯⋯⋯⋯ 73

刺节真邪第七十五 ⋯⋯⋯⋯⋯⋯⋯⋯⋯⋯ 74

九针论第七十八 ⋯⋯⋯⋯⋯⋯⋯⋯⋯⋯⋯ 77

岁寒露第七十九 ⋯⋯⋯⋯⋯⋯⋯⋯⋯⋯⋯ 80

大惑论第八十 ⋯⋯⋯⋯⋯⋯⋯⋯⋯⋯⋯⋯ 82

痈疽第八十一 ⋯⋯⋯⋯⋯⋯⋯⋯⋯⋯⋯⋯ 83

内经知要（节选）

导 读 ⋯⋯⋯⋯⋯⋯⋯⋯⋯⋯⋯⋯⋯⋯⋯⋯⋯ 86

序 ⋯⋯⋯⋯⋯⋯⋯⋯⋯⋯⋯⋯⋯⋯⋯⋯⋯ 89

卷下 ⋯⋯⋯⋯⋯⋯⋯⋯⋯⋯⋯⋯⋯⋯⋯⋯⋯ 90

经络 ⋯⋯⋯⋯⋯⋯⋯⋯⋯⋯⋯⋯⋯⋯⋯⋯ 90

治则 ⋯⋯⋯⋯⋯⋯⋯⋯⋯⋯⋯⋯⋯⋯⋯⋯ 97

病能 ⋯⋯⋯⋯⋯⋯⋯⋯⋯⋯⋯⋯⋯⋯⋯ 101

灵枢悬解（节选）

导 读 ⋯⋯⋯⋯⋯⋯⋯⋯⋯⋯⋯⋯⋯⋯⋯⋯ 130

自序 ⋯⋯⋯⋯⋯⋯⋯⋯⋯⋯⋯⋯⋯⋯⋯⋯ 132

卷一 ⋯⋯⋯⋯⋯⋯⋯⋯⋯⋯⋯⋯⋯⋯⋯⋯ 133

刺法 ⋯⋯⋯⋯⋯⋯⋯⋯⋯⋯⋯⋯⋯⋯⋯⋯ 133

九针十二原一 ⋯⋯⋯⋯⋯⋯⋯⋯⋯⋯⋯ 133

小针解二 ⋯⋯⋯⋯⋯⋯⋯⋯⋯⋯⋯⋯⋯ 136

九针论三 ⋯⋯⋯⋯⋯⋯⋯⋯⋯⋯⋯⋯⋯ 138

官针四 ⋯⋯⋯⋯⋯⋯⋯⋯⋯⋯⋯⋯⋯⋯ 140

　　终始五 ································· 142

卷二 ····································· 147

　　刺法 ···································· 147

　　　刺节真邪七 ···························· 147

　　　行针九 ······························· 151

　　　血络论十 ····························· 152

　　　论痛十二 ····························· 153

　　　五邪十三 ····························· 153

　　　五禁十五 ····························· 154

卷三 ····································· 156

　　经络 ···································· 156

　　　经脉二十 ····························· 156

　　　经别二十一 ···························· 164

　　　经筋二十二 ···························· 167

　　　阴阳清浊二十四 ························· 171

卷四 ····································· 172

　　经络 ···································· 172

　　　本输二十五 ···························· 172

　　　背腧二十九 ···························· 176

　　　四时气三十 ···························· 176

卷五 ····································· 180

　　营卫 ···································· 180

　　　营气三十四 ···························· 180

　　　卫气失常三十六 ························· 181

　　　营卫生会三十七 ························· 182

　　神气 ···································· 184

　　　本神三十八 ···························· 184

　　　决气三十九 ···························· 187

卷六 ····································· 189

　　藏象 ···································· 189

　　五味四十四 ……………………………………………………………… 189

　　五味论四十五 …………………………………………………………… 190

外候 ……………………………………………………………………… 191

　　五色四十九 ……………………………………………………………… 191

　　天年五十 ………………………………………………………………… 194

　　寿夭刚柔五十一 ………………………………………………………… 195

卷七 ……………………………………………………………………… 198

　外候 …………………………………………………………………… 198

　　阴阳二十五人五十六 …………………………………………………… 198

　病论 …………………………………………………………………… 201

　　口问五十八 ……………………………………………………………… 201

卷八 ……………………………………………………………………… 206

　贼邪 …………………………………………………………………… 206

　　贼风六十二 ……………………………………………………………… 206

　　邪客六十三 ……………………………………………………………… 207

　疾病 …………………………………………………………………… 208

　　百病始生六十四 ………………………………………………………… 208

　　邪气脏腑病形六十五 …………………………………………………… 210

　　病本六十六 ……………………………………………………………… 213

卷九 ……………………………………………………………………… 214

　疾病 …………………………………………………………………… 214

　　水胀七十二 ……………………………………………………………… 214

　　癫狂七十六 ……………………………………………………………… 215

　　厥病七十七 ……………………………………………………………… 217

　　寒热病七十九 …………………………………………………………… 218

　　痈疽八十一 ……………………………………………………………… 220

目录

灵枢（节选）

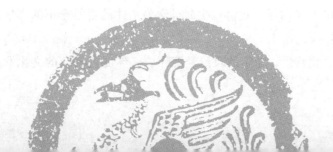

导 读

成书背景

《灵枢》是《黄帝内经》（简称《内经》）的重要组成部分，《灵枢》又称《针灸》《九卷》《九灵经》《九墟》，共9卷，81篇，为古代医者托黄帝之名所作，非一人一时之笔。

《内经》的成书，要从其成书的社会背景、文化背景、医学背景等多维度阐发。

其一，社会背景。西汉在政策上采取了道家"黄老治术""无为而治"的理念，又经过文、景、武帝的励精图治、奋力经营，奉行了于民休养生息的"重民"治国方略，兴修水利，减免赋税，发展生产，使农业、手工业、商业、人文艺术以及自然科学都得到了长足的发展。随着科学技术的提高，使得以冶金、纺织为主的西汉手工业的生产效率大大提高。加之采用了和亲匈奴的外交政策，维持了边疆的和平。这一系列政策的实施，大体维持和奠定了西汉帝国相对稳固、强大、繁荣、富有的国家基础。同时也进一步加强了中央集权统治。因此，西汉早中期约150年的时间，国家是强大的、是统一的，政治上基本是稳定的。

《内经》的成书大约在公元前91年至公元前6年的近百年期间，虽然这一时间是西汉王朝逐渐由强盛走向衰落阶段，但是在"武帝盛世"以后又有"昭宣中兴"，由于继续奉行武帝晚年休息民力、重视生产的政策，政治局面重新稳定，国力得到恢复，成为西汉盛世的继续，延续了文、景、武三帝所创造的西汉盛世，这也为《内经》的成书提供了良好的社会背景。盛世修书是一条亘古不变的规律。在这种政治背景之下孕育并产生了像《淮南子》《史记》等文化巨著，同样也为《内经》这部以生命科学为主体的百科全书的产生，提供了充沛的养分和丰厚的沃土。

其二，文化背景。稳定的政治经济环境必然促进繁荣的文化发展。西汉时期最具影响力的杂家代表著作《淮南子》全面继承了先秦诸子的学术思想，融诸子百家学术思想于一炉，而在以医言政、以医议事的理念之下，全面地将生命科学的相关内容渗透于对诸子思想的阐释，这就为《内经》理论的构建产生了十分重要的借鉴和示范作用。"黄老之学"兴起于战国中后期，盛兴于西汉前期，是西汉时期影响朝野的重要思潮。《内经》之所以在西汉时期成书，与昌盛于西汉早中期的"黄老之学"有着十分密切的关系。

其三，医学背景。《内经》所引的古文献有50余种，一是既有书名而内容又基本保留者，如《逆顺五体》《禁服》《脉度》《本脏》《外揣》《五色》《玉机》《九针之论》《热论》《诊经》《终始》《经脉》《天元纪》《气交变》《天元正纪》《针经》等16种；二是仅保存零星佚文者，如《刺法》《本病》《明堂》《上经》《下经》《大要》《脉法》《脉要》《揆度》《奇恒》《奇恒之势》《比类》《金匮》《从容》《五中》《六十首》《脉变》《经脉上下篇》《上下篇》《针论》《阴阳》《阴阳传》《阴阳之论》《阴阳十二官相使》《太始天元册》《天元册》等26种。可见，《内经》的成书是对我国上古医学的第一次总结，是仅存的西汉以前医学的集大成。

学术特色

《灵枢》论述的内容除有精气阴阳五行、脏腑、病因病机、治疗原则外，重点论述了经络腧穴、针具、刺法等，为针灸学的发展奠定了重要基础。其主要学术思想及贡献如下。

1. 体质学说

在《灵枢》中多篇涉及体质内容，提到诸多的人格体质分类方法：五行归属法，以《阴阳二十五人》为代表；阴阳含量划分法，以《通天》为代表；形态与功能特征分类法，以《逆顺肥瘦》和《卫气失常》为代表；心理特征分类法，如《寿夭刚柔》和《论勇》；脏腑形态特性分类法，如《本脏》等。

2. 经络学说

《灵枢》的经络理论是完备的。《经脉》曰："经脉者，所以决死生，处百病，调虚实，不可不通。"明确指出了经络对临床指导的重要意义，并且对经络的概念，与人体生理、病理、诊断、治疗等方面的关系，都有较详细的论述。如《经脉》《骨度》《脉度》等篇记述了脉的含义、经与络的不同概念及相互关系；《邪气脏腑病形》记述了经络的生理作用；除了对奇经八脉的论述较为散乱，尚未形成系统外，凡十二经脉的循行、属络脏腑以及十五络脉、十二经别、十二经筋的循行分布和病候都有系统明确的论述，而且说明了外感病邪可由皮毛到络、到经、到内脏，由表入里、由浅入深地传变，为经络理论在临床上的应用，奠定了坚实的理论基础。

3. 腧穴学说

《内经》对人体腧穴理论已有较多的论述，但尚不完备。"灸刺之道，得气穴为度"，说明了腧穴定位的重要性。《灵枢》中详细记载了腧穴的定位法，如《骨度》说："先度其骨节之大小、广狭、长短，而脉度定矣。"此即骨度分寸法；《五邪》提出的阿是穴定位的客观指标等，对后世产生较大影响。《本输》《寿夭刚柔》《五乱》《九针十二原》《邪气脏腑病形》等篇对特定穴均有所论述，如五输穴、原穴、募穴、络穴、六合穴等，特别是对五输穴理论，阐述比较全面。

4. 针灸治疗学

《官针》还有九针的记载，对九种不同的针刺工具的名称、取法、长度、形状、作用、主治、注意事项等均有所描述。至于针刺补泻手法，《官能》《小针解》等篇均有论述，阐明了补泻方法的操作及主治范围等。对针刺得气，《灵枢》中有较广泛的讨论，在《终始》《九针十二原》等篇就强调了得气与疗效的关系。

《灵枢》确立了针灸处方选穴的两大原则即按经取穴原则和按脏腑选穴原则。关于病所与选用穴位的关系，归纳《终始》《官针》《海论》《厥病》等篇所述，可知有局部选用、远隔选用、局部与远隔配合选用三个方面。

《内经》论证了灸法起源于我国北方。正如《素问·异法方宜论》所说："脏寒生满病，其治宜灸焫者。故灸焫者，亦从北方来。"并明确提出灸法，一般用于久病、里证、针刺所不及者，如《灵枢·官针》说："针所不为，灸之所宜。"

5. 和态健康观

《灵枢》中和态健康理念是基于"血和则经脉流行，营覆阴阳，筋骨劲强，关节清利矣；卫气和则分肉解利，皮肤调柔，腠理致密矣；志意和则精神专直，魂魄不散，悔怒不起，五脏不受邪矣；寒温和则六腑化谷，风痹不作，经脉通利，肢节得安矣，此人之常平也"（《本脏》）之论的凝练。"人之常平"是指机体没有任何病痛，而形体、精神、机体适应性良好的平人状态。"和"是在其变化过程中内外及其内部之间互相作用、不断发展、保持和谐有序的状态，强调人体本身内部脏器之间、人与社会、人与自然保持协调、和谐、统一，是中医整体观念、天人相应的最高概括。血气和、志意和、寒温和共同构成的和态健康观，是《内经》的核心健康观念，是中医学最佳的健康模型，是生命活动追求的最高境界。

叙

昔黄帝作《内经》十八卷，《灵枢》九卷，《素问》九卷，乃其数焉，世所奉行唯《素问》耳。

越人得其一二而述《难经》，皇甫谧次而为《甲乙》，诸家之说，悉自此始，其间或有得失，未可为后世法。

则谓如《南阳活人书》称：咳逆者，哕也。谨按《灵枢经》曰：新谷气入于胃，与故寒气相争，故曰哕。举而并之，则理可断矣。又如《难经》第六十五篇，是越人标指《灵枢·本输》之大略，世或以为流注。谨按《灵枢经》曰：所言节者，神气之所游行出入也，非皮肉筋骨也。又曰：神气者，正气也。神气之所游行出入者，流注也；井荥输经合者，本输也。举而并之，则知相去不啻天壤之异。但恨《灵枢》不传久矣，世莫能究。

夫为医者，在读医书耳，读而不能为医者有矣，未有不读而能为医者也。不读医书，又非世业，杀人尤毒于梃刃。是故古人有言曰：为人子而不读医书，犹为不孝也。

仆本庸昧，自髫迄壮，潜心斯道，颇涉其理，辄不自揣，参对诸书，再行校正家藏旧本《灵枢》九卷，共八十一篇，增修音释，附于卷末，勒为二十四卷。庶使好生之人，开卷易明，了无差别。除已具状经所属申明外，准使府指挥依条申转运司选官详定，具书送秘书省、国子监。今崧专访请名医，更乞参详，免误将来。利益无穷，功实有自。

时宋绍兴乙亥仲夏望日

锦官史崧题

九针十二原第一法天

黄帝问于岐伯曰：余子万民，养百姓，而收其租税。余哀其不给，而属有疾病。余欲勿使被毒药，无用砭石，欲以微针通其经脉，调其血气，营其逆顺出入之会。令可传于后世，必明为之法。令终而不灭，久而不绝，易用难忘，为之经纪。异其章，别其表里，为之终始。令各有形，先立针经。愿闻其情。岐伯答曰：臣请推而次之，令有纲纪，始于一，终于九焉。请言其道。

小针之要，易陈而难入，粗守形，上守神，神乎，神客在门，未睹其疾，恶知其原？刺之微，在速迟，粗守关，上守机，机之动，不离其空，空中之机，清静而微，其来不可逢，其往不可追。知机之道者，不可挂以发，不知机道，叩之不发。知其往来，要与之期，粗之暗乎，妙哉工独有之。往者为逆，来者为顺，明知逆顺，正行无问。逆而夺之，恶得无虚，追而济之，恶得无实，迎之随之，以意和之，针道毕矣。

凡用针者，虚则实之，满则泄之，宛陈则除之，邪胜则虚之。《大要》曰：徐而疾则实，疾而徐则虚。言实与虚，若有若无，察后与先，若存若亡，为虚与实，若得若失。虚实之要，九针最妙，补泻之时，以针为之。泻曰必持内之，放而出之，排阳得针，邪气得泄。按而引针，是谓内温，血不得散，气不得出也。补曰随之，随之意若妄之，苦行若按，如蚊虻止，如留如还，去如弦绝，令左属右，其气故止，外门已闭，中气乃实，必无留血，急取诛之。持针之道，坚者为宝，正指直刺，无针左右，神在秋毫，属意病者，审视血脉者，刺之无殆。方刺之时，必在悬阳，及与两卫，神属勿去，知病存亡。血脉者，在腧横居，视之独澄，切之独坚。

九针之名，各不同形：一曰镵针，长一寸六分；二曰员针，长一寸六分；三曰𬭤针，长三寸半；四曰锋针，长一寸六分；五曰铍针，长四寸，广二分半；六曰员利针，长一寸六分；七曰毫针，长三寸六分；八曰长针，长七寸；九曰大针，长四寸。镵针者，头大末锐，去泻阳气。员针者，针如卵形，揩摩分间，不得伤肌肉，以泻分气。𬭤针者，锋如黍粟之锐，主按脉勿陷，以致其气。锋针者，刃三隅，以发痼疾。铍针者，末如剑锋，以取大脓。员利针者，大如牦，且员且锐，中身微大，以取暴气。毫针者，尖如蚊虻喙，静以徐往，微以久留之而养，以取痛痹。长针者，锋利身薄，可以取远痹。大针者，尖如梃，其锋微员，以泻机关之水也。九针毕矣。

夫气之在脉也，邪气在上，浊气在中，清气在下。故针陷脉则邪气出，针中脉则浊气出，针太深则邪气反沉，病益。故曰：皮肉筋脉各有所处，病各有所宜，各不同形，各以任其所宜。无实无虚，损不足而益有余，是谓甚病，病益甚。取五脉者死，取三脉者恇；夺阴者死，夺阳者狂，针害毕矣。

刺之而气不至，无问其数；刺之而气至，乃去之，勿复针。针各有所宜，各不同形，各任其所为。刺之要，气至而有效，效之信，若风之吹云，明乎若见苍天，刺之道毕矣。

黄帝曰：愿闻五脏六腑所出之处。岐伯曰：五脏五腧，五五二十五腧；六腑六腧，六六三十六腧。经脉十二，络脉十五，凡二十七气，以上下，所出为井，所溜为荥，所注为输，所行为经，所入为合，二十七气所行，皆在五腧也。节之交，三百六十五会，知其要者，一言而终，不知其要，流散无穷。所言节者，神气之所游行出入也，非皮肉筋骨也。

睹其色，察其目，知其散复。一其形，听其动静，知其邪正。右主推之，左持而御之，气至而去之。

凡将用针，必先诊脉，视气之剧易，乃可以治也。五脏之气已绝于内，而用针者反实其外，是谓重竭，重竭必死，其死也静，治之者，辄反其气，取腋与膺；五脏之气已绝于外，而用针者反实其内，是谓逆厥，逆厥则必死，其死也躁，治之者，反取四末。刺之害中而不去，则精泄；害中而去，则致气。精泄则病益甚而恇，致气则生为痈疡。

五脏有六腑，六腑有十二原，十二原出于四关，四关主治五脏。五脏有疾，当取之十二原，十二原者，五脏之所以禀三百六十五节气味也。五脏有疾也，应出十二原，而原各有所出，明知其原，睹其应，而知五脏之害矣。

阳中之少阴，肺也，其原出于太渊，太渊二。阳中之太阳，心也，其原出于大陵，大陵二。阴中之少阳，肝也，其原出于太冲，太冲二。阴中之至阴，脾也，其原出于太白，太白二。阴中之太阴，肾也，其原出于太溪，太溪二。膏之原出于鸠尾，鸠尾一。肓之原出于脖胦，脖胦一。凡此十二原者，主治五脏六腑之有疾者也。胀取三阳，飧泄取三阴。

今夫五脏之有疾也，譬犹刺也，犹污也，犹结也，犹闭也。刺虽久，犹可拔也；污虽久，犹可雪也；结虽久，犹可解也；闭虽久，犹可决也。或言久疾之不可取者，非其说也。夫善用针者，取其疾也，犹拔刺也，犹雪污也，犹解结也，犹决闭也。疾虽久，犹可毕也。言不可治者，未得其术也。

刺诸热者，如以手探汤；刺寒清者，如人不欲行。阴有阳疾者，取之下陵三里，正往无殆，气下乃止，不下复始也。疾高而内者，取之阴之陵泉；疾高而外者，取之阳之陵泉也。

本输第二法地

黄帝问于岐伯曰：凡刺之道，必通十二经络之所终始，络脉之所别处，五输之所留，六腑之所与合，四时之所出入，五脏之所溜处，阔数之度，浅深之状，高下所至。愿闻其解。岐伯曰：请言其次也。

肺出于少商，少商者，手大指端内侧也，为井木；溜于鱼际，鱼际者，手鱼也，为荥；注于太渊，太渊，鱼后一寸陷者中也，为腧；行于经渠，经渠，寸口中也，动而不居，为经；入于尺泽，尺泽，肘中之动脉也，为合，手太阴经也。

心出于中冲，中冲，手中指之端也，为井木；溜于劳宫，劳宫，掌中中指本节之内间也，为荥；注于大陵，大陵，掌后两骨之间方下者也，为腧；行于间使，间使之道，两筋之间，三寸之中也，有过则至，无过则止，为经；入于曲泽，曲泽，肘内廉下陷者之中也，屈而得之，为合，手少阴也。

肝出于大敦，大敦者，足大指之端及三毛之中也，为井木；溜于行间，行间，足大指间也，为荥；注于太冲，太冲，行间上二寸陷者之中也，为腧；行于中封，中封，内踝之前一寸半，陷者之中，使逆则宛，使和则通，摇足而得之，为经；入于曲泉，曲泉，辅骨之下，大筋之上也，屈膝而得之，为合，足厥阴也。

脾出于隐白，隐白者，足大指之端内侧也，为井木；溜于大都，大都，本节之后，下陷者之中也，为荥；注于太白，太白，腕骨之下也，为腧；行于商丘，商丘，内踝之下，陷者之中也，为经；入于阴之陵泉，阴之陵泉，辅骨之下，陷者之中也，伸而得之，为合，足太阴也。

肾出于涌泉，涌泉者，足心也，为井木；溜于然谷，然谷，然骨之下者也，为荥；注于太溪，太溪，内踝之后，跟骨之上，陷中者也，为腧；行于复留，复留，上内踝二寸，动而不休，为经；入于阴谷，阴谷，辅骨之后，大筋之下，小筋之上也，按之应手，屈膝而得之，为合，足少阴经也。

膀胱出于至阴，至阴者，足小指之端也，为井金；溜于通谷，通谷，本节之前外侧也，为荥；注于束骨，束骨，本节之后，陷者中也，为腧；过于京骨，京骨，足外侧大骨之下，为原；行于昆仑，昆仑，在外踝之后，跟骨之上，为经；入于委中，委中，腘中央，为合，委而取之，足太阳也。

胆出于窍阴，窍阴者，足小指次指之端也，为井金；溜于侠溪，侠溪，足小指次指之间也，为荥；注于临泣，临泣，上行一寸半陷者中也，为腧；过于丘墟，丘墟，外踝之前下，陷者中也，为原；行于阳辅，阳辅，外踝之上，辅骨之前，及绝骨之端也，为经；入于阳之陵泉，阳之陵泉，在膝外陷者中也，为合，伸而得之，足少阳也。

胃出于厉兑，厉兑者，足大指内次指之端也，为井金；溜于内庭，内庭，次指外间也，为荥；注于陷谷，陷谷者，上中指内间上行二寸陷者中也，为腧；过于冲阳，冲阳，足跗上五寸陷者中也，为原，摇足而得之；行之解溪，解溪，上冲阳一寸半陷者中也，为经；入于下陵，下陵，膝下三寸，胻骨外三里也，为合；复下三里三寸为巨虚上廉，复下上廉三寸为巨虚下廉也，大肠属上，小肠属下，足阳明胃脉也，大肠小肠，皆属于胃，是足阳明也。

三焦者，上合手少阳，出于关冲，关冲者，手小指次指之端也，为井金；溜于液门，液门，小指次指之间也，为荥；注于中渚，中渚，本节之后陷者中也，为腧；过于阳池，阳池，在腕上陷者之中也，为原；行于支沟，支沟，上腕三寸，两骨之间陷者中也，为经；入于天井，天井，在肘外大骨之上陷者中也，为合，屈肘乃得之；三焦下腧，在于足大指之前，少阳之后，出于腘中外廉，名曰委阳，是太阳络也。手少阳经也。三焦者，足少阳太阴之所将，太阳之别也，上踝五寸，别入贯腨肠，出于委阳，并太阳之正，入络膀胱，约下焦，实则闭癃，虚则遗溺，遗溺则补之，闭癃则泻之。

手太阳小肠者，上合手太阳，出于少泽，少泽，小指之端也，为井金；溜于前谷，前谷，在手外廉本节前陷者中也，为荥；注于后溪，后溪者，在手外侧本节之后也，为腧；过于腕骨，腕骨，在手外侧腕骨之前，为原；行于阳谷，阳谷，在锐骨之下陷者中也，为经；入于小海，小海，在肘内大骨之外，去端半寸陷者中也，伸臂而得之，为合，手太阳经也。

大肠上合手阳明，出于商阳，商阳，大指次指之端也，为井金；溜于本节之前二间，为荥；注于本节之后三间，为腧；过于合谷，合谷，在大指歧骨之间，为原，行于阳溪，阳溪在两筋间陷者中也，为经；入于曲池，在肘外辅骨陷者中，屈臂而得之，为合，手阳明也。

是谓五脏六腑之腧，五五二十五腧，六六三十六腧也。六腑皆出足之三阳，上合于手者也。

缺盆之中，任脉也，名曰天突，一次任脉侧之动脉，足阳明也，名曰人迎；二次脉手阳明也，名曰扶突；三次脉手太阳也，名曰天窗；四次脉足少阳也，名曰天容；五次脉手少阳也，名曰天牖；六次脉足太阳也，名曰天柱；七次脉颈中央之脉，督脉也，名曰风府。腋内动脉，手太阴也，名曰天府。腋下三寸，手心主也，名曰天池。

刺上关者，呿不能欠；刺下关者，欠不能呿。刺犊鼻者，屈不能伸；刺两关者，伸不能屈。

足阳明，挟喉之动脉也，其腧在膺中。手阳明次在其腧外，不至曲颊一寸。手太阳当曲颊。足少阳在耳下曲颊之后。手少阳出耳后，上加完骨之上。足太阳挟项大筋之中发际。阴尺动脉在五里，五腧之禁也。

肺合大肠，大肠者，传道之腑。心合小肠，小肠者，受盛之腑。肝合胆，胆者，中精之腑。脾合胃，胃者，五谷之腑。肾合膀胱，膀胱者，津液之腑也。少阳属肾，肾上连肺，故将两脏。三焦者，中渎之腑也，水道出焉，属膀胱，是孤之腑也。是六腑之所与合者。

春取络脉诸荥大经分肉之间，甚者深取之，间者浅取之；夏取诸腧孙络肌肉皮肤之上；秋取诸合，余如春法；冬取诸井诸腧之分，欲深而留之。此四时之序，气之所处，病之所舍，脏之所宜。转筋者，立而取之，可令遂已。痿厥者，张而刺之，可令立快也。

小针解第三法人

所谓易陈者，易言也。难入者，难著于人也。粗守形者，守刺法也。上守神者，守人之血气有余不足，可补泻也。神客者，正邪共会也。神者，正气也。客者，邪气也。在门者，邪循正气之所出入也。未睹其疾者，先知邪正何经之疾也。恶知其原者，先知何经之病所取之处也。

刺之微在数迟者，徐疾之意也。粗守关者，守四肢而不知血气正邪之往来也。上守机者，知守气也。机之动不离其空中者，知气之虚实，用针之徐疾也。空中之机，清净以微者，针以得气，密意守气勿失也。其来不可逢者，气盛不可补也。其往不可追者，气虚不可泻也。不可挂以发者，言气易失也。扣之不发者，言不知补泻之意也，血气已尽而气不下也。知其往来者，知气之逆顺盛虚也。要与之期者，知气之可取之时也。

粗之暗者，冥冥不知气之微密也。妙哉！工独有之者，尽知针意也。往者为逆者，言气之虚而小，小者逆也。来者为顺者，言形气之平，平者顺也。明知逆顺，正行无问者，言知所取之处也。迎而夺之者，泻也。追而济之者，补也。

所谓虚则实之者，气口虚而当补之也。满则泄之者，气口盛而当泻之也。宛陈则除之者，去血脉也。邪胜则虚之者，言诸经有盛者，皆泻其邪也。徐而疾则实者，言徐内而疾出也。疾而徐则虚者，言疾内而徐出也。言实与虚若有若无者，言实者有气，虚者无气也。察后与先若亡若存者，言气之虚实，补泻之先后也，察其气之已下与常存也。为虚与实若得若失者，言补者佖然若有得也，泻则恍然若有失也。

夫气之在脉也，邪气在上者，言邪气之中人也高，故邪气在上也。浊气在中者，言水谷皆入于胃，其精气上注于肺，浊溜于肠胃，言寒温不适，饮食不节，而病生于肠胃，故命曰浊气在中也。清气在下者，言清湿地气之中人也，必从足始，故曰清气在下也。针陷脉则邪气出者，取之上。针中脉则浊气出者，取之阳明合也。针太深则邪气反沉者，言浅浮之病，不欲深刺也，深则邪气从之入，故曰反沉也。皮肉筋脉各有所处者，言经络各有所主也。取五脉者死，言病在中，气不足，但用针尽大泻其诸阴之脉也。取三阳之脉者恇，言尽泻三阳之气，令病人恇然不复也。夺阴者死，言取尺之五里，五往者也。夺阳者狂，正言也。

睹其色，察其目，知其散复，一其形，听其动静者，言上工知相五色于目，有知调尺寸小大缓急滑涩，以言所病也。知其邪正者，知论虚邪与正邪之风也。右主推之，左持而御之者，言持针而出入也。气至而去之者，言补泻气调而去之也。调气在于终始一者，持心也。节之交三百六十五会者，络脉之渗灌诸节者也。所谓五脏之气已绝于内者，脉口气内绝不至，反取其外之病处与阳经之合，有留针以致阳气，阳气至则内重竭，重竭则死矣，其死也无气以动，故静。所谓五脏之气已绝于外者，脉口气外绝不至，反取其四末之输，有留针以致其阴气，阴气至则阳气反入，入则逆，逆则死矣，其死也阴气有余，故躁。所以察其目者，五脏使五色循明，循明则声章，声章者，则言声与平生异也。

邪气脏腑病形第四法时

黄帝问于岐伯曰：邪气之中人也奈何？岐伯答曰：邪气之中人高也。黄帝曰：高下有度乎？岐伯曰：身半已上者，邪中之也；身半已下者，湿中之也。故曰：邪之中人也，无有常，中于阴则溜于腑，中于阳则溜于经。

黄帝曰：阴之与阳也，异名同类，上下相会，经络之相贯，如环无端。邪之中人，或中于阴，或中于阳，上下左右，无有恒常，其故何也？岐伯曰：诸阳之会，皆在于面。中人也方乘虚时，及新用力，若饮食汗出腠理开，而中于邪。中于面则下阳明，中于项则下太阳，中于颊则下少阳，其中于膺背两胁亦中其经。

黄帝曰：其中于阴奈何？岐伯答曰：中于阴者，常从臂胻始。夫臂与胻，其阴皮薄，其肉淖泽，故俱受于风，独伤其阴。黄帝曰：此故伤其脏乎？岐伯答曰：身之中于风也，不必动脏。故邪入于阴经，则其脏气实，邪气入而不能客，故还之于腑。故中阳则溜于经，中阴则溜于腑。

黄帝曰：邪之中人脏奈何？岐伯曰：愁忧恐惧则伤心。形寒寒饮则伤肺，以其两寒相感，中外皆伤，故气逆而上行。有所堕坠，恶血留内，若有所大怒，气上而不下，积于胁下，则伤肝。有所击仆，若醉入房，汗出当风，则伤脾。有所用力举重，若入房过度，汗出浴水，则伤肾。黄帝曰：五脏之中风奈何？岐伯曰：阴阳俱感，邪乃得往。黄帝曰：善哉。

黄帝问于岐伯曰：首面与身形也，属骨连筋，同血合于气耳。天寒则裂地凌冰，其卒寒，或手足懈惰，然而其面不衣，何也？岐伯答曰：十二经脉，三百六十五络，其血气皆上于面而走空窍，其精阳气上走于目而为睛，其别气走于耳而为听，其宗气上出于鼻而为臭，其浊气出于胃，走唇舌而为味。其气之津液皆上熏于面，而皮又厚，其肉坚，故天气甚寒不能胜之也。

黄帝曰：邪之中人，其病形何如？岐伯曰：虚邪之中身也，洒淅动形。正邪之中人也微，先见于色，不知于身，若有若无，若亡若存，有形无形，莫知其情。黄帝曰：善哉。

黄帝问于岐伯曰：余闻之，见其色，知其病，命曰明；按其脉，知其病，命曰神；问其病，知其处，命曰工。余愿闻见而知之，按而得之，问而极之，为之奈何？岐伯答曰：夫色脉与尺之相应也，如桴鼓影响之相应也，不得相失也，此亦本末根叶之出候也，故根死则叶枯矣。色、脉、形肉不得相失也，故知一则为工，知二则为神，知三则神且明矣。

黄帝曰：愿卒闻之。岐伯答曰：色青者，其脉弦也；赤者，其脉钩也；黄者，其脉代也；白者，其脉毛；黑者，其脉石。见其色而不得其脉，反得其相胜之脉，则死矣；得其相生之脉，则病已矣。

黄帝问于岐伯曰：五脏之所生，变化之病形何如？岐伯答曰：先定其五色五脉之应，其病乃可别也。黄帝曰：色脉已定，别之奈何？岐伯曰：调其脉之缓、急、小、大、滑、涩，而病变定矣。

黄帝曰：调之奈何？岐伯答曰：脉急者，尺之皮肤亦急；脉缓者，尺之皮肤亦缓；脉小者，尺之皮肤亦减而少气；脉大者，尺之皮肤亦贲而起；脉滑者，尺之皮肤亦滑；脉涩者，尺之皮肤亦涩。凡此变者，有微有甚。故善调尺者，不待于寸，善调脉者，不待于色。能参合而行之者，可以为上工，上工十全九；行二者，为中工，中工十全七；行一者，为下工，下工十全六。

黄帝曰：请问脉之缓、急、小、大、滑、涩之病形何如？岐伯曰：臣请言五脏之病变也。心脉急甚者为瘛疭；微急为心痛引背，食不下。缓甚为狂笑；微缓为伏梁，在心下，上下行，时唾血。大甚为喉吤；微大为心痹引背，善泪出。小甚为善哕；微小为消瘅。滑甚为善渴；微滑为心疝引脐，小腹鸣。涩甚为喑；微涩为血溢，维厥，耳鸣，颠疾。

肺脉急甚为癫疾；微急为肺寒热，怠惰，咳唾血，引腰背胸，若鼻息肉不通。缓甚为多汗；微缓为痿瘘，偏风，头以下汗出不可止。大甚为胫肿；微大为肺痹引胸背，起恶日光。小甚为泄；微小为消瘅。滑甚为息贲上气；微滑为上下出血。涩甚为呕血；微涩为鼠瘘，在颈支腋之间，下不胜其上，其应善酸矣。

肝脉急甚者为恶言；微急为肥气，在胁下若覆杯。缓甚为善呕；微缓为水瘕痹也。大甚为内痈，善呕衄；微大为肝痹，阴缩，咳引小腹。小甚为多饮；微小为消瘅。滑甚为㿉疝；微滑为遗溺。涩甚为溢饮，微涩为瘛挛筋痹。

脾脉急甚为瘛疭；微急为膈中，食饮入而还出，后沃沫。缓甚为痿厥；微缓为风痿，四肢不用，心慧然若无病。大甚为击仆；微大为疝气，腹里大脓血，在肠胃之外。小甚为寒热；微小为消瘅。滑甚为㿉癃；微滑为虫毒蛔蝎腹热。涩甚为肠㿉；微涩为内㿉，多下脓血。

肾脉急甚为骨癫疾；微急为沉厥，奔豚，足不收，不得前后。缓甚为折脊；

微缓为洞，洞者，食不化，下嗌还出。大甚为阴痿；微大为石水，起脐以下至小腹䐜䐜然，上至胃脘，死不治。小甚为洞泄；微小为消瘅。滑甚为癃㿉；微滑为骨痿，坐不能起，起则目无所见。涩甚为大痛；微涩为不月，沉痔。

黄帝曰：病之六变者，刺之奈何？岐伯答曰：诸急者多寒；缓者多热；大者多气少血；小者血气皆少；滑者阳气盛，微有热；涩者多血少气，微有寒。是故刺急者，深内而久留之。刺缓者，浅内而疾发针，以去其热。刺大者，微泻其气，无出其血。刺滑者，疾发针而浅内之，以泻其阳气而去其热。刺涩者，必中其脉，随其逆顺而久留之，必先按而循之，已发针，疾按其痏，无令其血出，以和其脉。诸小者，阴阳形气俱不足，勿取以针，而调以甘药也。

黄帝曰：余闻五脏六腑之气，荥输所入为合，令何道从入，入安连过？愿闻其故。岐伯答曰：此阳脉之别入于内，属于腑者也。黄帝曰：荥输与合，各有名乎？岐伯答曰：荥输治外经，合治内腑。黄帝曰：治内腑奈何？岐伯曰：取之于合。黄帝曰：合各有名乎？岐伯答曰：胃合于三里，大肠合入于巨虚上廉，小肠合入于巨虚下廉，三焦合入于委阳，膀胱合入于委中央，胆合入于阳陵泉。黄帝曰：取之奈何？岐伯答曰：取之三里者，低跗；取之巨虚者，举足；取之委阳者，屈伸而索之；委中者，屈而取之；阳陵泉者，正竖膝予之齐，下至委阳之阳取之；取诸外经者，揄伸而从之。

黄帝曰：愿闻六腑之病。岐伯答曰：面热者，足阳明病；鱼络血者，手阳明病。两跗之上脉竖陷者足阳明病，此胃脉也。

大肠病者，肠中切痛而鸣濯濯，冬日重感于寒即泄，当脐而痛，不能久立，与胃同候，取巨虚上廉。

胃病者，腹䐜胀，胃脘当心而痛，上肢两胁，膈咽不通，食饮不下，取之三里也。

小肠病者，小腹痛，腰脊控睾而痛，时窘之后，当耳前热，若寒甚，若独肩上热甚，及手小指次指之间热，若脉陷者，此其候也，手太阳病也，取之巨虚下廉。

三焦病者，腹气满，小腹尤坚，不得小便，窘急，溢则水，留即为胀，候在足太阳之外大络，大络在太阳、少阳之间，亦见于脉，取委阳。

膀胱病者，小腹偏肿而痛，以手按之，即欲小便而不得，肩上热，若脉陷，及足小指外廉及胫踝后皆热，若脉陷，取委中央。

胆病者，善太息，口苦，呕宿汁，心下澹澹，恐人将捕之，嗌中吤吤然，数唾，在足少阳之本末，亦视其脉之陷下者灸之，其寒热者取阳陵泉。

黄帝曰：刺之有道乎？岐伯答曰：刺此者，必中气穴，无中肉节。中气穴则针染于巷，中肉节即皮肤痛。补泻反则病益笃。中筋则筋缓，邪气不出，与其真相搏，乱而不去，反还内著。用针不审，以顺为逆也。

根结第五法音

岐伯曰：天地相感，寒暖相移，阴阳之道，孰少孰多？阴道偶，阳道奇。发于春夏，阴气少，阳气多，阴阳不调，何补何泻？发于秋冬，阳气少，阴气多，阴气盛而阳气衰，故茎叶枯槁，湿雨下归，阴阳相移，何泻何补？奇邪离经，不可胜数，不知根结，五脏六腑，折关败枢，开阖而走，阴阳大失，不可复取。九针之玄，要在终始，故能知终始，一言而毕，不知终始，针道咸绝。

太阳根于至阴，结于命门，命门者目也。阳明根于厉兑，结于颡大，颡大者钳耳也。少阳根于窍阴，结于窗笼，窗笼者耳中也。

太阳为开，阳明为阖，少阳为枢。故开折则肉节渎而暴病起矣，故暴病者取之太阳，视有余不足，渎者皮肉宛膲而弱也。阖折则气无所止息而痿疾起矣，故痿疾者取之阳明，视有余不足，无所止息者，真气稽留，邪气居之也。枢折即骨繇而不安于地，故骨繇者取之少阳，视有余不足。骨繇者，节缓而不收也。所谓骨繇者，摇故也，当穷其本也。

太阴根于隐白，结于太仓。少阴根于涌泉，结于廉泉。厥阴根于大敦，结于玉英，络于膻中。

太阴为开，厥阴为阖，少阴为枢。故开折则仓廪无所输膈洞，膈洞者取之太阴，视有余不足，故开折者气不足而生病也。阖折即气绝而喜悲，悲者取之厥阴，视有余不足。枢折则脉有所结而不通，不通者取之少阴，视有余不足，有结者皆取之不足。

足太阳根于至阴，溜于京骨，注于昆仑，入于天柱、飞扬也。足少阳根于窍阴，溜于丘墟，注于阳辅，入于天容、光明也。足阳明根于厉兑，溜于冲阳，注于下陵，入于人迎、丰隆也。手太阳根于少泽，溜于阳谷，注于少海，入于天窗、支正也。手少阳根于关冲，溜于阳池，注于支沟，入于天牖、外关也。手阳明根于商阳，溜于合谷，注于阳溪，入于扶突、偏历也。此所谓十二经者，盛络皆当取之。

一日一夜五十营，以营五脏之精，不应数者，名曰狂生。所谓五十营者，五脏皆受气。持其脉口，数其至也。五十动而不一代者，五脏皆受气；四十动一代者，一脏无气；三十动一代者，二脏无气；二十动一代者，三脏无气；十动一代者，四脏无气；不满十动一代者，五脏无气。予之短期，要在《终始》。所谓五十动而不一代者，以为常也，以知五脏之期。予之短期者，乍数乍疏也。

黄帝曰：逆顺五体者，言人骨节之小大，肉之坚脆，皮之厚薄，血之清浊，气之滑涩，脉之长短，血之多少，经络之数，余已知之矣，此皆布衣匹夫之士也。夫王公大人，血食之君，身体柔脆，肌肉软弱，血气慓悍滑利，其刺之徐疾浅深多少，可得同之乎？岐伯答曰：膏粱菽藿之味，何可同也？气滑即出疾，其气涩则出迟，气悍则针小而入浅，气涩则大而入深，深则欲留，浅则欲疾。以此观之，刺布衣者深以留之，刺大人者微以徐之，此皆因气慓悍滑利也。

黄帝曰：形气之逆顺奈何？岐伯曰：形气不足，病气有余，是邪胜也，急泻之。形气有余，病气不足，急补之。形气不足，病气不足，此阴阳气俱不足也，不可刺之，刺之则重不足，重不足则阴阳俱竭，血气皆尽，五脏空虚，筋骨髓枯，老者绝灭，壮者不复矣。形气有余，病气有余，此谓阴阳俱有余也，急泻其邪，调其虚实。故曰有余者泻之，不足者补之，此之谓也。故曰：刺不知逆顺，真邪相搏。满而补之，则阴阳四溢，肠胃充郭，肝肺内膜，阴阳相错。虚而泻之，则经脉空虚，血气竭枯，肠胃慑辟，皮肤薄著，毛腠夭膲，予之死期。故曰用针之要，在于知调阴与阳，调阴与阳，精气乃光，合形与气，使神内藏。故曰上工平气，中工乱脉，下工绝气危生。故曰下工不可不慎也。必审五脏变化之病、五脉之应、经络之实虚、皮之柔粗，而后取之也。

寿夭刚柔第六法律

黄帝问于少师曰：余闻人之生也，有刚有柔，有弱有强，有短有长，有阴有阳，愿闻其方。少师答曰：阴中有阴，阳中有阳，审知阴阳，刺之有方。得病所始，刺之有理，谨度病端，与时相应。内合于五脏六腑，外合于筋骨皮肤。是故内有阴阳，外亦有阴阳。在内者，五脏为阴，六腑为阳；在外者，筋骨为阴，皮肤为阳。故曰病在阴之阴者，刺阴之荥输；病在阳之阳者，刺阳之合；病在阳之阴者，刺阴之经；病在阴之阳者，刺络脉。故曰病在阳者命曰风，病在阴者命曰痹，阴阳俱病命曰风痹。病有形而不痛者，阳之类也；无形而痛者，阴之类也。无形而痛者，其阳完而阴伤之也，急治其阴，无攻其阳；有形而不痛者，其阴完而阳伤之也，急治其阳，无攻其阴。阴阳俱动，乍有形，乍无形，加以烦心，命曰阴胜其阳，此谓不表不里，其形不久。

黄帝问于伯高曰：余闻形气病之先后，外内之应奈何？伯高答曰：风寒伤形，忧恐忿怒伤气。气伤脏，乃病脏；寒伤形，乃应形；风伤筋脉，筋脉乃应。此形气外内之相应也。

黄帝曰：刺之奈何？伯高答曰：病九日者，三刺而已。病一月者，十刺而已。多少远近，以此衰之。久痹不去身者，视其血络，尽出其血。

黄帝曰：外内之病，难易之治奈何？伯高答曰：形先病而未入脏者，刺之半其日；脏先病而形乃应者，刺之倍其日。此外内难易之应也。

黄帝问于伯高曰：余闻形有缓急，气有盛衰，骨有大小，肉有坚脆，皮有厚薄，其以立寿夭奈何？伯高答曰：形与气相任则寿，不相任则夭。皮与肉相果则寿，不相果则夭。血气经络胜形则寿，不胜形则夭。

黄帝曰：何谓形之缓急？伯高答曰：形充而皮肤缓者则寿，形充而皮肤急者则夭。形充而脉坚大者顺也，形充而脉小以弱者气衰，衰则危矣。若形充而颧不起者骨小，骨小则夭矣。形充而大肉䐃坚而有分者肉坚，肉坚则寿矣；形充而大肉无分理不坚者肉脆，肉脆则夭矣。此天之生命，所以立形定气而视寿夭者。必明乎此立形定气，而后以临病人，决死生。

黄帝曰：余闻寿夭，无以度之。伯高答曰：墙基卑，高不及其地者，不满三十而死；其有因加疾者，不及二十而死也。

黄帝曰：形气之相胜，以立寿夭奈何？伯高答曰：平人而气胜形者寿；病而形肉脱，气胜形者死，形胜气者危矣。

黄帝曰：余闻刺有三变，何谓三变？伯高答曰：有刺营者，有刺卫者，有刺寒痹之留经者。

黄帝曰：刺三变者奈何？伯高答曰：刺营者出血，刺卫者出气，刺寒痹者内热。

黄帝曰：营卫寒痹之为病奈何？伯高答曰：营之生病也，寒热少气，血上下行。卫之生病也，气痛时来时去，怫忾贲响，风寒客于肠胃之中。寒痹之为病也，留而不去，时痛而皮不仁。

黄帝曰：刺寒痹内热奈何？伯高答曰：刺布衣者，以火焠之；刺大人者，以药熨之。

黄帝曰：药熨奈何？伯高答曰：用淳酒二十升，蜀椒一升，干姜一斤，桂心一斤，凡四种，皆㕮咀，渍酒中。用绵絮一斤，细白布四丈，并纳酒中。置酒马矢煴中，盖封涂，勿使泄。五日五夜，出布绵絮，曝干之，干复渍，以尽其汁。每渍必晬其日，乃出干。干，并用滓与绵絮，复布为复巾，长六七尺，为六七巾。则用之生桑炭炙巾，以熨寒痹所刺之处，令热入至于病所，寒复炙巾以熨之，三十遍而止。汗出以巾拭身，亦三十遍而止。起步内中，无见风。每刺必熨，如此病已矣，此所谓内热也。

官针第七法星

凡刺之要，官针最妙。九针之宜，各有所为，长短大小，各有所施也，不得其用，病弗能移。疾浅针深，内伤良肉，皮肤为痈。病深针浅，病气不泻，反为大脓。病小针大，气泻太甚，疾必为害。病大针小，气不泄泻，亦复为败。失针之宜，大者泻，小者不移，已言其过，请言其所施。

病在皮肤无常处者，取以镵针于病所，肤白勿取。病在分肉间，取以员针于病所。病在经络痼痹者，取以锋针。病在脉，气少当补之者，取以鍉针于井荥分输。病为大脓者，取以铍针。病痹气暴发者，取以员利针。病痹气痛而不去者，取以毫针。病在中者，取以长针，病水肿不能通关节者，取以大针。病在五脏固居者，取以锋针，泻于井荥分输，取以四时。

凡刺有九，以应九变。一曰输刺：输刺者，刺诸经荥输脏腧也。二曰远道刺：远道刺者，病在上，取之下，刺腑腧也。三曰经刺：经刺者，刺大经之结络经分也。四曰络刺：络刺者，刺小络之血脉也。五曰分刺：分刺者，刺分肉之间也。六曰大泻刺：大泻刺者，刺大脓以铍针也。七曰毛刺：毛刺者，刺浮痹皮肤也。八曰巨刺：巨刺者，左取右，右取左。九曰焠刺：焠刺者，刺燔则取痹也。

凡刺有十二节，以应十二经。一曰偶刺：偶刺者，以手直心若背，直痛所，一刺前，一刺后，以治心痹，刺此者傍针之也。二曰报刺：报刺者，刺痛无常处也，上下行者，直内无拔针，以左手随病所按之，乃出针复刺之也。三曰恢刺：恢刺者，直刺傍之，举之前后，恢筋急，以治筋痹也。四曰齐刺：齐刺者，直入一，傍入二，以治寒气小深者。或曰三刺：三刺者，治痹气小深者也。五曰扬刺：扬刺者，正内一，傍内四，而浮之，以治寒气之博大者也。六曰直针刺：直针刺者，引皮乃刺之，以治寒气之浅者也。七曰输刺：输刺者，直入直出，稀发针而深之，以治气盛而热者也。八曰短刺：短刺者，刺骨痹，稍摇而深之，致针骨所，以上下摩骨也。九曰浮刺：浮刺者，傍入而浮之，以治肌急而寒者也。十曰阴刺：阴刺者，左右率刺之，以治寒厥，中寒厥，足踝后少阴也。十一曰傍针刺：傍针刺者，直刺傍刺各一，以治留痹久居者也。十二曰赞刺：赞刺者，直入直出，数发针而浅之出血，是谓治痈肿也。

脉之所居深不见者刺之，微内针而久留之，以致其空脉气也。脉浅者勿刺，按绝其脉乃刺之，无令精出，独出其邪气耳。所谓三刺则谷气出者，先浅刺绝皮，以出阳邪；再刺则阴邪出者，少益深，绝皮致肌肉，未入分肉间也；已入分肉之间，则谷气出。故《刺法》曰：始刺浅之，以逐邪气而来血气；后刺深之，以致阴气之邪；最后刺极深之，以下谷气。此之谓也。故用针者，不知年之所加，气之盛衰，虚实之所起，不可以为工也。

凡刺有五，以应五脏。一曰半刺：半刺者，浅内而疾发针，无针伤肉，如拔毛状，以取皮气，此肺之应也。二曰豹文刺：豹文刺者，左右前后针之，中脉为故，以取经络之血者，此心之应也。三曰关刺：关刺者，直刺左右，尽筋上，以取筋痹，慎无出血，此肝之应也，或曰渊刺，一曰岂刺。四曰合谷刺：合谷刺者，左右鸡足，针于分肉之间，以取肌痹，此脾之应也。五曰输刺：输刺者，直入直出，深内之至骨，以取骨痹，此肾之应也。

本神第八法风

黄帝问于岐伯曰：凡刺之法，先必本于神。血、脉、营、气、精、神，此五脏之所藏也，至其淫泆离脏则精失，魂魄飞扬，志意恍乱，智虑去身者，何因而然乎？天之罪与？人之过乎？何谓德、气、生、精、神、魂、魄、心、意、志、思、智、虑？请问其故。

岐伯答曰：天之在我者德也，地之在我者气也，德流气薄而生者也。故生之来谓之精，两精相搏谓之神，随神往来者谓之魂，并精而出入者谓之魄，所以任物者谓之心，心有所忆谓之意，意之所存谓之志，因志而存变谓之思，因思而远慕谓之虑，因虑而处物谓之智。故智者之养生也，必顺四时而适寒暑，和喜怒而安居处，节阴阳而调刚柔，如是则僻邪不至，长生久视。

是故怵惕思虑者则伤神，神伤则恐惧流淫而不止。因悲哀动中者，竭绝而失生。喜乐者，神惮散而不藏。愁忧者，气闭塞而不行。盛怒者，迷惑而不治。恐惧者，神荡惮而不收。

心怵惕思虑则伤神，神伤则恐惧自失，破䐃脱肉，毛悴色夭，死于冬。脾愁忧而不解则伤意，意伤则悗乱，四肢不举，毛悴色夭，死于春。肝悲哀动中则伤魂，魂伤则狂忘不精，不精则不正当人，阴缩而挛筋，两胁骨不举，毛悴色夭，死于秋。肺喜乐无极则伤魄，魄伤则狂，狂者意不存人，皮革焦，毛悴色夭，死于夏。肾盛怒而不止则伤志，志伤则喜忘其前言，腰脊不可以俯仰屈伸，毛悴色夭，死于季夏；恐惧而不解则伤精，精伤则骨酸痿厥，精时自下。是故五脏，主藏精者也，不可伤，伤则失守而阴虚，阴虚则无气，无气则死矣。是故用针者，察观病人之态，以知精神魂魄之存亡得失之意，五者以伤，针不可以治之也。

肝藏血，血舍魂，肝气虚则恐，实则怒。脾藏营，营舍意，脾气虚则四肢不用，五脏不安，实则腹胀经溲不利。心藏脉，脉舍神，心气虚则悲，实则笑不休。肺藏气，气舍魄，肺气虚则鼻塞不利少气，实则喘喝胸盈仰息。肾藏精，精舍志，肾气虚则厥，实则胀，五脏不安。必审五脏之病形，以知其气之虚实，谨而调之也。

终始第九法野

凡刺之道，毕于终始，明知终始，五脏为纪，阴阳定矣。阴者主脏，阳者主腑，阳受气于四末，阴受气于五脏。故泻者迎之，补者随之，知迎知随，气可令和。和气之方，必通阴阳，五脏为阴，六腑为阳，传之后世，以血为盟，敬之者昌，慢之者亡，无道行私，必得夭殃。

谨奉天道，请言终始。

终始者，经脉为纪，持其脉口人迎，以知阴阳有余不足，平与不平，天道毕矣。所谓平人者不病，不病者，脉口人迎应四时也，上下相应而俱往来也，六经之脉不结动也，本末之寒温之相守司也，形肉血气必相称也，是谓平人。

少气者，脉口人迎俱少而不称尺寸也。如是者，则阴阳俱不足，补阳则阴竭，泻阴则阳脱。如是者，可将以甘药，不可饮以至剂。如此者弗灸，不已者因而泻之，则五脏气坏矣。

人迎一盛，病在足少阳，一盛而躁，病在手少阳。人迎二盛，病在足太阳，二盛而躁，病在手太阳。人迎三盛，病在足阳明，三盛而躁，病在手阳明。人迎四盛，且大且数，名曰溢阳，溢阳为外格。脉口一盛，病在足厥阴，厥阴一盛而躁，在手心主。脉口二盛，病在足少阴，二盛而躁，在手少阴。脉口三盛，病在足太阴，三盛而躁，在手太阴。脉口四盛，且大且数者，名曰溢阴，溢阴为内关，内关不通死不治。人迎与太阴脉口俱盛四倍以上，命曰关格，关格者与之短期。

人迎一盛，泻足少阳而补足厥阴，二泻一补，日一取之，必切而验之，疏取之上，气和乃止。人迎二盛，泻足太阳，补足少阴，二泻一补，二日一取之，必切而验之，疏取之上，气和乃止。人迎三盛，泻足阳明而补足太阴，二泻一补，日二取之，必切而验之，疏取之上，气和乃止。脉口一盛，泻足厥阴而补足少阳，二补一泻，日一取之，必切而验之，疏而取之上，气和乃止。脉口二盛，泻足少阴而补足太阳，二补一泻，二日一取之，必切而验之，疏取之上，气和乃止。脉口三盛，泻足太阴而补足阳明，二补一泻，日二取之，必切而验之，疏而取之上，气和乃止。所以日二取之者，太阳主胃，大富于谷气，故可日二取之也。人迎与脉口俱盛三倍以上，命曰阴阳俱溢，如是者不开，则血脉闭塞，气无所行，流淫于中，五脏内伤。如此者，因而灸之，则变易而为他病矣。

凡刺之道，气调而止，补阴泻阳，音气益彰，耳目聪明，反此者血气不行。所谓气至而有效者，泻则益虚，虚者脉大如其故而不坚也，坚如其故者，适虽言故，病未去也。补则益实，实者脉大如其故而益坚也，夫如其故而不坚者，适虽言快，病未去也。故补则实，泻则虚，痛虽不随针，病必衰去。必先通十二经脉之所生病，而后可得传于终始矣。故阴阳不相移，虚实不相倾，取之其经。

凡刺之属，三刺至谷气，邪僻妄合，阴阳易居，逆顺相反，沉浮异处，四时不得，稽留淫泆，须针而去。故一刺则阳邪出，再刺则阴邪出，三刺则谷气至，谷气至而止。所谓谷气至者，已补而实，已泻而虚，故以知谷气至也。邪气独去者，阴与阳未能调，而病知愈也。故曰补则实，泻则虚，痛虽不随针，病必衰去矣。

阴盛而阳虚，先补其阳，后泻其阴而和之。阴虚而阳盛，先补其阴，后泻其阳而和之。三脉动于足大指之间，必审其实虚。虚而泻之，是谓重虚，重虚病益甚。

凡刺此者，以指按之，脉动而实且疾者疾泻之，虚而徐者则补之，反此者病益甚。其动也，阳明在上，厥阴在中，少阴在下。膺腧中膺，背腧中背。肩髆虚者，取之上。重舌，刺舌柱以铍针也。手屈而不伸者，其病在筋，伸而不屈者，其病在骨，在骨守骨，在筋守筋。补须一方实，深取之，稀按其痏，以极出其邪气；一方虚，浅刺之，以养其脉，疾按其痏，无使邪气得入。邪气来也紧而疾，谷气来也徐而和。脉实者，深刺之，以泄其气；脉虚者，浅刺之，使精气无得出，以养其脉，独出其邪气。

刺诸痛者，其脉皆实。故曰：从腰以上者，手太阴阳明皆主之；从腰以下者，足太阴阳明皆主之。病在上者下取之，病在下者高取之，病在头者取之足，病在足者取之腘。病生于头者头重，生于手者臂重，生于足者足重，治病者先刺其病所从生者也。

春气在毛，夏气在皮肤，秋气在分肉，冬气在筋骨，刺此病者各以其时为齐。故刺肥人者，秋冬之齐；刺瘦人者，以春夏之齐。病痛者阴也，痛而以手按之不得者阴也，深刺之。病在上者阳也，病在下者阴也。痒者阳也，浅刺之。病先起阴者，先治其阴而后治其阳；病先起阳者，先治其阳而后治其阴。

刺热厥者，留针反为寒；刺寒厥者，留针反为热。刺热厥者，二阴一阳；刺寒厥者，二阳一阴。所谓二阴者，二刺阴也；一阳者，一刺阳也。久病者邪气入深，刺此病者，深内而久留之，间日而复刺之，必先调其左右，去其血脉，刺道毕矣。

凡刺之法，必察其形气，形肉未脱，少气而脉又躁，躁厥者，必为缪刺之，散气可收，聚气可布。深居静处，占神往来，闭户塞牖，魂魄不散，专意一神，精气之分，毋闻人声，以收其精，必一其神，令志在针，浅而留之，微而浮之，以移其神，气至乃休。男内女外，坚拒勿出，谨守勿内，是谓得气。

凡刺之禁：新内勿刺，新刺勿内。已醉勿刺，已刺勿醉。新怒勿刺，已刺勿怒。新劳勿刺，已刺勿劳。已饱勿刺，已刺勿饱。已饥勿刺，已刺勿饥。已渴勿刺，已刺勿渴。大惊大恐，必定其气，乃刺之。乘车来者，卧而休之，如食顷乃刺之。出行来者，坐而休之，如行十里顷乃刺之。

凡此十二禁者，其脉乱气散，逆其营卫，经气不次，因而刺之，则阳病入于阴，阴病出为阳，则邪气复生，粗工勿察，是谓伐身，形体淫泆，乃消脑髓，津液不化，脱其五味，是谓失气也。

太阳之脉，其终也，戴眼反折瘛疭，其色白，绝皮乃绝汗，绝汗则终矣。

少阳终者，耳聋，百节尽纵，目系绝，目系绝一日半则死矣，其死也，色青白乃死。阳明终者，口目动作，喜惊妄言，色黄，其上下之经盛而不行则终矣。少阴终者，面黑齿长而垢，腹胀闭塞，上下不通而终矣。厥阴终者，中热嗌干，喜溺心烦，甚则舌卷卵上缩而终矣。太阴终者，腹胀闭不得息，气噫善呕，呕则逆，逆则面赤，不逆则上下不通，上下不通则面黑、皮毛燋而终矣。

经脉第十

雷公问于黄帝曰：《禁脉》之言，凡刺之理，经脉为始，营其所行，制其度量，内次五脏，外别六腑，愿尽闻其道。黄帝曰：人始生，先成精，精成而脑髓生，骨为干，脉为营，筋为刚，肉为墙，皮肤坚而毛发长，谷入于胃，脉道以通，血气乃行。雷公曰：愿卒闻经脉之始生。黄帝曰：经脉者，所以能决死生，处百病，调虚实，不可不通。

肺手太阴之脉，起于中焦，下络大肠，还循胃口，上膈属肺，从肺系横出腋下，下循臑内，行少阴心主之前，下肘中，循臂内上骨下廉，入寸口，上鱼，循鱼际，出大指之端；其支者，从腕后直出次指内廉，出其端。

是动则病肺胀满膨膨而喘咳，缺盆中痛，甚则交两手而瞀，此为臂厥。是主肺所生病者，咳，上气，喘渴，烦心胸满，臑臂内前廉痛厥，掌中热。气盛有余，则肩背痛风寒，汗出中风，小便数而欠。气虚则肩背痛寒，少气不足以息，溺色变。为此诸病，盛则泻之，虚则补之，热则疾之，寒则留之，陷下则灸之，不盛不虚，以经取之。盛者寸口大三倍于人迎，虚者则寸口反小于人迎也。

大肠手阳明之脉，起于大指次指之端，循指上廉，出合谷两骨之间，上入两筋之中，循臂上廉，入肘外廉，上臑外前廉，上肩，出髃骨之前廉，上出于柱骨之会上，下入缺盆络肺，下膈属大肠；其支者，从缺盆上颈贯颊，入下齿中，还出挟口，交人中，左之右，右之左，上挟鼻孔。

是动则病齿痛颈肿。是主津液所生病者，目黄口干，鼽衄，喉痹，肩前臑痛，大指次指痛不用。气有余则当脉所过者热肿，虚则寒栗不复。为此诸病，盛则泻之，虚则补之，热则疾之，寒则留之，陷下则灸之，不盛不虚，以经取之。盛者人迎大三倍于寸口，虚者人迎反小于寸口也。

胃足阳明之脉，起于鼻之交頞中，旁纳太阳之脉，下循鼻外，入上齿中，还出挟口环唇，下交承浆，却循颐后下廉，出大迎，循颊车，上耳前，过客主人，循发际，至额颅；其支者，从大迎前下人迎，循喉咙，入缺盆，下膈属胃络脾；其直者，从缺盆下乳内廉，下挟脐，入气街中；其支者，起于胃口，下循腹里，下至气街中而合，以下髀关，抵伏兔，下膝膑中，下循胫外廉，下足跗，入中指内间；其支者，下廉三寸而别，下入中指外间；其支者，别跗上，入大指间，出其端。

是动则病洒洒振寒，善呻数欠颜黑，病至则恶人与火，闻木声则惕然而惊，心欲动，独闭户塞牖而处，甚则欲上高而歌，弃衣而走，贲响腹胀，是为骭厥。是主血所生病者，狂、疟、温淫汗出，鼽衄，口喎唇胗，颈肿喉痹，大腹水肿，膝膑肿痛，循膺、乳、气街、股、伏兔、骭外廉、足跗上皆痛，中指不用。气盛则身以前皆热，其有余于胃，则消谷善饥，溺色黄。气不足则身以前皆寒栗，胃中寒则胀满。为此诸病，盛则泻之，虚则补之，热则疾之，寒则留之，陷下则灸之，不盛不虚，以经取之。盛者人迎大三倍于寸口，虚者人迎反小于寸口也。

脾足太阴之脉，起于大指之端，循指内侧白肉际，过核骨后，上内踝前廉，上踹内，循胫骨后，交出厥阴之前，上膝股内前廉，入腹属脾络胃，上膈，挟咽，连舌本，散舌下；其支者，复从胃，别上膈，注心中。

是动则病舌本强，食则呕，胃脘痛，腹胀善噫，得后与气则快然如衰，身体皆重。是主脾所生病者，舌本痛，体不能动摇，食不下，烦心，心下急痛，溏、瘕、泄、水闭、黄疸，不能卧，强立，股膝内肿厥，足大指不用。为此诸病，盛则泻之，虚则补之，热则疾之，寒则留之，陷下则灸之，不盛不虚，以经取之。盛者寸口大三倍于人迎，虚者寸口反小于人迎也。

心手少阴之脉，起于心中，出属心系，下膈络小肠；其支者，从心系上挟咽，系目系；其直者，复从心系却上肺，下出腋下，下循臑内后廉，行太阴心主之后，下肘内，循臂内后廉，抵掌后锐骨之端，入掌内后廉，循小指之内出其端。

是动则病嗌干心痛，渴而欲饮，是为臂厥。是主心所生病者，目黄胁痛，臑臂内后廉痛厥，掌中热痛。为此诸病，盛则泻之，虚则补之，热则疾之，寒则留之，陷下则灸之，不盛不虚，以经取之。盛者寸口大再倍于人迎，虚者寸口反小于人迎也。

小肠手太阳之脉，起于小指之端，循手外侧上腕，出踝中，直上循臂骨下廉，出肘内侧两筋之间，上循臑外后廉，出肩解，绕肩胛，交肩上，入缺盆络心，循咽下膈，抵胃属小肠；其支者，从缺盆循颈上颊，至目锐眦，却入耳中；其支者，别颊上䪼抵鼻，至目内眦，斜络于颧。

是动则病嗌痛颔肿，不可以顾，肩似拔，臑似折。是主液所生病者，耳聋目黄颊肿，颈颔肩臑肘臂外后廉痛。为此诸病，盛则泻之，虚则补之，热则疾之，寒则留之，陷下则灸之，不盛不虚，以经取之。盛者人迎大再倍于寸口，虚者人迎反小于寸口也。

膀胱足太阳之脉，起于目内眦，上额交巅；其支者，从巅至耳上角；其直者，从巅入络脑，还出别下项，循肩髆内，挟脊抵腰中，入循膂，络肾属膀胱；其支者，从腰中下挟脊贯臀，入腘中；其支者，从髆内左右，别下贯胛，挟脊内，过髀枢，循髀外从后廉下合腘中，以下贯踹内，出外踝之后，循京骨，至小指外侧。

是动则病冲头痛，目似脱，项如拔，脊痛腰似折，髀不可以曲，腘如结，踹如裂，是为踝厥。是主筋所生病者，痔疟狂癫疾，头囟项痛，目黄泪出鼽衄，项背腰尻腘踹脚皆痛，小指不用。为此诸病，盛则泻之，虚则补之，热则疾之，寒则留之，陷下则灸之，不盛不虚，以经取之。盛者人迎大再倍于寸口，虚者人迎反小于寸口也。

肾足少阴之脉，起于小指之下，邪走足心，出于然谷之下，循内踝之后别入跟中，以上踹内，出腘内廉，上股内后廉，贯脊属肾络膀胱；其直者，从肾上贯肝膈，入肺中，循喉咙，挟舌本；其支者，从肺出络心，注胸中。

是动则病饥不欲食，面如漆柴，咳唾则有血，喝喝而喘，坐而欲起，目䀮䀮如无所见，心如悬若饥状，气不足则善恐，心惕惕如人将捕之，是为骨厥。是主肾所生病者，口热舌干，咽肿上气，嗌干及痛，烦心心痛，黄疸肠澼，脊股内后廉痛，痿厥嗜卧，足下热而痛。为此诸病，盛则泻之，虚则补之，热则疾之，寒则留之，陷下则灸之，不盛不虚，以经取之。灸则强食生肉，缓带披发，大杖重履而步。盛者寸口大再倍于人迎，虚者寸口反小于人迎也。

心主手厥阴心包络之脉，起于胸中，出属心包络，下膈，历络三焦；其支者，循胸出胁，下腋三寸，上抵腋，下循臑内，行太阴少阴之间，入肘中，下臂行两筋之间，入掌中，循中指出其端；其支者，别掌中，循小指次指出其端。

是动则病手心热，臂肘挛急，腋肿，甚则胸胁支满，心中憺憺大动，面赤目黄，喜笑不休。是主脉所生病者，烦心心痛，掌中热。为此诸病，盛则泻之，虚则补之，热则疾之，寒则留之，陷下则灸之，不盛不虚，以经取之。盛者寸口大一倍于人迎，虚者寸口反小于人迎也。

三焦手少阳之脉，起于小指次指之端，上出两指之间，循手表腕，出臂外两骨之间，上贯肘，循臑外上肩，而交出足少阳之后，入缺盆，布膻中，散落心包，下膈，循属三焦；其支者，从膻中上出缺盆，上项，系耳后直上，出耳上角，以屈下颊至𬶍；其支者，从耳后入耳中，出走耳前，过客主人前，交颊，至目锐眦。

是动则病耳聋浑浑焞焞，嗌肿喉痹。是主气所生病者，汗出，目锐眦痛，颊痛，耳后肩臑肘臂外皆痛，小指次指不用。为此诸病，盛则泻之，虚则补之，热则疾之，寒则留之，陷下则灸之，不盛不虚，以经取之。盛者人迎大一倍于寸口，虚者人迎反小于寸口也。

胆足少阳之脉，起于目锐眦，上抵头角，下耳后，循颈行手少阳之前，至肩上，却交出手少阳之后，入缺盆；其支者，从耳后入耳中，出走耳前，至目锐眦后；其支者，别锐眦，下大迎，合于手少阳，抵于𬶍，下加颊车，下颈合缺盆以下胸中，贯膈络肝属胆，循胁里，出气街，绕毛际，横入髀厌中；其直者，从缺盆下腋，循胸过季胁，下合髀厌中，以下循髀阳，出膝外廉，下外辅骨之前，直下抵绝骨之端，下出外踝之前，循足跗上，入小指次指之间；其支者，别跗上，入大指之间，循大指歧骨内出其端，还贯爪甲，出三毛。

是动则病口苦，善太息，心胁痛不能转侧，甚则面微有尘，体无膏泽，足外反热，是为阳厥。是主骨所生病者，头痛颔痛，目锐眦痛，缺盆中肿痛，腋下肿，马刀侠瘿汗出振寒，疟，胸胁肋髀膝外至胫绝骨外踝前及诸节皆痛，小指次指不用。为此诸病，盛则泻之，虚则补之，热则疾之，寒则留之，陷下则灸之，不盛不虚，以经取之。盛者人迎大一倍于寸口，虚者人迎反小于寸口也。

肝足厥阴之脉，起于大指丛毛之际，上循足跗上廉，去内踝一寸，上踝八寸，交出太阴之后，上腘内廉，循股阴入毛中，过阴器，抵小腹，挟胃属肝络胆，上贯膈，布胁肋，循喉咙之后，上入颃颡，连目系，上出额，与督脉会于巅；其支者，从目系下颊里，环唇内；其支者，复从肝别贯膈，上注肺。

是动则病腰痛不可以俛仰，丈夫㿗疝，妇人少腹肿，甚则嗌干，面尘脱色。是肝所生病者，胸满呕逆飧泄，狐疝遗溺闭癃。为此诸病，盛则泻之，虚则补之，热则疾之，寒则留之，陷下则灸之，不盛不虚，以经取之。盛者寸口大一倍于人迎，虚则寸口反小于人迎也。

手太阴气绝则皮毛焦，太阴者行气温于皮毛者也，故气不荣则皮毛焦，皮毛焦则津液去皮节，津液去皮节者则爪枯毛折，毛折者则毛先死，丙笃丁死，火胜金也。

手少阴气绝则脉不通，脉不通则血不流，血不流则髦色不泽，故其面黑如漆柴者，血先死，壬笃癸死，水胜火也。

足太阴气绝者则脉不荣肌肉，唇舌者肌肉之本也，脉不荣则肌肉软，肌肉软则舌萎人中满，人中满则唇反，唇反者肉先死，甲笃乙死，木胜土也。

足少阴气绝则骨枯，少阴者冬脉也，伏行而濡骨髓者也，故骨不濡则肉不能著也，骨肉不相亲则肉软却，肉软却故齿长而垢，发无泽，发无泽者骨先死，戊笃已死，土胜水也。

足厥阴气绝则筋绝，厥阴者肝脉也，肝者筋之合也，筋者聚于阴气，而脉络于舌本也，故脉弗荣则筋急，筋急则引舌与卵，故唇青舌卷卵缩则筋先死，庚笃辛死，金胜木也。

五阴气俱绝则目系转，转则目运，目运者为志先死，志先死则远一日半死矣。六阳气绝，则阴与阳相离，离则腠理发泄，绝汗乃出，故旦占夕死，夕占旦死。

经脉十二者，伏行分肉之间，深而不见；其常见者，足太阴过于外踝之上，无所隐故也。诸脉之浮而常见者，皆络脉也。六经络手阳明少阳之大络，起于五指间，上合肘中。

饮酒者，卫气先行皮肤，先充络脉，络脉先盛，故卫气已平，营气乃满，而经脉大盛。脉之卒然动者，皆邪气居之，留于本末；不动则热，不坚则陷且空，不与众同，是以知其何脉之动也。

雷公曰：何以知经脉之与络脉异也？黄帝曰：经脉者常不可见也，其虚实也以气口知之，脉之见者皆络脉也。

雷公曰：细子无以明其然也。黄帝曰：诸络脉皆不能经大节之间，必行绝道而出，入复合于皮中，其会皆见于外。故诸刺络脉者，必刺其结上，甚血者虽无结，急取之以泻其邪而出其血，留之发为痹也。

凡诊络脉，脉色青则寒且痛，赤则有热。胃中寒，手鱼之络多青矣；胃中有热，鱼际络赤；其暴黑者，留久痹也；其有赤有黑有青者，寒热气也；其青短者，少气也。凡刺寒热者皆多血络，必间日而一取之，血尽而止，乃调其虚实；其小而短者少气，甚者泻之则闷，闷甚则仆不得言，闷则急坐之也。

手太阴之别，名曰列缺，起于腕上分间，并太阴之经直入掌中，散入于鱼际。其病实则手锐掌热，虚则欠㰦，小便遗数，取之去腕半寸，别走阳明也。

手少阴之别，名曰通里，去腕一寸半，别而上行，循经入于心中，系舌本，属目系。其实则支膈，虚则不能言，取之掌后一寸，别走太阳也。

手心主之别，名曰内关，去腕二寸，出于两筋之间，循经以上系于心包，络心系。实则心痛，虚则为头强，取之两筋间也。

手太阳之别，名曰支正，上腕五寸，内注少阴；其别者，上走肘，络肩髃。实则节弛肘废，虚则生疣，小者如指痂疥，取之所别也。

手阳明之别，名曰偏历，去腕三寸，别入太阴；其别者，上循臂，乘肩髃，上曲颊偏齿；其别者，入耳合于宗脉。实则龋聋，虚则齿寒痹隔，取之所别也。

手少阳之别，名曰外关，去腕二寸，外绕臂，注胸中，合心主。病实则肘挛，虚则不收，取之所别也。

足太阳之别，名曰飞阳，去踝七寸，别走少阴。实则鼽窒头背痛，虚则鼽衄，取之所别也。

足少阳之别，名曰光明，去踝五寸，别走厥阴，下络足跗。实则厥，虚则痿躄，坐不能起，取之所别也。

足阳明之别，名曰丰隆，去踝八寸，别走太阴；其别者，循胫骨外廉，上络头项，合诸经之气，下络喉嗌。其病气逆则喉痹瘁喑，实则狂巅，虚则足不收胫枯，取之所别也。

足太阴之别，名曰公孙，去本节之后一寸，别走阳明；其别者，入络肠胃。厥气上逆则霍乱，实则肠中切痛，虚则鼓胀，取之所别也。

足少阴之别，名曰大钟，当踝后绕跟，别走太阳；其别者，并经上走于心包，下外贯腰脊。其病气逆则烦闷，实则闭癃，虚则腰痛，取之所别者也。

足厥阴之别，名曰蠡沟，去内踝五寸，别走少阳；其别者，径胫上睾，结于茎。其病气逆则睾肿卒疝，实则挺长，虚则暴痒，取之所别也。

任脉之别，名曰尾翳，下鸠尾，散于腹。实则腹皮痛，虚则痒搔，取之所别也。

督脉之别，名曰长强，挟膂上项，散头上，下当肩胛左右，别走太阳，入贯膂。实则脊强，虚则头重，高摇之，挟脊之有过者，取之所别也。

脾之大络，名曰大包，出渊腋下三寸，布胸胁。实则身尽痛，虚则百节尽皆纵，此脉若罗络之血者，皆取之脾之大络脉也。

凡此十五络者，实则必见，虚则必下，视之不见，求之上下，人经不同。络脉异所别也。

经别第十一

黄帝问于岐伯曰：余闻人之合于天道也，内有五脏，以应五音、五色、五时、五味、五位也；外有六腑，以应六律，六律建阴阳诸经，而合之十二月、十二辰、十二节、十二经水、十二时。十二经脉者，此五脏六腑之所以应天道。夫十二经脉者，人之所以生，病之所以成，人之所以治，病之所以起，学之所始，工之所止也，粗之所易，上之所难也。请问其离合出入奈何？岐伯稽首再拜曰：明乎哉问也！此粗之所过，上之所息也，请卒言之。

足太阳之正，别入于腘中，其一道下尻五寸，别入于肛，属于膀胱，散之肾，循膂，当心入散；直者，从膂上出于项，复属于太阳，此为一经也。足少阴之正，至腘中，别走太阳而合，上至肾，当十四椎，出属带脉；直者，系舌本，复出于项，合于太阳，此为一合。成以诸阴之别，皆为正也。

足少阳之正，绕髀入毛际，合于厥阴；别者，入季胁之间，循胸里属胆，散之上肝贯心，以上挟咽，出颐颔中，散于面，系目系，合少阳于外眦也。足厥阴之正，别跗上，上至毛际，合于少阳，与别俱行，此为二合也。

足阳明之正，上至髀，入于腹里，属胃，散之脾，上通于心，上循咽出于口，上頞顿，还系目系，合于阳明也。足太阴之正，上至髀，合于阳明，与别俱行，上结于咽，贯舌中，此为三合也。

手太阳之正，指地，别于肩解，入腋走心，系小肠也。手少阴之正，别入于渊腋两筋之间，属于心，上走喉咙，出于面，合目内眦，此为四合也。

手少阳之正，指天，别于巅，入缺盆，下走三焦，散于胸中也。手心主之正，别下渊腋三寸，入胸中，别属三焦，出循喉咙，出耳后，合少阳完骨之下，此为五合也。

手阳明之正，从手循膺乳，别于肩髃，入柱骨，下走大肠，属于肺，上循喉咙，出缺盆，合于阳明也。手太阴之正，别入渊腋少阴之前，入走肺，散之太阳，上出缺盆，循喉咙，复合阳明，此六合也。

经水第十二

黄帝问于岐伯曰：经脉十二者，外合于十二经水，而内属于五脏六腑。夫十二经水者，其有大小、深浅、广狭、远近各不同，五脏六腑之高下、小大、受谷之多少亦不等，相应奈何？夫经水者，受水而行之；五脏者，合神气魂魄而藏之；六腑者，受谷而行之，受气而扬之；经脉者，受血而营之。合而以治奈何？刺之深浅，灸之壮数，可得闻乎？

岐伯答曰：善哉问也！天至高，不可度，地至广，不可量，此之谓也。且夫人生于天地之间，六合之内，此天之高、地之广也，非人力之所能度量而至也。若夫八尺之士，皮肉在此，外可度量切循而得之，其死可解剖而视之，其脏之坚脆，腑之大小，谷之多少，脉之长短，血之清浊，气之多少，十二经之多血少气，与其少血多气，与其皆多血气，与其皆少血气，皆有大数。其治以针艾，各调其经气，固其常有合乎？

黄帝曰：余闻之，快于耳，不解于心，愿卒闻之。岐伯答曰：此人之所以参天地而应阴阳也，不可不察。足太阳外合清水，内属膀胱，而通水道焉。足少阳外合于渭水，内属于胆。足阳明外合于海水，内属于胃。足太阴外合于湖水，内属于脾。足少阴外合于汝水，内属于肾。足厥阴外合于渑水，内属于肝。手太阳外合淮水，内属于小肠，而水道出焉。手少阳外合于漯水，内属于三焦。手阳明外合于江水，内属于大肠。手太阴外合于河水，内属于肺。手少阴外合于济水，内属于心。手心主外合于漳水，内属于心包。

凡此五脏六腑十二经水者，外有源泉而内有所禀，此皆内外相贯，如环无端，人经亦然。故天为阳，地为阴，腰以上为天，腰以下为地。故海以北者为阴，湖以北者为阴中之阴，漳以南者为阳，河以北至漳者为阳中之阴，漯以南至江者为阳中之太阳，此一隅之阴阳也，所以人与天地相参也。

黄帝曰：夫经水之应经脉也，其远近浅深，水血之多少各不同，合而以刺之奈何？岐伯答曰：足阳明，五脏六腑之海也，其脉大血多，气盛热壮，刺此者不深弗散，不留不泻也。足阳明刺深六分，留十呼。足太阳深五分，留七呼。足少阳深四分，留五呼。足太阴深三分，留四呼。足少阴深二分，留三呼。足厥阴深一分，留二呼。手之阴阳，其受气之道近，其气之来疾，其刺深者皆无过二分，其留皆无过一呼。其少长大小肥瘦，以心撩之，命曰法天之常。灸之亦然。灸而过此者得恶火，则骨枯脉涩；刺而过此者，则脱气。

黄帝曰：夫经脉之小大，血之多少，肤之厚薄，肉之坚脆及腘之大小，可为量度乎？岐伯答曰：其可为度量者，取其中度也，不甚脱肉而血气不衰也。若失度之人，瘠瘦而形肉脱者，恶可以度量刺乎？审切循扪按，视其寒温盛衰而调之，是谓因适而为之真也。

经筋第十三

足太阳之筋，起于足小指，上结于踝，邪上结于膝，其下循足外踝，结于踵，上循跟，结于腘；其别者，结于腨外，上腘中内廉，与腘中并上结于臀，上挟脊上项；其支者，别入结于舌本；其直者，结于枕骨，上头下颜，结于鼻；其支者，为目上网，下结于頄；其支者，从腋后外廉，结于肩髃；其支者，入腋下，上出缺盆，上结于完骨；其支者，出缺盆，邪上出頄。其病小指支跟肿痛，腘挛，脊反折，项筋急，肩不举，腋支，缺盆中纽痛，不可左右摇。治在燔针劫刺，以知为数，以痛为输，名曰仲春痹也。

足少阳之筋，起于小指次指，上结外踝，上循胫外廉，结于膝外廉；其支者，别起外辅骨，上走髀，前者结于伏兔之上，后者结于尻；其直者，上乘䏚季胁，上走腋前廉，系于膺乳，结于缺盆；直者，上出腋，贯缺盆，出太阳之前，循耳后，上额角，交巅上，下走颔，上结于頄；支者，结于目眦为外维。其病小指次指支转筋，引膝外转筋，膝不可屈伸，腘筋急，前引髀，后引尻，即上乘䏚季胁痛，上引缺盆膺乳，颈维筋急，从左之右，右目不开，上过右角，并跷脉而行，左络于右，故伤左角，右足不用，命曰维筋相交。治在燔针劫刺，以知为数，以痛为输，名曰孟春痹也。

足阳明之筋，起于中三指，结于跗上，邪外上加于辅骨，上结于膝外廉，直上结于髀枢，上循胁，属脊；其直者，上循骭，结于膝；其支者，结于外辅骨，合少阳；其直者，上循伏兔，上结于髀，聚于阴器，上腹而布，至缺盆而结，上颈，上挟口，合于頄，下结于鼻，上合于太阳，太阳为目上网，阳明为目下网；其支者，从颊结于耳前。其病足中指支，胫转筋，脚跳坚，伏兔转筋，髀前肿，㿉疝，腹筋急，引缺盆及颊，卒口僻，急者目不合，热则筋纵，目不开。颊筋有寒，则急引颊移口；有热则筋纵缓，不胜收故僻。治之以马膏，膏其急者，以白酒和桂，以涂其缓者，以桑钩钩之，即以生桑灰置之坎中，高下以坐等，以膏熨急颊，且饮美酒，啖美炙肉，不饮酒者，自强也，为之三拊而已。治在燔针劫刺，以知为数，以痛为输，名曰季春痹也。

足太阴之筋，起于大指之端内侧，上结于内踝；其直者，络于膝内辅骨，上循阴股，结于髀，聚于阴器，上腹，结于脐，循腹里，结于肋，散于胸中；其内者，著于脊。其病足大指支，内踝痛，转筋痛，膝内辅骨痛，阴股引髀而痛，阴器纽痛，下引脐两胁痛，引膺中脊内痛。治在燔针劫刺，以知为数，以痛为输，命曰孟秋痹也。

足少阴之筋，起于小指之下，并足太阴之筋，邪走内踝之下，结于踵，与太阳之筋合而上结于内辅之下，并太阴之筋而上循阴股，结于阴器，循脊内挟膂，上至项，结于枕骨，与足太阳之筋合。其病足下转筋，及所过而结者皆痛及转筋。病在此者主痫瘛及痉，在外者不能俯，在内者不能仰。故阳病者腰反折不能俯，阴病者不能仰。治在燔针劫刺，以知为数，以痛为输，在内者熨引饮药。此筋折纽，纽发数甚者，死不治，名曰仲秋痹也。

足厥阴之筋，起于大指之上，上结于内踝之前，上循胫，上结内辅之下，上循阴股，结于阴器，络诸筋。其病足大指支，内踝之前痛，内辅痛，阴股痛转筋，阴器不用，伤于内则不起，伤于寒则阴缩入，伤于热则纵挺不收。治在行水清阴气。其病转筋者，治在燔针劫刺，以知为数，以痛为输，命曰季秋痹也。

手太阳之筋，起于小指之上，结于腕，上循臂内廉，结于肘内锐骨之后，弹之应小指之上，入结于腋下；其支者，后走腋后廉，上绕肩胛，循颈，出走太阳之前，结于耳后完骨；其支者，入耳中；直者，出耳上，下结于颔，上属目外眦。其病小指支，肘内锐骨后廉痛，循臂阴入腋下，腋下痛，腋后廉痛，绕肩胛引颈而痛，应耳中鸣痛，引颔目瞑，良久乃得视，颈筋急则为筋瘘颈肿。寒热在颈者，治在燔针劫刺之，以知为数，以痛为输，其为肿者，复而锐之。本支者，上曲牙，循耳前，属目外眦，上颔，结于角。其痛当所过者支转筋。治在燔针劫刺，以知为数，以痛为输，名曰仲夏痹也。

手少阳之筋，起于小指次指之端，结于腕，中循臂结于肘，上绕臑外廉，上肩走颈，合手太阳；其支者，当曲颊入系舌本；其支者，上曲牙，循耳前，属目外眦，上乘颔，结于角。其病当所过者即支转筋，舌卷。治在燔针劫刺，以知为数，以痛为输，名曰季夏痹也。

手阳明之筋，起于大指次指之端，结于腕，上循臂，上结于肘外，上臑，结于髃；其支者，绕肩胛，挟脊；直者，从肩髃上颈；其支者，上颊，结于颔；直者，上出手太阳之前，上左角，络头，下右颔。其病当所过者支痛及转筋，肩不举，颈不可左右视。治在燔针劫刺，以知为数，以痛为输，名曰孟夏痹也。

手太阴之筋，起于大指之上，循指上行，结于鱼后，行寸口外侧，上循臂，结肘中，上臑内廉，入腋下，出缺盆，结肩前髃，上结缺盆，下结胸里，散贯贲，合贲下，抵季胁。其病当所过者支转筋痛，甚成息贲，胁急吐血。治在燔针劫刺，以知为数，以痛为输，名曰仲冬痹也。

手心主之筋，起于中指，与太阴之筋并行，结于肘内廉，上臂阴，结腋下，下散前后挟胁；其支者，入腋，散胸中，结于臂。其病当所过者支转筋，前及胸痛息贲。治在燔针劫刺，以知为数，以痛为输，名曰孟冬痹也。

手少阴之筋，起于小指之内侧，结于锐骨，上结肘内廉，上入腋，交太阴，挟乳里，结于胸中，循臂，下系于脐。其病内急，心承伏梁，下为肘网。其病当所过者支转筋，筋痛。治在燔针劫刺，以知为数，以痛为输。其成伏梁唾血脓者，死不治。名曰季冬痹也。

经筋之病，寒则反折筋急，热则筋弛纵不收，阴痿不用。阳急则反折，阴急则俯不伸。焠刺者，刺寒急也，热则筋纵不收，无用燔针。

足之阳明，手之太阳，筋急则口目为僻，眦急不能卒视，治皆如上方也。

营气第十六

黄帝曰：营气之道，内谷为宝。谷入于胃，乃传之肺，流溢于中，布散于外，精专者行于经隧，常营无已，终而复始，是谓天地之纪。

故气从太阴出，注手阳明，上行注足阳明，下行至跗上，注大指间，与太阴合，上行抵脾。从脾注心中，循手少阴出腋下臂，注小指，合手太阳，上行乘腋出䐈内，注目内眦，上巅下项，合足太阳，循脊下尻，下行注小指之端，循足心注足少阴，上行注肾，从肾注心，外散于胸中。循心主脉出腋下臂，出两筋之间，入掌中，出中指之端，还注小指次指之端，合手少阳，上行注膻中，散于三焦，从三焦注胆，出胁注足少阳，下行至跗上，复从跗注大指间，合足厥阴，上行至肝，从肝上注肺，上循喉咙，入颃颡之窍，究于畜门。其支别者，上额循巅下项中，循脊入骶，是督脉也，络阴器，上过毛中，入脐中，上循腹里，入缺盆，下注肺中，复出太阴。此营气之所行也，逆顺之常也。

营卫生会第十八

黄帝问于岐伯曰：人焉受气？阴阳焉会？何气为营？何气为卫？营安从生？卫于焉会？老壮不同气，阴阳异位，愿闻其会。

岐伯答曰：人受气于谷，谷入于胃，以传与肺，五脏六腑，皆以受气，其清者为营，浊者为卫，营在脉中，卫在脉外，营周不休，五十而复大会。阴阳相贯，如环无端。卫气行于阴二十五度，行于阳二十五度，分为昼夜，故气至阳而起，至阴而止。故曰：日中而阳陇为重阳，夜半而阴陇为重阴。故太阴主内，太阳主外，各行二十五度，分为昼夜。夜半为阴陇，夜半后而为阴衰，平旦阴尽而阳受气矣。日中为阳陇，日西而阳衰，日入阳尽而阴受气矣。夜半而大会，万民皆卧，命曰合阴，平旦阴尽而阳受气，如是无已，与天地同纪。

黄帝曰：老人之不夜瞑者，何气使然？少壮之人不昼瞑者，何气使然？

岐伯答曰：壮者之气血盛，其肌肉滑，气道通，荣卫之行，不失其常，故昼精而夜瞑。老者之气血衰，其肌肉枯，气道涩，五脏之气相搏，其营气衰少而卫气内伐，故昼不精，夜不瞑。

黄帝曰：愿闻营卫之所行，皆何道从来？

岐伯答曰：营出于中焦，卫出于下焦。

黄帝曰：愿闻三焦之所出。

岐伯答曰：上焦出于胃上口，并咽以上贯膈而布胸中，走腋，循太阴之分而行，还至阳明，上至舌，下足阳明，常与营俱行于阳二十五度，行于阴亦二十五度一周也，故五十度而复大会于手太阴矣。

黄帝曰：人有热，饮食下胃，其气未定，汗则出，或出于面，或出于背，或出于身半，其不循卫气之道而出何也？

岐伯曰：此外伤于风，内开腠理，毛蒸理泄，卫气走之，固不得循其道，此气慓悍滑疾，见开而出，故不得从其道，故命曰漏泄。

黄帝曰：愿闻中焦之所出。

岐伯答曰：中焦亦并胃中，出上焦之后，此所受气者，泌糟粕，蒸津液，化其精微，上注于肺脉，乃化而为血，以奉生身，莫贵于此，故独得行于经隧，命曰营气。

黄帝曰：夫血之与气，异名同类，何谓也？

岐伯答曰：营卫者精气也，血者神气也，故血之与气，异名同类焉。故夺血者无汗，夺汗者无血，故人生有两死而无两生。

黄帝曰：愿闻下焦之所出。

岐伯答曰：下焦者，别回肠，注于膀胱而渗入焉。故水谷者，常并居于胃中，成糟粕，而俱下于大肠，而成下焦，渗而俱下，济泌别汁，循下焦而渗入膀胱焉。

黄帝曰：人饮酒，酒亦入胃，谷未熟而小便独先下何也？

岐伯答曰：酒者熟谷之液也，其气悍以清，故后谷而入，先谷而液出焉。

黄帝曰：善。余闻上焦如雾，中焦如沤，下焦如渎，此之谓也。

四时气第十九

黄帝问于岐伯曰：夫四时之气，各不同形，百病之起，皆有所生，灸刺之道，何者为定？

岐伯答曰：四时之气，各有所在，灸刺之道，得气穴为定。故春取经血脉分肉之间，甚者深刺之，间者浅刺之。夏取盛经孙络，取分间绝皮肤。秋取经腧，邪在腑，取之合。冬取井荥，必深以留之。

温疟汗不出，为五十九痏。

风㾦、肤胀，为五十七痏，取皮肤之血者，尽取之。

飧泄，补三阴之上，补阴陵泉，皆久留之，热行乃止。

转筋于阳治其阳，转筋于阴治其阴，皆卒刺之。

徒㽷，先取环谷下三寸，以铍针针之，已刺而筩之，而内之，入而复之，以尽其㽷，必坚，来缓则烦悗，来急则安静，间日一刺之，㽷尽乃止。饮闭药，方刺之时徒饮之，方饮无食，方食无饮，无食他食，百三十五日。

著痹不去，久寒不已，卒取其三里骨为干。肠中不便，取三里，盛泻之，虚补之。

疠风者，素刺其肿上，已刺，以锐针针其处，按出其恶气，肿尽乃止，常食方食，无食他食。

腹中常鸣，气上冲胸，喘不能久立，邪在大肠，刺肓之原、巨虚上廉、三里。

小腹控睾、引腰脊，上冲心，邪在小肠者，连睾系，属于脊，贯肝肺，络心系。气盛则厥逆，上冲肠胃，熏肝，散于肓，结于脐。故取之肓原以散之，刺太阴以予之，取厥阴以下之，取巨虚下廉以去之，按其所过之经以调之。

善呕，呕有苦，长太息，心中憺憺，恐人将捕之，邪在胆，逆在胃，胆液泄则口苦，胃气逆则呕苦，故曰呕胆。取三里以下胃气逆，则刺少阳血络以闭胆逆，却调其虚实以去其邪。饮食不下，膈塞不通，邪在胃脘，在上脘则刺抑而下之，在下脘则散而去之。

小腹痛肿，不得小便，邪在三焦约，取之太阳大络，视其络脉与厥阴小络结而血者，肿上及胃脘，取三里。

睹其色，察其以，知其散复者，视其目色，以知病之存亡也。一其形，听其动静者，持气口人迎以视其脉，坚且盛且滑者，病日进，脉软者，病将下，诸经实者，病三日已。气口候阴，人迎候阳也。

五邪第二十

邪在肺，则病皮肤痛，寒热，上气喘，汗出，咳动肩背。取之膺中外腧，背三节五脏之傍，以手疾按之，快然，乃刺之，取之缺盆中以越之。

邪在肝，则两胁中痛，寒中，恶血在内，行善掣节，时脚肿，取之行间，以引胁下，补三里以温胃中，取血脉以散恶血，取耳间青脉，以去其掣。

邪在脾胃，则病肌肉痛。阳气有余，阴气不足，则热中善饥；阳气不足，阴气有余，则寒中肠鸣腹痛。阴阳俱有余，若俱不足，则有寒有热，皆调于三里。

邪在肾，则病骨痛阴痹。阴痹者，按之而不得，腹胀腰痛，大便难，肩背颈项痛，时眩。取之涌泉、昆仑，视有血者尽取之。

邪在心，则病心痛喜悲，时眩仆，视有余不足而调之其输也。

寒热病第二十一

皮寒热者，不可附席，毛发焦，鼻槁腊，不得汗，取三阳之络，以补手太阴。肌寒热者，肌痛，毛发焦而唇槁腊，不得汗，取三阳于下以去其血者，补足太阴以出其汗。骨寒热者，病无所安，汗注不休，齿未槁，取其少阴于阴股之络；齿已槁，死不治。骨厥亦然。骨痹，举节不用而痛，汗注烦心，取三阴之经，补之。身有所伤血出多，及中风寒，若有所堕坠，四肢懈惰不收，名曰体惰，取其小腹脐下三结交。三结交者，阳明、太阴也，脐下三寸关元也。厥痹者，厥气上及腹，取阴阳之络，视主病也，泻阳补阴经也。

颈侧之动脉，人迎。人迎，足阳明也，在婴筋之前；婴筋之后，手阳明也，名曰扶突；次脉，足少阳脉也，名曰天牖；次脉，足太阳也，名曰天柱；腋下动脉，臂太阴也，名曰天府。阳迎头痛，胸满不得息，取之人迎；暴喑气鞭，取扶突与舌本出血；暴聋气蒙，耳目不明，取天牖；暴挛痫眩，足不任身，取天柱；暴瘅内逆，肝肺相搏，血溢鼻口，取天府。此为天牖五部。

臂阳明有入颃遍齿者，名曰大迎，下齿龋取之。臂恶寒补之，不恶寒泻之。足太阳有入颃遍齿者，名曰角孙，上齿龋取之，在鼻与颃前。方病之时，其脉盛，盛则泻之，虚则补之。一曰取之出鼻外。足阳明有挟鼻入于面者，名曰悬颅，属口，对入系目本，视有过者取之，损有余，益不足，反者益其。足太阳有通项入于脑者，正属目本，名曰眼系，头目苦痛取之，在项中两筋间，入脑乃别，阴蹻、阳蹻，阴阳相交，阳入阴，阴出阳，交于目锐眦，阳气盛则瞋目，阴气盛则瞑目。

热厥取足太阴、少阳，皆留之；寒厥取足阳明、少阴于足，皆留之。舌纵涎下，烦悗，取足少阴；振寒洒洒，鼓颔，不得汗出，腹胀烦悗，取手太阴。

刺虚者，刺其去也；刺实者，刺其来也。春取络脉，夏取分腠，秋取气口，冬取经输。凡此四时，各以时为齐。络脉治皮肤，分腠治肌肉，气口治筋脉，经输治骨髓、五脏。

身有五部：伏兔一，腓二，腓者腨也，背三，五脏之腧四，项五。此五部有痈疽者死。病始手臂者，先取手阳明、太阴而汗出；病始头首者，先取项太阳而汗出；病始足胫者，先取足阳明而汗出。臂太阴可汗出，足阳明可汗出。故取阴而汗出甚者，止之于阳；取阳而汗出甚者，止之于阴。凡刺之害，中而不去则精泄，不中而去则致气；精泄则病甚而恇，致气则生为痈疽也。

癫狂第二十二

目眦外决于面者，为锐眦；在内近鼻者为内眦；上为外眦，下为内眦。

癫疾始生，先不乐，头重痛，视举目赤，甚作极已，而烦心，候之于颜，取手太阳、阳明、太阴，血变而止。癫疾始作而引口啼呼喘悸者，候之手阳明、太阳，左强者攻其右，右强者攻其左，血变而止。癫疾始作，先反僵，因而脊痛，候之足太阳、阳明、太阴、手太阳，血变而止。

治癫疾者，常与之居，察其所当取之处。病至，视之有过者泻之，置其血于瓠壶之中，至其发时，血独动矣，不动，灸穷骨二十壮。穷骨者，骶骨也。

骨癫疾者，顑齿诸腧分肉皆满，而骨居，汗出烦悗。呕多沃沫，气下泄，不治。筋癫疾者，身倦挛急大，刺项大经之大杼脉。呕多沃沫，气下泄，不治。脉癫疾者，暴仆，四肢之脉皆胀而纵。脉满，尽刺之出血；不满，灸之挟项太阳，灸带脉于腰相去三寸，诸分肉本输。呕多沃沫，气下泄，不治。癫疾者，疾发如狂者，死不治。

狂始生，先自悲也，喜忘苦怒善恐者，得之忧饥，治之取手太阴、阳明，血变而止，及取足太阴、阳明。狂始发，少卧不饥，自高贤也，自辩智也，自尊贵也，善骂詈，日夜不休，治之取手阳明、太阳、太阴、舌下、少阴，视之盛者，皆取之，不盛，释之也。

狂言、惊、善笑、好歌乐、妄行不休者，得之大恐，治之取手阳明、太阳、太阴。狂，目妄见、耳妄闻、善呼者，少气之所生也，治之取手太阳、太阴、阳明、足太阴、头、两颡。狂者多食，善见鬼神，善笑而不发于外者，得之有所大喜，治之取足太阴、太阳、阳明，后取手太阴、太阳、阳明。狂而新发，未应如此者，先取曲泉左右动脉，及盛者见血，有顷已，不已，以法取之，灸骨骶二十壮。

风逆，暴四肢肿，身漯漯，唏然时寒，饥则烦，饱则善变，取手太阴表里，足少阴、阳明之经，肉清取荥，骨清取井、经也。

厥逆为病也，足暴清，胸若将裂，肠若将以刀切之，烦而不能食，脉大小皆涩，暖取足少阴，清取足阳明，清则补之，温则泻之。厥逆腹胀满，肠鸣，胸满不得息，取之下胸二胁咳而动手者，与背腧以手按之立快者是也。内闭不得溲，刺足少阴、太阳与骶上以长针，气逆则取其太阴、阳明、厥阴，甚取少阴、阳明动者之经也。

少气，身漯漯也，言吸吸也，骨酸体重，懈惰不能动，补足少阴。短气，息短不属，动作气索，补足少阴，去血络也。

热病第二十三

偏枯，身偏不用而痛，言不变，志不乱，病在分腠之间，巨针取之，益其不足，损其有余，乃可复也。痱之为病也，身无痛者，四肢不收，智乱不甚，其言微知，可治，甚则不能言，不可治也。病先起于阳，后入于阴者，先取其阳，后取其阴，浮而取之。

热病三日，而气口静、人迎躁者，取之诸阳，五十九刺，以泻其热而出其汗，实其阴以补其不足者。身热甚，阴阳皆静者，勿刺也；其可刺者，急取之，不汗出则泄。所谓勿刺者，有死征也。热病七日八日，脉口动喘而短者，急刺之，汗且自出，浅刺手大指间。热病七日八日，脉微小，病者溲血，口中干，一日半而死，脉代者，一日死。热病已得汗出，而脉尚躁，喘且复热，勿刺肤，喘甚者死。热病七日八日，脉不躁，躁不散数，后三日中有汗；三日不汗，四日死。未曾汗者，勿腠刺之。

热病先肤痛窒鼻充面，取之皮，以第一针，五十九，苛轸鼻，索皮于肺，不得索之火，火者心也。热病先身涩，倚而热，烦悗，干唇口嗌，取之皮，以第一针，五十九，肤胀口干，寒汗出，索脉于心，不得索之水，水者肾也。热病嗌干多饮，善惊，卧不能起，取之肤肉，以第六针，五十九，目眦青，索肉于脾，不得索之木，木者肝也。热病面青，脑痛，手足躁，取之筋间，以第四针，于四逆，筋躄目浸，索筋于肝，不得索之金，金者肺也。热病数惊，瘛疭而狂，取之脉，以第四针，急泻有余者，癫疾毛发去，索血于心，不得索之水，水者肾也。热病身重骨痛，耳聋而好瞑，取之骨，以第四针，五十九刺，骨病不食，啮齿耳青，索骨于肾，不得索之土，土者脾也。

热病不知所痛，耳聋不能自收，口干，阳热甚，阴颇有寒者，热在髓，死不可治。

热病头痛，颞颥，目瘈脉痛，善衄，厥热病也，取之以第三针，视有余不足，寒热痔。热病体重，肠中热，取之以第四针，于其腧及下诸指间，索气于胃胳，得气也。热病挟脐急痛，胸胁满，取之涌泉与阴陵泉，取以第四针，针嗌里。

热病而汗且出，及脉顺可汗者，取之鱼际、太渊、大都、太白，泻之则热去，补之则汗出，汗出太甚，取内踝上横脉以止之。热病已得汗而脉尚躁盛，此阴脉之极也，死；其得汗而脉静者，生。热病者脉尚盛躁而不得汗者，此阳脉之极也，死；脉盛躁得汗静者，生。

热病不可刺者有九：一曰，汗不出，大颧发赤，哕者死；二曰，泄而腹满甚者死；三曰，目不明，热不已者死；四曰，老人婴儿，热而腹满者死；五曰，汗不出，呕下血者死；六曰，舌本烂，热不已者死；七曰，咳而衄，汗不出，出不至足者死；八曰，髓热者死；九曰，热而痉者死。腰折，瘛疭，齿噤齘也。凡此九者，不可刺也。

所谓五十九刺者，两手外内侧各三，凡十二痏；五指间各一，凡八痏，足亦如是；头入发一寸傍三分各三，凡六痏；更入发三寸边五，凡十痏；耳前后口下者各一，项中一，凡六痏；巅上一，囟会一，发际一，廉泉一，风池二，天柱二。

气满胸中喘息，取足太阴大指之端，去爪甲如薤叶，寒则留之，热则疾之，气下乃止。心疝暴痛，取足太阴、厥阴，尽刺去其血络。喉痹舌卷，口中干，烦心心痛，臂内廉痛，不可及头，取手小指次指爪甲下，去端如韭叶。目中赤痛，从内眦始，取之阴跷。风痉身反折，先取足太阳及腘中及血络出血；中有寒，取三里。癃，取之阴跷及三毛上及血络出血。男子如蛊，女子如怚，身体腰脊如解，不欲饮食，先取涌泉见血，视跗上盛者，尽见血也。

厥病第二十四

厥头痛，面若肿起而烦心，取之足阳明、太阴。厥头痛，头脉痛，心悲善泣，视头动脉反盛者，刺尽去血，后调足厥阴。厥头痛，贞贞头重而痛，泻头上五行行五，先取手少阴，后取足少阴。厥头痛，意善忘，按之不得，取头面左右动脉，后取足太阴。厥头痛，项先痛，腰脊为应，先取天柱，后取足太阳。厥头痛，头痛甚，耳前后脉涌有热，泻出其血，后取足少阳。

真头痛，头痛甚，脑尽痛，手足寒至节，死不治。头痛不可取于腧者，有所击堕，恶血在于内，若肉伤，痛未已，则可刺，不可远取也。

头痛不可刺者，大痹为恶，日作者，可令少愈，不可已。头半寒痛，先取手少阳、阳明；后取足少阳、阳明。厥心痛，与背相控，善瘛，如从后触其心，伛偻者，肾心痛也。先取京骨、昆仑，发狂不已，取然谷。

厥心痛，腹胀胸满，心尤痛甚，胃心痛也。取之大都、太白。厥心痛，痛如以锥针刺其心，心痛甚者，脾心痛也。取之然谷，太溪。厥心痛，色苍苍如死状，终日不得太息，肝心痛也。取之行间，太冲。厥心痛，卧若徒居，心痛间，动作痛益甚，色不变，肺心痛也。取之鱼际、太渊。真心痛，手足清至节，心痛甚，旦发夕死，夕发旦死。心痛不可刺者，中有盛聚，不可取于腧。

肠中有虫瘕及蛟蛔，皆不可取以小针。心肠痛，恢作痛肿聚，往来上下行，痛有休止，腹热喜渴涎出者，是蛟蛔也。以手聚按而坚持之，无令得移，以大针刺之，久持之，虫不动，乃出针也。恚腹恢痛，形中上者。

耳聋无闻，取耳中。耳鸣，取耳前动脉。耳痛不可刺者，耳中有脓，若有干耵聍，耳无闻也。耳聋，取手小指次指爪甲上与肉交者，先取手，后取足。耳鸣，取手中指爪甲上，左取右，右取左，先取手，后取足。

足髀不可举，侧而取之，在枢合中，以员利针，大针不可刺。病注下血，取曲泉。风痹淫泺，病不可已者，足如履冰，时如入汤中，股胫淫泺，烦心头痛，时呕时悗，眩已汗出，久则目眩，悲以喜恐，短气不乐，不出三年死也。

病本第二十五

先病而后逆者，治其本。先逆而后病者，治其本。先寒而后生病者，治其本。先病而后生寒者，治其本。先热而后生病者，治其本。先泄而后生他病者，治其本，必且调之，乃治其他病。先病而后中满者，治其标。先病后泄者，治其本。先中满而后烦心者，治其本。

有客气，有同气。大小便不利，治其标；大小便利，治其本。病发而有余，本而标之，先治其本，后治其标；病发而不足，标而本之，先治其标，后治其本。谨详察间甚，以意调之，间者并行，甚为独行。先小大便不利而后生他病者，治其本也。

杂病第二十六

厥，挟脊而痛者至顶，头沉沉然，目䀮䀮然，腰脊强，取足太阳腘中血络。厥，胸满面肿，唇漯漯然，暴言难，甚则不能言，取足阳明。厥气走喉而不能言，手足清，大便不利，取足少阴。厥而腹向向然，多寒气，腹中榖榖，便溲难，取足太阴。

嗌干，口中热如胶，取足少阴。膝中痛，取犊鼻，以员利针，发而间之。针大如牦，刺膝无疑。喉痹不能言，取足阳明；能言，取手阳明。疟不渴，间日而作，取足阳明；渴而日作，取手阳明。

齿痛，不恶清饮，取足阳明；恶清饮，取手阳明。聋而不痛者，取足少阳；

聋而痛者，取手阳明。衄而不止衃血流，取足太阳；衃血，取手太阳，不已，刺宛骨下，不已，刺腘中出血。腰痛，痛上寒，取足太阳阳明；痛上热，取足厥阴；不可以俯仰，取足少阳；中热而喘，取足少阴、腘中血络。喜怒而不欲食，言益小，刺足太阴；怒而多言，刺足少阳。颠痛，刺手阳明与颠之盛脉出血。项痛不可俯仰，刺足太阳；不可以顾，刺手太阳也。

小腹满大，上走胃，至心，淅淅身时寒热，小便不利，取足厥阴。腹满，大便不利，腹大，亦上走胸嗌，喘息喝喝然，取足少阴。腹满食不化，腹向向然，不能大便，取足太阴。

心痛引腰脊，欲呕，取足少阴。心痛，腹胀啬啬然，大便不利，取足太阴。心痛引背不得息，刺足少阴；不已，取手少阳。心痛引小腹满，上下无常处，便溲难，刺足厥阴。心痛，但短气不足以息，刺手太阴。心痛，当九节刺之，按已刺按之，立已；不已，上下求之，得之立已。

颠痛，刺足阳明曲周动脉见血立已；不已，按人迎于经，立已。气逆上，刺膺中陷者与下胸动脉。腹痛，刺脐左右动脉，已刺按之，立已；不已，刺气街，已刺，按之立已。痿厥为四末束悗，乃疾解之，日二，不仁者十日而知，无休，病已止。哕，以草刺鼻，嚏，嚏而已；无息而疾迎引之，立已；大惊之，亦可已。

口问第二十八

黄帝闲居，辟左右而问于岐伯曰：余已闻九针之经，论阴阳逆顺六经已毕，愿得口问。岐伯避席再拜曰：善乎哉问也，此先师之所口传也。黄帝曰：愿闻口传。岐伯答曰：夫百病之始生也，皆生于风雨寒暑，阴阳喜怒，饮食居处，大惊卒恐。则血气分离，阴阳破败，经络厥绝，脉道不通，阴阳相逆，卫气稽留，经脉虚空，血气不次，乃失其常。论不在经者，请道其方。

黄帝问：人之欠者，何气使然？岐伯答曰：卫气昼日行于阳，夜半则行于阴。阴者主夜，夜者卧。阳者主上，阴者主下。故阴气积于下，阳气未尽，阳引而上，阴引而下，阴阳相引，故数欠。阳气尽，阴气盛，则目瞑；阴气尽而阳气盛，则寤矣。泻足少阴，补足太阳。

黄帝曰：人之哕者，何气使然？岐伯曰：谷入于胃，胃气上注于肺。今有故寒气与新谷气，俱还入于胃，新故相乱，真邪相攻，气并相逆，复出于胃，故为哕。补手太阴，泻足少阴。

黄帝曰：人之唏者，何气使然？岐伯曰：此阴气盛而阳气虚，阴气疾而阳气徐，阴气盛而阳气绝，故为唏。补足太阳，泻足少阴。

黄帝曰：人之振寒者，何气使然？岐伯曰：寒气客于皮肤，阴气盛，阳气虚，故为振寒寒栗。补诸阳。

黄帝曰：人之噫者，何气使然？岐伯曰：寒气客于胃，厥逆从下上散，复出于胃，故为噫。补足太阴、阳明。一曰补眉本也。

黄帝曰：人之嚏者，何气使然？岐伯曰：阳气和利，满于心，出于鼻，故为嚏。补足太阳荣眉本，一曰眉上也。

黄帝曰：人之軃者，何气使然？岐伯曰：胃不实则诸脉虚，诸脉虚则筋脉懈惰，筋脉懈惰则行阴用力，气不能复，故为軃。因其所在，补分肉间。

黄帝曰：人之哀而泣涕出者，何气使然？岐伯曰：心者，五脏六腑之主也；目者，宗脉之所聚也，上液之道也；口鼻者，气之门户也。故悲哀愁忧则心动，心动则五脏六腑皆摇，摇则宗脉感，宗脉感则液道开，液道开故泣涕出焉。液者，所以灌精濡空窍者也，故上液之道开则泣，泣不止则液竭，液竭则精不灌，精不灌则目无所见矣，故命曰夺精。补天柱，经侠颈。

黄帝曰：人之太息者，何气使然？岐伯曰：忧思则心系急，心系急则气道约，约则不利，故太息以伸出之。补手少阴、心主，足少阳留之也。

黄帝曰：人之涎下者，何气使然？岐伯曰：饮食者皆入于胃，胃中有热则虫动，虫动则胃缓，胃缓则廉泉开，故涎下。补足少阴。

黄帝曰：人之耳中鸣者，何气使然？岐伯曰：耳者，宗脉之所聚也，故胃中空则宗脉虚，虚则下溜，脉有所竭者，故耳鸣。补客主人，手大指爪甲上与肉交者也。

黄帝曰：人之自啮舌者，何气使然？岐伯曰：此厥逆走上，脉气辈至也。少阴气至则啮舌，少阳气至则啮颊，阳明气至则啮唇矣。视主病者则补之。

凡此十二邪者，皆奇邪之走空窍者也。故邪之所在，皆为不足。故上气不足，脑为之不满，耳为之苦鸣，头为之苦倾，目为之眩；中气不足，溲便为之变，肠为之苦鸣；下气不足，则乃为痿厥心悗。补足外踝下留之。

黄帝曰：治之奈何？岐伯曰：肾主为欠，取足少阴。肺主为哕，取手太阴、足少阴。唏者，阴与阳绝，故补足太阳，泻足少阴。振寒者，补诸阳。噫者，补足太阴、阳明。嚏者，补足太阳、眉本。軃，因其所在，补分肉间。泣出，补天柱经侠颈，侠颈者，头中分也。

太息，补手少阴、心主，足少阳留之。涎下，补足少阴。耳鸣，补客主人、手大指爪甲上与肉交者。自啮舌，视主病者则补之。目眩、头倾，补足外踝下留之。痿厥、心悗，刺足大指间上二寸留之，一曰足外踝下留之。

师传第二十九

黄帝曰：余闻先师，有所心藏，弗著于方。余愿闻而藏之，则而行之，上以治民，下以治身，使百姓无病，上下和亲，德泽下流，子孙无忧，传于后世，无有终时，可得闻乎？岐伯曰：远乎哉问也。夫治民与自治，治彼与治此，治小与治大，治国与治家，未有逆而能治之也，夫惟顺而已矣。顺者，非独阴阳脉论气之逆顺也，百姓人民皆欲顺其志也。

黄帝曰：顺之奈何？岐伯曰：入国问俗，入家问讳，上堂问礼，临病人问所便。

黄帝曰：便病人奈何？岐伯曰：夫中热消瘅则便寒，寒中之属则便热。胃中热，则消谷，令人悬心善饥，脐以上皮热；肠中热，则出黄如糜，脐以下皮寒。胃中寒，则腹胀；肠中寒，则肠鸣飧泄。胃中寒，肠中热，则胀而且泄；胃中热，肠中寒，则疾饥，小腹痛胀。

黄帝曰：胃欲寒饮，肠欲热饮，两者相逆，便之奈何？且夫王公大人血食之君，骄恣从欲，轻人，而无能禁之，禁之则逆其志，顺之则加其病，便之奈何？治之何先？岐伯曰：人之情，莫不恶死而乐生，告之以其败，语之以其善，导之以其所便，开之以其所苦，虽有无道之人，恶有不听者乎？

黄帝曰：治之奈何？岐伯曰：春夏先治其标，后治其本；秋冬先治其本，后治其标。

黄帝曰：便其相逆者奈何？岐伯曰：便此者，食饮衣服，亦欲适寒温，寒无凄怆，暑无出汗。食饮者，热无灼灼，寒无沧沧。寒温中适，故气将持，乃不致邪僻也。

黄帝曰：《本脏》以身形支节䐃肉，候五脏六腑之小大焉。今夫王公大人，临朝即位之君而问焉，谁可扪循之而后答乎？岐伯曰：身形支节者，脏腑之盖也，非面部之阅也。

黄帝曰：五脏之气，阅于面者，余已知之矣，以肢节知而阅之奈何？岐伯曰：五脏六腑者，肺为之盖，巨肩陷咽，候见其外。黄帝曰：善。岐伯曰：五脏六腑，心为之主，缺盆为之道，𩩲骬有余，以候髑骬。黄帝曰：善。岐伯曰：肝者主为将，使之候外，欲知坚固，视目小大。黄帝曰：善。岐伯曰：脾者主为卫，使之迎粮，视唇舌好恶，以知吉凶。黄帝曰：善。岐伯曰：肾者主为外，使之远听，视耳好恶，以知其性。

黄实曰：善。愿闻六腑之候。岐伯曰：六腑者，胃为之海，广骸、大颈、张胸，五谷乃容；鼻隧以长，以候大肠；唇厚，人中长，以候小肠；目下果大，其胆乃横；鼻孔在外，膀胱漏泄；鼻柱中央起，三焦乃约。此所以候六腑者也。上下三等，脏安且良矣。

决气第三十

黄帝曰：余闻人有精、气、津、液、血、脉，余意以为一气耳，今乃辨为六名，余不知其所以然。岐伯曰：两神相搏，合而成形，常先身生，是谓精。何谓气？岐伯曰：上焦开发，宣五谷味，熏肤，充身泽毛，若雾露之溉，是谓气。何谓津？岐伯曰：腠理发泄，汗出溱溱，是谓津。何谓液？岐伯曰：谷入气满，淖泽注于骨，骨属屈伸，泄泽，补益脑髓，皮肤润泽，是谓液。何谓血？岐伯曰：中焦受气取汁，变化而赤，是谓血。何谓脉？岐伯曰：壅遏营气，令无所避，是谓脉。

黄帝曰：六气者，有余不足，气之多少，脑髓之虚实，血脉之清浊，何以知之？岐伯曰：精脱者，耳聋；气脱者，目不明；津脱者，腠理开，汗大泄；液脱者，骨属屈伸不利，色夭，脑髓消，胫酸，耳数鸣；血脱者，色白，夭然不泽，其脉空虚，此其候也。

黄帝曰：六气者，贵贱何如？岐伯曰：六气者，各有部主也，其贵贱善恶，可为常主，然五谷与胃为大海也。

五乱第三十四

黄帝曰：经脉十二者，别为五行，分为四时，何失而乱？何得而治？岐伯曰：五行有序，四时有分，相顺则治，相逆则乱。

黄帝曰：何谓相顺？岐伯曰：经脉十二者，以应十二月。十二月者，分为四时。四时者，春秋冬夏，其气各异，营卫相随，阴阳已和，清浊不相干，如是则顺之而治。

黄帝曰：何谓逆而乱？岐伯曰：清气在阴，浊气在阳，营气顺脉，卫气逆行，清浊相干。乱于胸中，是谓大悗。故气乱于心，则烦心密嘿，俯首静伏；乱于肺，则仰俯喘喝，接手以呼；乱于肠胃，则为霍乱；乱于臂胫，则为四厥；乱于头，则为厥逆，头重眩仆。

黄帝曰：五乱者，刺之有道乎？岐伯曰：有道以来，有道以去，审知其道，则谓身宝。黄帝曰：善。愿闻其道。岐伯曰：气在于心者，取之手少阴、心主之输。气在于肺者，取之手太阴荥、足少阴输。气在于肠胃者，取之足太阴、阳明；不下者，取之三里。气在于头者，取之天柱、大杼；不知，取足太阳荥输。气在于臂足，取之先去血脉，后取其阳明、少阳之荥输。

黄帝曰：补泻奈何？岐伯曰：徐入徐出，谓之导气，补泻无形，谓之同精，是非有余不足也，乱气之相逆也。黄帝曰：允乎哉道，明乎哉论，请著之玉版，命曰治乱也。

五癃津液别第三十六

黄帝问于岐伯曰：水谷入于口，输于肠胃，其液别为五，天寒衣薄则为溺与气，天热衣厚则为汗，悲哀气并则为泣，中热胃缓则为唾。邪气内逆，则气为之闭塞而不行，不行则为水胀，余知其然也，不知其何由生，愿闻其道。

岐伯曰：水谷皆入于口，其味有五，各注其海，津液各走其道。故三焦出气，以温肌肉，充皮肤，为其津；其流而不行者，为液。天暑衣厚则腠理开，故汗出；寒留于分肉之间，聚沫则为痛。天寒则腠理闭，气湿不行，水下留于膀胱，则为溺与气。

五脏六腑，心为之主，耳为之听，目为之候，肺为之相，肝为之将，脾为之卫，肾为之主外。故五脏六腑之津液，尽上渗于目，心悲气并则心系急，心系急则肺举，肺举则液上溢。夫心系与肺，不能常举，乍上乍下，故咳而泣出矣。

中热则胃中消谷，消谷则虫上下作，肠胃充郭故胃缓，胃缓则气逆，故唾出。

五谷之津液和合而为膏者，内渗入于骨空，补益脑髓，而下流于阴股。阴阳不和，则使液溢而下流于阴，髓液皆减而下，下过度则虚，虚故腰背痛而胫酸。

阴阳气道不通，四海闭塞，三焦不泻，津液不化，水谷并行肠胃之中，别于回肠，留于下焦，不得渗膀胱，则下焦胀，水溢则为水胀，此津液五别之逆顺也。

五阅五使第三十七

黄帝问于岐伯曰：余闻刺有五官五阅，以观五气。五气者，五脏之使也，五时之副也。愿闻其五使当安出？岐伯曰：五官者，五脏之阅也。黄帝曰：愿闻其所出，令可为常。岐伯曰：脉出于气口，色见于明堂，五色更出，以应五时，各如其常，经气入脏，必当治里。

帝曰：善。五色独决于明堂乎？岐伯曰：五官已辨，阙庭必张，乃立明堂。明堂广大，蕃蔽见外，方壁高基，引垂居外，五色乃治，平博广大，寿中百岁。见此者，刺之必已，如是之人者，血气有余，肌肉坚致，故可苦以针。

黄帝曰：愿闻五官。岐伯曰：鼻者，肺之官也；目者，肝之官也；口唇者，脾之官也；舌者，心之官也；耳者，肾之官也。黄帝曰：以官何候？岐伯曰：以候五脏。故肺病者，喘息鼻胀；肝病者，眦青；脾病者，唇黄；心病者，舌卷短，颧赤；肾病者，颧与颜黑。

黄帝曰：五脉安出？五色安见？其常色殆者如何？岐伯曰：五官不辨，阙庭不张，小其明堂，蕃蔽不见，又埤其墙，墙下无基，垂角去外，如是者，虽平常殆，况加疾哉。

黄帝曰：五色之见于明堂，以观五脏之气，左右高下，各有形乎？岐伯曰：腑脏之在中也，各以次舍，左右上下，各如其度也。

逆顺肥瘦第三十八

黄帝问于岐伯曰：余闻针道于夫子，众多毕悉矣。夫子之道应若失，而据未有坚然者也，夫子之问学熟乎，将审察于物而心生之乎？岐伯曰：圣人之为道者，上合于天，下合于地，中合于人事，必有明法，以起度数，法式检押，乃后可传焉。故匠人不能释尺寸而意短长，废绳墨而起平木也，工人不能置规而为圆，去矩而为方。知用此者，固自然之物，易用之教，逆顺之常也。

黄帝曰：愿闻自然奈何？岐伯曰：临深决水，不用功力，而水可竭也。循掘决冲，而经可通也。此言气之滑涩，血之清浊，行之逆顺也。

黄帝曰：愿闻人之白黑肥瘦小长，各有数乎？岐伯曰：年质壮大，血气充盈，肤革坚固，因加以邪，刺此者，深而留之，此肥人也。广肩腋项，肉薄厚皮而黑色，唇临临然，其血黑以浊，其气涩以迟，其为人也，贪于取与，刺此者，深而留之，多益其数也。

黄帝曰：刺瘦人奈何？岐伯曰：瘦人者，皮薄色少，肉廉廉然，薄唇轻言，其血清气滑，易脱于气，易损于血，刺此者，浅而疾之。

黄帝曰：刺常人奈何？岐伯曰：视其白黑，各为调之，其端正敦厚者，其血气和调，刺此者，无失常数也。

黄帝曰：刺壮士真骨者奈何？岐伯曰：刺壮士真骨，坚肉缓节监监然，此人重则气涩血浊，刺此者，深而留之，多益其数；劲则气滑血清，刺此者，浅而疾之。

黄帝曰：刺婴儿奈何？岐伯曰：婴儿者，其肉脆血少气弱，刺此者，以毫针，浅刺而疾发针，日再可也。

黄帝曰：临深决水奈何？岐伯曰：血清气浊，疾泻之，则气竭焉。黄帝曰：循掘决冲奈何？岐伯曰：血浊气涩，疾泻之，则经可通也。

黄帝曰：脉行之逆顺奈何？岐伯曰：手之三阴，从脏走手；手之三阳，从手走头；足之三阳，从头走足；足之三阴，从足走腹。

黄帝曰：少阴之脉独下行何也？岐伯曰：不然。夫冲脉者，五脏六腑之海也，五脏六腑皆禀焉。其上者，出于颃颡，渗诸阳，灌诸精；其下者，注少阴之大络，出于气街，循阴股内廉，入腘中，伏行骭骨内，下至内踝之后属而别；其下者，并于少阴之经，渗三阴；其前者，伏行出跗属，下循跗入大指间，渗诸络而温肌肉。故别络结则跗上不动，不动则厥，厥则寒矣。

黄帝曰：何以明之？岐伯曰：以言导之，切而验之，其非必动，然后乃可明逆顺之行也。

黄帝曰：窘乎哉！圣人之为道也。明于日月，微于毫厘，其非夫子，孰能道之也。

血络论第三十九

黄帝曰：愿闻其奇邪而不在经者。岐伯曰：血络是也。黄帝曰：刺血络而仆者，何也？血出而射者，何也？血少黑而浊者，何也？血出清而半为汁者，何也？发针而肿者，何也？血出若多若少而面色苍苍者，何也？发针而面色不变而烦悗者，何也？多出血而不动摇者，何也？愿闻其故。

岐伯曰：脉气盛而血虚者，刺之则脱气，脱气则仆。血气俱盛而阴气多者，其血滑，刺之则射；阳气畜积，久留而不泻者，其血黑以浊，故不能射。新饮而液渗于络，而未合和于血也，故血出而汁别焉；其不新饮者，身中有水，久则为肿。阴气积于阳，其气因于络，故刺之血未出而气先行，故肿。阴阳之气，其新相得而未和合，因而泻之，则阴阳俱脱，表里相离，故脱色而苍苍然。刺之血出多，色不变而烦悗者，刺络而虚经。虚经之属于阴者阴脱，故烦悗。阴阳相得而合为痹者，此为内溢于经，外注于络，如是者，阴阳俱有余，虽多出血而弗能虚也。

黄帝曰：相之奈何？岐伯曰：血脉者，盛坚横以赤，上下无常处，小者如针，大者如箸，则而泻之万全也，故无失数矣，失数而反，各如其度。

黄帝曰：针入而肉著者，何也？岐伯曰：热气因于针则针热，热则肉著于针，故坚焉。

阴阳清浊第四十

黄帝曰：余闻十二经脉，以应十二经水者，其五色各异，清浊不同，人之血气若一，应之奈何？岐伯曰：人之血气，苟能若一，则天下为一矣，恶有乱者乎？

黄帝曰：余问一人，非问天下之众。岐伯曰：夫一人者，亦有乱气，天下之众，亦有乱人，其合为一耳。

黄帝曰：愿闻人气之清浊。岐伯曰：受谷者浊，受气者清。清者注阴，浊者注阳。浊而清者，上出于咽；清而浊者，则下行。清浊相干，命曰乱气。

黄帝曰：夫阴清而阳浊，浊者有清，清者有浊，清浊别之奈何？岐伯曰：气之大别，清者上注于肺，浊者下走于胃。胃之清气，上出于口；肺之浊气，下注于经，内积于海。

黄帝曰：诸阳皆浊，何阳浊甚乎？岐伯曰：手太阳独受阳之浊，手太阴独受阴之清，其清者上走空窍，其浊者下行诸经。诸阴皆清，足太阴独受其浊。

黄帝曰：治之奈何？岐伯曰：清者其气滑，浊者其气涩，此气之常也。故刺阴者，深而留之；刺阳者，浅而疾之；清浊相干者，以数调之也。

阴阳系日月第四十一

黄帝曰：余闻天为阳，地为阴，日为阳，月为阴，其合之于人，奈何？岐伯曰：腰以上为天，腰以下为地，故天为阳，地为阴。故足之十二经脉，以应十二月，月生于水，故在下者为阴；手之十指，以应十日，日主火，故在上者为阳。

黄帝曰：合之于脉，奈何？岐伯曰：寅者，正月之生阳也，主左足之少阳；未者六月，主右足之少阳。卯者二月，主左足之太阳；午者五月，主右足之太阳。辰者三月，主左足之阳明；巳者四月，主右足之阳明。此两阳合于前，故曰阳明。申者，七月之生阴也，主右足之少阴；丑者十二月，主左足之少阴。酉者八月，主右足之太阴；子者十一月，主左足之太阴。戌者九月，主右足之厥阴；亥者十月，主左足之厥阴。此两阴交尽，故曰厥阴。

甲主左手之少阳，己主右手之少阳。乙主左手之太阳，戊主右手之太阳。丙主左手之阳明，丁主右手之阳明。此两火并合，故为阳明。庚主右手之少阴，癸主左手之少阴。辛主右手之太阴，壬主左手之太阴。

故足之阳者，阴中之少阳也；足之阴者，阴中之太阴也。手之阳者，阳中之太阳也；手之阴者，阳中之少阴也。腰以上者为阳，腰以下者为阴。其于五脏也，心为阳中之太阳，肺为阴中之少阴，肝为阴中之少阳，脾为阴中之至阴，肾为阴中之太阴。

黄帝曰：以治之奈何？岐伯曰：正月、二月、三月，人气在左，无刺左足之阳；四月、五月、六月，人气在右，无刺右足之阳。七月、八月、九月，人气在右，无刺右足之阴；十月、十一月、十二月，人气在左，无刺左足之阴。

黄帝曰：五行以东方为甲乙木王春，春者苍色，主肝。肝者，足厥阴也。今乃以甲为左手之少阳，不合于数，何也？岐伯曰：此天地之阴阳也，非四时五行之以次行也。且夫阴阳者，有名而无形，故数之可十，离之可百，散之可千，推之可万，此之谓也。

病传第四十二

黄帝曰：余受九针于夫子，而私览于诸方，或有导引行气、乔摩、灸、熨、刺、熨、饮药之一者，可独守耶，将尽行之乎？岐伯曰：诸方者，众人之方也，非一人之所尽行也。

黄帝曰：此乃所谓守一勿失万物毕者也。今余已闻阴阳之要，虚实之理，倾移之过，可治之属，愿闻病之变化，淫传绝败而不可治者，可得闻乎？岐伯曰：要乎哉问！道，昭乎其如日醒，窘乎其如夜瞑，能被而服之，神与俱成，毕将服之，神自得之，生神之理，可著于竹帛，不可传于子孙。

黄帝曰：何谓日醒？岐伯曰：明于阴阳，如惑之解，如醉之醒。黄帝曰：何谓夜瞑？岐伯曰：暗乎其无声，漠乎其无形，折毛发理，正气横倾，淫邪泮衍，血脉传溜，大气入脏，腹痛下淫，可以致死，不可以致生。

黄帝曰：大气入脏奈何？岐伯曰：病先发于心，一日而之肺，三日而之肝，五日而之脾，三日不已，死，冬夜半，夏日中。

病先发于肺，三日而之肝，一日而之脾，五日而之胃，十日不已，死，冬日入，夏日出。

病先发于肝，三日而之脾，五日而之胃，三日而之肾，三日不已，死，冬日入，夏早食。

病先发于脾，一日而之胃，二日而之肾，三日而之膂、膀胱，十日不已，死，冬人定，夏晏食。

病先发于胃，五日而之肾，三日而之膂、膀胱，五日而上之心，二日不已，死，冬夜半，夏日昳。

病先发于肾，三日而之膂、膀胱，三日而上之心，三日而之小肠，三日不已，死，冬大晨，夏晏晡。

病先发于膀胱，五日而之肾，一日而之小肠，一日而之心，二日不已，死，冬鸡鸣，夏下晡。

诸病以次相传，如是者，皆有死期，不可刺也；间一脏及二三四脏者，乃可刺也。

五变第四十六

黄帝问于少俞曰：余闻百疾之始期也，必生于风雨寒暑，循毫毛而入腠理，或复还，或留止，或为风肿汗出，或为消瘅，或为寒热，或为留痹，或为积聚，奇邪淫溢，不可胜数，愿闻其故。夫同时得病，或病此，或病彼，意者天之为人生风乎，何其异也？少俞曰：夫天之生风者，非以私百姓也，其行公平正直，犯者得之，避者得无殆，非求人而人自犯之。

黄帝曰：一时遇风，同时得病，其病各异，愿闻其故。少俞曰：善乎哉问！请论以比匠人。匠人磨斧斤、砺刀削，斫材木。木之阴阳，尚有坚脆，坚者不入，脆者皮弛，至其交节，而缺斤斧焉。夫一木之中，坚脆不同，坚者则刚，脆者易伤，况其材木之不同，皮之厚薄，汁之多少，而各异耶。夫木之蚤花先生叶者，遇春霜烈风，则花落而叶萎。久曝大旱，则脆木薄皮者，枝条汁少而叶萎。久阴淫雨，则薄皮多汁者，皮溃而漉。卒风暴起，则刚脆之木，枝折杌伤。秋霜疾风，则刚脆之木，根摇而叶落。凡此五者，各有所伤，况于人乎！

黄帝曰：以人应木。奈何？少俞答曰：木之所伤也，皆伤其枝，枝之刚脆而坚，未成伤也。人之有常病也，亦因其骨节皮肤腠理之不坚固者，邪之所舍也，故常为病也。

黄帝曰：人之善病风厥漉汗者，何以候之？少俞答曰：肉不坚，腠理疏，则善病风。黄帝曰：何以候肉之不坚也？少俞答曰：腘肉不坚而无分理，理者粗理，粗理而皮不致者，腠理疏。此言其浑然者。

黄帝曰：人之善病消瘅者，何以候之？少俞答曰：五脏皆柔弱者，善病消瘅。黄帝曰：何以知五脏之柔弱也？少俞答曰：夫柔弱者，必有刚强，刚强多怒，柔者易伤也。黄帝曰：何以候柔弱之与刚强？少俞答曰：此人薄皮肤而目坚固以深者，长冲直扬，其心刚，刚则多怒，怒则气上逆，胸中畜积，血气逆留，臗皮充肌，血脉不行，转而为热，热则消肌肤，故为消瘅，此言其人暴刚而肌肉弱者也。

黄帝曰：人之善病寒热者，何以候之？少俞答曰：小骨弱肉者，善病寒热。黄帝曰：何以候骨之小大，肉之坚脆，色之不一也？少俞答曰：颧骨者，骨之本也。颧大则骨大，颧小则骨小。皮肤薄而其肉无腘，其臂懦懦然，其地色殆然，不与其天同色，污然独异，此其候也。然后臂薄者，其髓不满，故善病寒热也。

黄帝曰：何以候人之善病痹者？少俞答曰：粗理而肉不坚者，善病痹。黄帝曰：痹之高下有处乎？少俞答曰：欲知其高下者，各视其部。

黄帝曰：人之善病肠中积聚者，何以候之？少俞答曰：皮肤薄而不泽，肉不坚而淖泽，如此则肠胃恶，恶则邪气留止，积聚乃伤。脾胃之间，寒温不次，邪气稍至；稸积留止，大聚乃起。

黄帝曰：余闻病形，已知之矣，愿闻其时。少俞答曰：先立其年，以知其时，时高则起，时下则殆，虽不陷下，当年有冲通，其病必起，是谓因形而生病，五变之纪也。

本脏第四十七

黄帝问于岐伯曰：人之血气精神者，所以奉生而周于性命者也。经脉者，所以行血气而营阴阳，濡筋骨，利关节者也。卫气者，所以温分肉，充皮肤，肥腠理，司关合者也。志意者，所以御精神，收魂魄，适寒温，和喜怒者也。是故血和则经脉流行，营覆阴阳，筋骨劲强，关节清利矣。卫气和则分肉解利，皮肤调柔，腠理致密矣。志意和则精神专直，魂魄不散，悔怒不起，五脏不受邪矣。寒温和则六腑化谷，风痹不作，经脉通利，肢节得安矣。此人之常平也。五脏者，所以藏精神血气魂魄者也。六腑者，所以化水谷而行津液者也。此人之所以具受于天也，无愚智贤不肖，无以相倚也。然有其独尽天寿，而无邪僻之病，百年不衰，虽犯风雨卒寒大暑，犹有弗能害也；有其不离屏蔽室内，无怵惕之恐，然犹不免于病，何也？愿闻其故。

岐伯对曰：窘乎哉问也！五脏者，所以参天地，副阴阳，而连四时，化五节者也。五脏者，固有小大高下坚脆端正偏倾者；六腑亦有小大长短厚薄结直缓急。凡此二十五者，各不同，或善或恶，或吉或凶，请言其方。

心小则安，邪弗能伤，易伤以忧；心大则忧不能伤，易伤于邪。心高则满于肺中，悗而善忘，难开以言；心下则脏外，易伤于寒，易恐以言。心坚则脏安守固；心脆则善病消瘅热中。心端正则和利难伤；心偏倾则操持不一，无守司也。

肺小则少饮，不病喘喝；肺大则多饮，善病胸痹、喉痹、逆气。肺高则上气，肩息咳；肺下则居贲迫肺，善胁下痛。肺坚则不病咳上气；肺脆则苦病消瘅易伤。肺端正则和利难伤；肺偏倾则胸偏痛也。

肝小则脏安，无胁下之病；肝大则逼胃迫咽，迫咽则苦膈中，且胁下痛。肝高则上支贲，切胁悗，为息贲；肝下则逼胃，胁下空，胁下空则易受邪。肝坚则脏安难伤；肝脆则善病消瘅易伤。肝端正则和利难伤；肝偏倾则胁下痛也。

脾小则脏安，难伤于邪也；脾大则苦凑䏶而痛，不能疾行；脾高则䏶引季胁而痛；脾下则下加于大肠，下加于大肠则脏苦受邪。脾坚则脏安难伤；脾脆则善病消瘅易伤。脾端正则和利难伤；脾偏倾则善满善胀也。

肾小则脏安难伤；肾大则善病腰痛，不可以俯仰，易伤以邪。肾高则苦背脊痛，不可以俯仰；肾下则腰尻痛，不可以俯仰，为狐疝。肾坚则不病腰背痛；肾脆则善病消瘅易伤。肾端正则和利难伤；肾偏倾则苦腰尻痛也。凡此二十五变者，人之所苦常病。

黄帝曰：何以知其然也？岐伯曰：赤色小理者心小，粗理者心大。无髑骬者心高，髑骬小短举者心下。髑骬长者心下坚，髑骬弱小以薄者心脆。髑骬直下不举者心端正，髑骬倚一方者心偏倾也。

白色小理者肺小，粗理者肺大。巨肩反膺陷喉者肺高，合腋张胁者肺下。好肩背厚者肺坚，肩背薄者肺脆。背膺厚者肺端正，胁偏疏者肺偏倾也。

青色小理者肝小，粗理者肝大。广胸反骹者肝高，合胁兔骹者肝下。胸胁好者肝坚，胁骨弱者肝脆。膺腹好相得者肝端正，胁骨偏举者肝偏倾也。

黄色小理者脾小，粗理者脾大。揭唇者脾高，唇下纵者脾下。唇坚者脾坚，唇大而不坚者脾脆。唇上下好者脾端正，唇偏举者脾偏倾也。

黑色小理者肾小，粗理者肾大。高耳者肾高，耳后陷者肾下。耳坚者肾坚，耳薄不坚者肾脆。耳好前居牙车者肾端正，耳偏高者肾偏倾也。凡此诸变者，持则安，减则病也。

帝曰：善。然非余之所问也。愿闻人之有不可病者，至尽天寿，虽有深忧大恐，怵惕之志，犹不能减也，甚寒大热，不能伤也；其有不离屏蔽室内，又无怵惕之恐，然不免于病者，何也？愿闻其故。岐伯曰：五脏六腑，邪之舍也，请言其故。五脏皆小者，少病，苦燋心，大愁忧；五脏皆大者，缓于事，难使以忧。五脏皆高者，好高举措；五脏皆下者，好出人下。五脏皆坚者，无病；五脏皆脆者，不离于病。五脏皆端正者，和利得人心；五脏皆偏倾者，邪心而善盗，不可以为人平，反覆言语也。

黄帝曰：愿闻六腑之应。岐伯答曰：肺合大肠，大肠者，皮其应。心合小肠，小肠者，脉其应。肝合胆，胆者，筋其应。脾合胃，胃者，肉其应。肾合三焦膀胱，三焦膀胱者，腠理毫毛其应。

黄帝曰：应之奈何？岐伯曰：肺应皮。皮厚者大肠厚，皮薄者大肠薄。皮缓腹裹大者大肠大而长，皮急者大肠急而短。皮滑者大肠直，皮肉不相离者大肠结。

心应脉。皮厚者脉厚，脉厚者小肠厚；皮薄者脉薄，脉薄者小肠薄。皮缓者脉缓，脉缓者小肠大而长；皮薄而脉冲小者，小肠小而短。诸阳经脉皆多纡屈者，小肠结。

脾应肉。肉䐃坚大者胃厚，肉䐃么者胃薄。肉䐃小而么者胃不坚；肉䐃不称身者胃下，胃下者下管约不利。肉䐃不坚者胃缓，肉䐃无小里累者胃急。肉䐃多小里累者胃结，胃结者上管约不利也。

肝应爪。爪厚色黄者胆厚，爪薄色红者胆薄。爪坚色青者胆急，爪濡色赤者胆缓。爪直色白无约者胆直，爪恶色黑多纹者胆结也。

肾应骨。密理厚皮者三焦膀胱厚，粗理薄皮者三焦膀胱薄。疏腠理者三焦膀胱缓，皮急而无毫毛者三焦膀胱急。毫毛美而粗者三焦膀胱直，稀毫毛者三焦膀胱结也。

黄帝曰：厚薄美恶皆有形，愿闻其所病。岐伯答曰：视其外应，以知其内脏，则知所病矣。

五色第四十九

雷公问于黄帝曰：五色独决于明堂乎？小子未知其所谓也。黄帝曰：明堂者鼻也，阙者眉间也，庭者颜也，蕃者颊侧也，蔽者耳门也，其间欲方大，去之十步，皆见于外，如是者，寿必中百岁。

雷公曰：五官之辨奈何？黄帝曰：明堂骨高以起，平以直，五脏次于中央，六腑挟其两侧，首面上于阙庭，王宫在于下极，五脏安于胸中，真色以致，病色不见，明堂润泽以清，五官恶得无辨乎？雷公曰：其不辨者，可得闻乎？黄帝曰：五色之见也，各出其色部。部骨陷者，必不免于病矣。其色部乘袭者，虽病甚，不死矣。雷公曰：官五色奈何？黄帝曰：青黑为痛，黄赤为热，白为寒，是谓五官。

雷公曰：病之益甚，与其方衰如何？黄帝曰：外内皆在焉。切其脉口，滑小紧以沉者，病益甚，在中；人迎气大紧以浮者，其病益甚，在外。其脉口浮滑者，病日进；人迎沉而滑者，病日损。其脉口滑以沉者，病日进，在内；其人迎脉滑盛以浮者，其病日进，在外。脉之浮沉及人迎与寸口气小大等者，病难已。病之在脏，沉而大者，易已，小为逆；病在腑，浮而大者，其病易已。人迎盛坚者，伤于寒；气口盛坚者，伤于食。

雷公曰：以色言病之间甚，奈何？黄帝曰：其色粗以明，沉夭者为甚，其色上行者病益甚，其色下行如云彻散者病方已。五色各有脏部，有外部，有内部也。色从外部走内部者，其病从外走内；其色从内走外者，其病从内走外。病生于内者，先治其阴，后治其阳，反者益甚；其病生于阳者，先治其外，后治其内，反者益甚。其脉滑大以代而长者，病从外来，目有所见，志有所恶，此阳气之并也，可变而已。

雷公曰：小子闻风者，百病之始也；厥逆者，寒湿之起也，别之奈何？黄帝曰：常候阙中，薄泽为风，冲浊为痹，在地为厥，此其常也。各以其色言其病。

雷公曰：人不病卒死，何以知之？黄帝曰：大气入于脏腑者，不病而卒死矣。雷公曰：病小愈而卒死者，何以知之？黄帝曰：赤色出两颧，大如母指者，病虽小愈，必卒死。黑色出于庭，大如母指，必不病而卒死。雷公再拜曰：善哉！其死有期乎？黄帝曰：察色以言其时。

雷公曰：善乎！愿卒闻之。黄帝曰：庭者，首面也。阙上者，咽喉也。阙中者，肺也。下极者，心也。直下者，肝也。肝左者，胆也。下者，脾也。方上者，胃也。中央者，大肠也。挟大肠者，肾也。当肾者，脐也。面王以上者，小肠也。面王以下者，膀胱子处也。颧者，肩也。颧后者，臂也。臂下者，手也。目内眦上者，膺乳也。挟绳而上者，背也。循牙车以下者，股也。中央者，膝也。膝以下者，胫也。当胫以下者，足也。巨分者，股里也。巨屈者，膝膑也。此五脏六腑肢节之部也，各有部分。有部分，用阴和阳，用阳和阴，当明部分，万举万当，能别左右，是谓大道，男女异位，故曰阴阳，审察泽夭，谓之良工。

沉浊为内，浮泽为外，黄赤为风，青黑为痛，白为寒，黄而膏润为脓，赤甚者为血，痛甚为挛，寒甚为皮不仁。五色各见其部，察其浮沉，以知浅深；察其泽夭，以观成败；察其散抟，以知远近；视色上下，以知病处；积神于心，以知往今。故相气不微，不知是非，属意勿去，乃知新故。色明不粗，沉夭为甚；不明不泽，其病不甚。其色散，驹驹然未有聚，其病散而气痛，聚未成也。

肾乘心，心先病，肾为应，色皆如是。男子色在于面王，为小腹痛，下为卵痛，其圜直为茎痛，高为本，下为首，狐疝㿉阴之属也。女子在于面王，为膀胱子处之病，散为痛，抟为聚，方员左右，各如其色形。其随而下至胝为淫，有润如膏状，为暴食不洁。左为左，右为右，其色有邪，聚散而不端，面色所指者也。色者，青黑赤白黄，皆端满有别乡。别乡赤者，其色亦大如榆荚，在面王为不日。其色上锐，首空上向，下锐下向，在左右如法。以五色命脏，青为肝，赤为心，白为肺，黄为脾，黑为肾。肝合筋，心合脉，肺合皮，脾合肉，肾合骨也。

背腧第五十一

黄帝问于岐伯曰：愿闻五脏之腧，出于背者。

岐伯曰：胸中大腧在杼骨之端，肺腧在三焦之间，心腧在五焦之间，膈腧在七焦之间，肝腧在九焦之间，脾腧在十一焦之间，肾腧在十四焦之间。背挟脊相去三寸所，则欲得而验之，按其处，应在中而痛解，乃其腧也。灸之则可，刺之则不可。气盛则泻之，虚则补之。以火补者，毋吹其火，须自灭也。以火泻者，疾吹其火，传其艾，须其火灭也。

卫气第五十二

黄帝曰：五脏者，所以藏精神魂魄者也。六腑者，所以受水谷而行化物者也。其气内干五脏，而外络肢节。其浮气之不循经者，为卫气；其精气之行于经者，为营气。阴阳相随，外内相贯，如环之无端，亭亭淳淳乎，孰能穷之。然其分别阴阳，皆有标本虚实所离之处。能别阴阳十二经者，知病之所生。候虚实之所在者，能得病之高下。知六腑之气街者，能知解结契绍于门户。能知虚石之坚软者，知补泻之所在。能知六经标本者，可以无惑于天下。

岐伯曰：博哉圣帝之论！臣请尽意悉言之。足太阳之本，在跟以上五寸中，标在两络命门。命门者，目也。足少阳之本，在窍阴之间，标在窗笼之前。窗笼者，耳也。足少阴之本，在内踝下上三寸中，标在背腧与舌下两脉也。足厥阴之本，在行间上五寸所，标在背腧也。足阳明之本，在厉兑，标在人迎颊挟颃颡也。足太阴之本，在中封前上四寸之中，标在背腧与舌本也。手太阳之本，在外踝之后，标在命门之上一寸也。手少阳之本，在小指次指之间上二寸，标在耳后上角下外眦也。手阳明之本，在肘骨中，上至别阳，标在颜下合钳上也。手太阴之本，在寸口之中，标在腋内动也。手少阴之本，在锐骨之端，标在背腧也。手心主之本，在掌后两筋之间二寸中，标在腋下下三寸也。凡候此者，下虚则厥，下盛则热；上虚则眩，上盛则热痛。故石者绝而止之，虚者引而起之。

请言气街：胸气有街，腹气有街，头气有街，胫气有街。故气在头者，止之于脑。气在胸者，止之膺与背腧。气在腹者，止之背腧，与冲脉于脐左右之动脉者。气在胫者，止之于气街，与承山踝上以下。取此者用毫针，必先按而在久应于手，乃刺而予之。所治者，头痛眩仆，腹痛中满暴胀，及有新积。痛可移者，易已也；积不痛，难已也。

论痛第五十三

黄帝问于少俞曰：筋骨之强弱，肌肉之坚脆，皮肤之厚薄，腠理之疏密，各不同，其于针石火焫之痛何如？肠胃之厚薄坚脆亦不等，其于毒药何如？愿尽闻之。

少俞曰：人之骨强筋弱肉缓皮肤厚者耐痛，其于针石之痛、火焫亦然。黄帝曰：其耐火焫者，何以知之？少俞答曰：加以黑色而美骨者，耐火焫。黄帝曰：其不耐针石之痛者，何以知之？少俞曰：坚肉薄皮者，不耐针石之痛，于火焫亦然。

黄帝曰：人之病，或同时而伤，或易已，或难已，其故何如？少俞曰：同时而伤，其身多热者易已，多寒者难已。黄帝曰：人之胜毒，何以知之？少俞曰：胃厚、色黑、大骨及肥者，皆胜毒；故其瘦而薄胃者，皆不胜毒也。

五味第五十六

黄帝曰：愿闻谷气有五味，其入五脏，分别奈何？伯高曰：胃者，五脏六腑之海也，水谷皆入于胃，五脏六腑皆禀气于胃。五味各走其所喜，谷味酸，先走肝；谷味苦，先走心；谷味甘，先走脾；谷味辛，先走肺；谷味咸，先走肾。谷气津液已行，营卫大通，乃化糟粕，以次传下。

黄帝曰：营卫之行奈何？伯高曰：谷始入于胃，其精微者，先出于胃之两焦，以溉五脏，别出两行，营卫之道。其大气之抟而不行者，积于胸中，命曰气海，出于肺，循喉咽，故呼则出，吸则入。天地之精气，其大数常出三入一，故谷不入，半日则气衰，一日则气少矣。

黄帝曰：谷之五味，可得闻乎？

伯高曰：请尽言之。

五谷：粳米甘，麻酸，大豆咸，麦苦，黄黍辛。

五果：枣甘，李酸，栗咸，杏苦，桃辛。

五畜：牛甘，犬酸，猪咸，羊苦，鸡辛。

五菜：葵甘，韭酸，藿咸，薤苦，葱辛。

五色：黄色宜甘，青色宜酸，黑色宜咸，赤色宜苦，白色宜辛。凡此五者，各有所宜。

五宜：所言五色者，脾病者，宜食粳米饭、牛肉、枣、葵；心病者，宜食麦、羊肉、杏、薤；肾病者，宜食大豆黄卷、猪肉、栗、藿；肝病者，宜食麻、犬肉、李、韭；肺病者，宜食黄黍、鸡肉、桃、葱。

五禁：肝病禁辛，心病禁咸，脾病禁酸，肾病禁甘，肺病禁苦。

肝色青，宜食甘，粳米饭、牛肉、枣、葵皆甘；心色赤，宜食酸，犬肉、麻、李、韭皆酸；脾色黄，宜食咸，大豆、豕肉、栗、藿皆咸。肺色白，宜食苦，麦、羊肉、杏、薤皆苦。肾色黑，宜食辛，黄黍、鸡肉、桃、葱皆辛。

水胀第五十七

黄帝问于岐伯曰：水与肤胀、鼓胀、肠覃、石瘕、石水，何以别之？岐伯答曰：水始起也，目窠上微肿，如新卧起之状，其颈脉动，时咳，阴股间寒，足胫瘇，腹乃大，其水已成矣。以手按其腹，随手而起，如裹水之状，此其候也。

黄帝曰：肤胀何以候之？岐伯曰：肤胀者，寒气客于皮肤之间，**鼚鼚**然不坚，腹大，身尽肿，皮厚，按其腹，窅而不起，腹色不变，此其候也。

鼓胀何如？岐伯曰：腹胀、身皆大，大与肤胀等也，色苍黄，腹筋起，此其候也。

肠覃何如？岐伯曰：寒气客于肠外，与卫气相搏，气不得荣，因有所系，癖而内著，恶气乃起，瘜肉乃生。其始生也，大如鸡卵，稍以益大，至其成如怀子之状，久者离岁，按之则坚，推之则移，月事以时下，此其候也。

石瘕何如？岐伯曰：石瘕生于胞中，寒气客于子门，子门闭塞，气不得通，恶血当泻不泻，衃以留止，日以益大，状如怀子，月事不以时下。皆生于女子，可导而下。

黄帝曰：肤胀、鼓胀可刺邪？岐伯曰：先泻其胀之血络，后调其经，刺去其血络也。

贼风第五十八

黄帝曰：夫子言贼风邪气之伤人也，令人病焉，今有其不离屏蔽，不出空穴之中，卒然病者，非不离贼风邪气，其故何也？

岐伯曰：此皆尝有所伤于湿气，藏于血脉之中，分肉之间，久留而不去；若有所堕坠，恶血在内而不去。卒然喜怒不节，饮食不适，寒温不时，腠理闭而不通。其开而遇风寒，则血气凝结，与故邪相袭，则为寒痹。其有热则汗出，汗出则受风，虽不遇贼风邪气，必有因加而发焉。

黄帝曰：今夫子之所言者，皆病人之所自知也。其毋所遇邪气，又毋怵惕之所志，卒然而病者，其故何也？唯有因鬼神之事乎？

岐伯曰：此亦有故邪留而未发，因而志有所恶，及有所慕，血气内乱，两气相搏。其所从来者微，视之不见，听而不闻，故似鬼神。

黄帝曰：其祝而已者，其故何也？

岐伯曰：先巫者，因知百病之胜，先知其病之所从生者，可祝而已也。

卫气失常第五十九

黄帝曰：卫气之留于腹中，搐积不行，苑蕴不得常所，使人肢胁胃中满，喘呼逆息者，何以去之？伯高曰：其气积于胸中者，上取之；积于腹中者，下取之；上下皆满者，傍取之。

黄帝曰：取之奈何？伯高对曰：积于上，泻人迎、天突、喉中；积于下者，泻三里与气街；上下皆满者，上下取之，与季胁之下一寸；重者，鸡足取之。诊视其脉大而弦急，及绝不至者，及腹皮急甚者，不可刺也。黄帝曰：善。

黄帝问于伯高曰：何以知皮肉、气血、筋骨之病也？伯高曰：色起两眉薄泽者，病在皮；唇色青黄赤白黑者，病在肌肉；营气濡然者，病在血气；目色青黄赤白黑者，病在筋；耳焦枯受尘垢，病在骨。

黄帝曰：病形何如，取之奈何？伯高曰：夫百病变化，不可胜数，然皮有部，肉有柱，血气有输，骨有属。

黄帝曰：愿闻其故。伯高曰：皮之部，输于四末。肉之柱，在臂胫诸阳分肉之间，与足少阴分间。血气之输，输于诸络，气血留居，则盛而起。筋部无阴无阳，无左无右，候病所在。骨之属者，骨空之所以受益而益脑髓者也。

黄帝曰：取之奈何？伯高曰：夫病变化，浮沉深浅，不可胜穷，各在其处，病间者浅之，甚者深之；间者小之，甚者众之，随变而调气，故曰上工。黄帝问于伯高曰：人之肥瘦、大小、寒温，有老壮少小，别之奈何？

伯高对曰：人年五十已上为老，二十已上为壮，十八已上为少，六岁已上为小。

黄帝曰：何以度知其肥瘦？伯高曰：人有肥、有膏、有肉。黄帝曰：别此奈何？伯高曰：䐃肉坚，皮满者，肥。䐃肉不坚，皮缓者，膏。皮肉不相离者，肉。

黄帝曰：身之寒温何如？伯高曰：膏者其肉淖，而粗理者身寒，细理者身热。脂者其肉坚，细理者热，粗理者寒。

黄帝曰：其肥瘦大小奈何？伯高曰：膏者，多气而皮纵缓，故能纵腹垂腴。肉者，身体容大。脂者，其身收小。

黄帝曰：三者之气血多少何如？伯高曰：膏者多气，多气者热，热者耐寒。肉者多血则充形，充形则平。脂者，其血清，气滑少，故不能大。此别于众人者也。

黄帝曰：众人奈何？伯高曰：众人皮肉脂膏不能相加也，血与气不能相多，故其形不小不大，各自称其身，命曰众人。

黄帝曰：善。治之奈何？伯高曰：必先别其三形，血之多少，气之清浊，而后调之，治无失常经。是故膏人，纵腹垂腴；肉人者，上下容大；脂人者，虽脂不能大者。

玉版第六十

黄帝曰：余以小针为细物也，夫子乃言上合之于天，下合之于地，中合之于人，余以为过针之意矣，愿闻其故。岐伯曰：何物大于天乎？夫大于针者，惟五兵者焉。五兵者，死之备也，非生之具。且夫人者，天地之镇也，其不可不参乎？夫治民者，亦唯针焉。夫针之与五兵，其孰小乎？

黄帝曰：病之生时，有喜怒不测，饮食不节，阴气不足，阳气有余，营气不行，乃发为痈疽。阴阳不通，两热相搏，乃化为脓，小针能取之乎？岐伯曰：圣人不能使化者，为之邪不可留也。故两军相当，旗帜相望，白刃陈于中野者，此非一日之谋也。能使其民，令行禁止，士卒无白刃之难者，非一日之教也，须臾之得也。夫至使身被痈疽之病，脓血之聚者，不亦离道远乎。夫痈疽之生，脓血之成也，不从天下，不从地出，积微之所生也。故圣人自治于未有形也，愚者遭其已成也。

黄帝曰：其已形，不予遭，脓已成，不予见，为之奈何？岐伯曰：脓已成，十死一生，故圣人弗使已成，而明为良方，著之竹帛，使能者踵而传之后世，无有终时者，为其不予遭也。

黄帝曰：其已有脓血而后遭乎，不导之以小针治乎？岐伯曰：以小治小者其功小，以大治大者多害，故其已成脓血者，其唯砭石、铍、锋之所取也。

黄帝曰：多害者其不可全乎？岐伯曰：其在逆顺焉。黄帝曰：愿闻逆顺。岐伯曰：以为伤者，其白眼青，黑眼小，是一逆也；内药而呕者，是二逆也；腹痛渴甚，是三逆也；肩项中不便，是四逆也；音嘶色脱，是五逆也。除此五者为顺矣。

黄帝曰：诸病皆有逆顺，可得闻乎？岐伯曰：腹胀，身热，脉大，是一逆也；腹鸣而满，四肢清，泄，其脉大，是二逆也；衄而不止，脉大，是三逆也；咳且溲血脱形，其脉小劲，是四逆也；咳，脱形身热，脉小以疾，是谓五逆也。如是者，不过十五日而死矣。其腹大胀，四末清，脱形，泄甚，是一逆也；腹胀便血，其脉大，时绝，是二逆也；咳，溲血，形肉脱，脉搏，是三逆也；呕血，胸满引背，脉小而疾，是四逆也；咳，呕，腹胀，且飧泄，其脉绝，是五逆也。如是者，不及一时而死矣。工不察此者而刺之，是谓逆治。

黄帝曰：夫子之言针甚骏，以配天地，上数天文，下度地纪，内别五脏，外次六腑，经脉二十八会，尽有周纪，能杀生人，不能起死者，子能反之乎？岐伯曰：能杀生人，不能起死者也。黄帝曰：余闻之则为不仁，然愿闻其道，弗行于人。岐伯曰：是明道也，其必然也，其如刀剑之可以杀人，如饮酒使人醉也，虽勿诊，犹可知矣。黄帝曰：愿卒闻之。岐伯曰：人之所受气者，谷也。谷之所注者，胃也。胃者，水谷气血之海也。海之所行云气者，天下也。胃之所出气血者，经隧也。经隧者，五脏六腑之大络也，迎而夺之而已矣。

黄帝曰：上下有数乎？岐伯曰：迎之五里，中道而止，五至而已，五往而脏之气尽矣，故五五二十五而竭其输矣，此所谓夺其天气者也，非能绝其命而倾其寿者也。黄帝曰：愿卒闻之。岐伯曰：窥门而刺之者，死于家中；入门而刺之者，死于堂上。黄帝曰：善乎方！明哉道！请著之玉版，以为重宝，传之后世，以为刺禁，令民勿敢犯也。

五禁第六十一

黄帝问于岐伯曰：余闻刺有五禁，何谓五禁？岐伯曰：禁其不可刺也。黄帝曰：余闻刺有五夺。岐伯曰：无泻其不可夺者也。黄帝曰：余闻刺有五过。岐伯曰：补泻无过其度。黄帝曰：余闻刺有五逆。岐伯曰：病与脉相逆，命曰五逆。黄帝曰：余闻刺有九宜。岐伯曰：明知九针之论，是谓九宜。

黄帝曰：何谓五禁？愿闻其不可刺之时。岐伯曰：甲乙日自乘，无刺头，无发蒙于耳内。丙丁日自乘，无振埃于肩喉廉泉。戊己日自乘四季，无刺腹去爪泻水。庚辛日自乘，无刺关节于股膝。壬癸日自乘，无刺足胫。是谓五禁。

黄帝曰：何谓五夺？岐伯曰：形肉已夺，是一夺也；大夺血之后，是二夺也；大汗出之后，是三夺也；大泄之后，是四夺也；新产及大血之后，是五夺也。此皆不可泻。

黄帝曰：何谓五逆？岐伯曰：热病脉静，汗已出，脉盛躁，是一逆也；病泄，脉洪大，是二逆也；著痹不移，䐃肉破，身热，脉偏绝，是三逆也；淫而夺形，身热，色夭然白，及后下血衃，血衃笃重，是谓四逆也；寒热夺形，脉坚搏，是谓五逆也。

五味论第六十三

黄帝问于少俞曰：五味入于口也，各有所走，各有所病。酸走筋，多食之，令人癃；咸走血，多食之，令人渴；辛走气，多食之，令人洞心；苦走骨，多食之，令人变呕；甘走肉，多食之，令人悗心。余知其然也，不知其何由，愿闻其故。

少俞答曰：酸入于胃，其气涩以收，上之两焦，弗能出入也，不出即留于胃中，胃中和温，则下注膀胱，膀胱之胞薄以懦，得酸则缩绻，约而不通，水道不行，故癃。阴者，积筋之所终也，故酸入而走筋矣。

黄帝曰：咸走血，多食之，令人渴，何也？少俞曰：咸入于胃，其气上走中焦，注于脉，则血气走之，血与咸相得则凝，凝则胃中汁注之，注之则胃中竭，竭则咽路焦，故舌本干而善渴。血脉者，中焦之道也，故咸入而走血矣。

黄帝曰：辛走气，多食之，令人洞心，何也？少俞曰：辛入于胃，其气走于上焦，上焦者，受气而营诸阳者也。姜韭之气熏之，营卫之气不时受之，久留心下，故洞心。辛与气俱行，故辛入而与汗俱出。

黄帝曰：苦走骨，多食之，令人变呕，何也？少俞曰：苦入于胃，五谷之气，皆不能胜苦，苦入下脘，三焦之道皆闭而不通，故变呕。齿者，胃之所终也，故苦入而走骨，故入而复出，知其走骨也。

黄帝曰：甘走肉，多食之，令人悗心，何也？少俞曰：甘入于胃，其气弱小，不能上至于上焦，而与谷留于胃中者，令人柔润者也，胃柔则缓，缓则虫动，虫动则令人悗心。其气外通于肉，故甘走肉。

阴阳二十五人第六十四

黄帝曰：余闻阴阳之人何如？伯高曰：天地之间，六合之内，不离于五，人亦应之。故五五二十五人之政，而阴阳之人不与焉。其态又不合于众者五，余已知之矣。愿闻二十五人之形，血气之所生，别而以候，从外知内何如？岐伯曰：悉乎哉问也！此先师之秘也，虽伯高犹不能明之也。黄帝避席遵循而却曰：余闻之，得其人弗教，是谓重失，得而泄之，天将厌之。余愿得而明之，金柜藏之，不敢扬。岐伯曰：先立五形金木水火土，别其五色，异其五形之人，而二十五人具矣。黄帝曰：愿卒闻之。岐伯曰：慎之慎之，臣请言之。

木形之人，比于上角，似于苍帝。其为人苍色，小头，长面，大肩背，直身，小手足，好有才，劳心，少力，多忧劳于事。能春夏不能秋冬，感而病生，足厥阴佗佗然。大角之人，比于左足少阳，少阳之上遗遗然。左角之人，比于右足少阳，少阳之下随随然。钛角之人，比于右足少阳，少阳之上推推然。判角之人，比于左足少阳，少阳之下栝栝然。

火形之人，比于上徵，似于赤帝。其为人赤色，广脚，锐面小头，好肩背髀腹，小手足，行安地，疾心，行摇，肩背肉满，有气轻财，少信，多虑，见事明，好颜，急心，不寿暴死。能春夏不能秋冬，秋冬感而病生，手少阴核核然。质徵之人，比于左手太阳，太阳之上肌肌然。少徵之人，比于右手太阳，太阳之下慆慆然。右徵之人，比于右手太阳，太阳之上鲛鲛然。质判之人，比于左手太阳，太阳之下支支颐颐然。

土形之人，比于上宫，似于上古黄帝。其为人黄色，圆面，大头，美肩背，大腹，美股胫，小手足，多肉，上下相称，行安地，举足浮，安心，好利人，不喜权势，善附人也。能秋冬不能春夏，春夏感而病生，足太阴敦敦然。大宫之人，比于左足阳明，阳明之上婉婉然。加宫之人一曰众之人，比于左足阳明，阳明之下坎坎然。少宫之人，比于右足阳明，阳明之上枢枢然。左宫之人一曰众之人，一曰阴阳之上，比于右足阳明，阳明之下兀兀然。

金形之人，比于上商，似于白帝。其为人方面，白色，小头，小肩背，小腹，小手足，如骨发踵外，骨轻，身清廉，急心，静悍，善为吏。能秋冬不能春夏，春夏感而病生，手太阴敦敦然。钛商之人，比于左手阳明，阳明之上廉廉然。右商之人，比于左手阳明，阳明之下脱脱然。左商之人，比于右手阳明，阳明之上监监然。少商之人，比于右手阳明，阳明之下严严然。

水形之人，比于上羽，似于黑帝。其为人黑色，面不平，大头，廉颐，小肩，大腹，动手足，发行摇身，下尻长，背延延然，不敬畏，善欺绐人，戮死。能秋冬不能春夏，春夏感而病生，足少阴汗汗然。大羽之人，比于右足太阳，太阳之上颊颊然。少羽之人，比于左足太阳，太阳之下纡纡然。众之为人，比于右足太阳，太阳之下洁洁然。桎之为人，比于左足太阳，太阳之上安安然。是故五形之人二十五变者，众之所以相欺者是也。

黄帝曰：得其形，不得其色，何如？岐伯曰：形胜色，色胜形者，至其胜时年加，感则病行，失则忧矣。形色相得者，富贵大乐。黄帝曰：其形色相胜之时，年加可知乎？岐伯曰：凡年忌下上之人，大忌常加七岁，十六岁、二十五岁、三十四岁、四十三岁、五十二岁、六十一岁，皆人之大忌，不可不自安也，感则病行，失则忧矣。当此之时，无为奸事，是谓年忌。

黄帝曰：夫子之言，脉之上下，血气之候，以知形气奈何？岐伯曰：足阳明之上，血气盛则髯美长；血少气多则髯短；故气少血多则髯少；血气皆少则无髯，两吻多画。足阳明之下，血气盛则下毛美长至胸；血多气少则下毛美短至脐；行则善高举足，足指少肉，足善寒，血少气多则肉而善瘃；血气皆少则无毛，有则稀枯悴，善痿厥足痹。

足少阳之上，气血盛则通髯美长；血多气少则通髯美短；血少气多则少髯；血气皆少则无须，感于寒湿则善痹，骨痛爪枯也。足少阳之下，血气盛则胫毛美长，外踝肥；血多气少则胫毛美短，外踝皮坚而厚；血少气多则胻毛少，外踝皮薄而软；血气皆少则无毛，外踝瘦无肉。

足太阳之上，血气盛则美眉，眉有毫毛；血多气少则恶眉，面多少理；血少气多则面多肉；血气和则美色。足太阳之下，血气盛则跟肉满，踵坚；气少血多则瘦，跟空；血气皆少则喜转筋，踵下痛。

手阳明之上，血气盛则髭美；血少气多则髭恶；血气皆少则无髭。手阳明之下，血气盛则腋下毛美，手鱼肉以温；气血皆少则手瘦以寒。

手少阳之上，血气盛则眉美以长，耳色美；血气皆少则耳焦恶色。手少阳之下，血气盛则手卷多肉以温；血气皆少则寒以瘦；气少血多则瘦以多脉。

手太阳之上，血气盛则有多须，面多肉以平；血气皆少则面瘦恶色。手太阳之下，血气盛则掌肉充满；血气皆少则掌瘦以寒。

黄帝曰：二十五人者，刺之有约乎？岐伯曰：美眉者，足太阳之脉，气血多；恶眉者，血气少；其肥而泽者，血气有余；肥而不泽者，气有余，血不足；瘦而无泽者，气血俱不足。审察其形气有余不足而调之，可以知逆顺矣。

黄帝曰：刺其诸阴阳奈何？岐伯曰：按其寸口人迎，以调阴阳，切循其经络之凝涩，结而不通者，此于身皆为痛痹，甚则不行，故凝涩。凝涩者，致气以温之，血和乃止。其结络者，脉结血不和，决之乃行。故曰：气有余于上者，导而下之；气不足于上者，推而休之；其稽留不至者，因而迎之；必明于经隧，乃能持之。寒与热争者，导而行之；其宛陈血不结者，则而予之。必先明知二十五人，则血气之所在，左右上下，刺约毕也。

五音五味第六十五

右徵与少徵，调右手太阳上。左商与左徵，调左手阳明上。少徵与大宫，调左手阳明上。右角与大角，调右足少阳下。大徵与少徵，调左手太阳上。众羽与少羽，调右足太阳下。少商与右商，调右手太阳下。桎羽与众羽，调右足太阳下。少宫与大宫，调右足阳明下。判角与少角，调右足少阳下。釱商与上商，调右足阳明下。釱商与上角，调左足太阳下。

上徵与右徵同，谷麦，畜羊，果杏，手少阴，脏心，色赤，味苦，时夏。上羽与大羽同，谷大豆，畜彘，果栗，足少阴，脏肾，色黑，味咸，时冬。上宫与大宫同，谷稷，畜牛，果枣，足太阴，脏脾，色黄，味甘，时季夏。上商与右商同，谷黍，畜鸡，果桃，手太阴，脏肺，色白，味辛，时秋。上角与大角同，谷麻，畜犬，果李，足厥阴，脏肝，色青，味酸，时春。

大宫与上角同，右足阳明上。左角与大角同，左足阳明上。少羽与大羽同，右足太阳下。左商与右商同，左手阳明上。加宫与大宫同，左足少阳上。质判与大宫同，左手太阳下。判角与大角同，左足少阳下。大羽与大角同，右足太阳上。大角与大宫同，右足少阳上。

右徵、少徵、质徵、上徵、判徵。左角、钛角、上角、大角、判角。右商、少商、钛商、上商、左商。少宫、上宫、大宫、加宫、左角宫。众羽、桎羽、上羽、大羽、少羽。

黄帝曰：妇人无须者，无血气乎？岐伯曰：冲脉、任脉，皆起于胞中，上循背里，为经络之海。其浮而外者，循腹右上行，会于咽喉，别而络唇口。血气盛则充肤热肉，血独盛则澹渗皮肤，生毫毛。今妇人之生，有余于气，不足于血，以其数脱血也，冲任之脉，不荣口唇，胡须不生焉。

黄帝曰：士人有伤于阴，阴气绝而不起，阴不用，然其须不去，其故何也？宦者独去何也？愿闻其故。岐伯曰：宦者去其宗筋，伤其冲脉，血泻不复，皮肤内结，唇口不荣，故须不生。

黄帝曰：其有天宦者，未尝被伤，不脱于血，然其须不生，其故何也？岐伯曰：此天之所不足也，其任冲不盛，宗筋不成，有气无血，唇口不荣，故须不生。

黄帝曰：善乎哉！圣人之通万物也，若日月之光影，音声鼓响，闻其声而知其形，其非夫子，孰能明万物之精。是故圣人视其颜色，黄赤者多热气，青白者少热气，黑色者多血少气。美眉者太阳多血，通髯极须者少阳多血，美须者阳明多血，此其时然也。夫人之常数，太阳常多血少气，少阳常多气少血，阳明常多血多气，厥阴常多气少血，少阴常多血少气，太阴常多血少气，此天之常数也。

百病始生第六十六

黄帝问于岐伯曰：夫百病之始生也，皆生于风雨寒暑，清湿喜怒。喜怒不节则伤脏，风雨则伤上，清湿则伤下。三部之气，所伤异类，愿闻其会。

岐伯曰：三部之气各不同，或起于阴，或起于阳，请言其方。喜怒不节，则伤脏，脏伤则病起于阴也；清湿袭虚，则病起于下；风雨袭虚，则病起于上，是谓三部。至于其淫泆，不可胜数。

黄帝曰：余固不能数，故问先师，愿卒闻其道。

岐伯曰：风雨寒热，不得虚，邪不能独伤人。卒然逢疾风暴雨而不病者，盖无虚，故邪不能独伤人，此必因虚邪之风，与其身形，两虚相得，乃客其形，两实相逢，众人肉坚。其中于虚邪也，因于天时，与其身形，参以虚实，大病乃成。气有定舍，因处为名，上下中外，分为三员。

是故虚邪之中人也，始于皮肤，皮肤缓则腠理开，开则邪从毛发入，入则抵深，深则毛发立，毛发立则淅然，故皮肤痛。留而不去，则传舍于络脉，在络之时，痛于肌肉，其痛之时息，大经乃代。留而不去，传舍于经，在经之时，洒淅喜惊。留而不去，传舍于输，在输之时，六经不通，四肢则肢节痛，腰脊乃强。留而不去，传舍于伏冲之脉，在伏冲之时，体重身痛。留而不去，传舍于肠胃，在肠胃之时，贲响腹胀，多寒则肠鸣飧泄，食不化；多热则溏出麋。留而不去，传舍于肠胃之外，募原之间，留著于脉，稽留而不去，息而成积。或著孙脉，或著络脉，或著经脉，或著输脉，或著于伏冲之脉，或著于膂筋，或著于肠胃之募原，上连于缓筋，邪气淫泆，不可胜论。

黄帝曰：愿尽闻其所由然。

岐伯曰：其著孙络之脉而成积者，其积往来上下，臂手孙络之居也，浮而缓，不能句积而止之，故往来移行肠胃之间，水凑渗注灌，濯濯有音，有寒则䐜满雷引，故时切痛。其著于阳明之经，则挟脐而居，饱食则益大，饥则益小。其著于缓筋也，似阳明之积，饱食则痛，饥则安。其著于肠胃之募原也，痛而外连于缓筋，饱食则安，饥则痛。其著于伏冲之脉者，揣之应手而动，发手则热气下于两股，如汤沃之状。其著于膂筋、在肠后者，饥则积见，饱则积不见，按之不得。其著于输之脉者，闭塞不通，津液不下，孔窍干壅。此邪气之从外入内，从上下也。

黄帝曰：积之始生，至其已成奈何？岐伯曰：积之始生，得寒乃生，厥乃成积也。黄帝曰：其成积奈何？岐伯曰：厥气生足悗，悗生胫寒，胫寒则血脉凝涩，血脉凝涩则寒气上入于肠胃，入于肠胃则䐜胀，䐜胀则肠外之汁沫迫聚不得散，日以成积。卒然多食饮，则肠满；起居不节，用力过度，则络脉伤；阳络伤则血外溢，血外溢则衄血；阴络伤则血内溢，血内溢则后血；肠胃之络伤，则血溢于肠外，肠外有寒，汁沫与血相抟，则并合凝聚不得散，而积成矣。卒然外中于寒，若内伤于忧怒，则气上逆，气上逆则六输不通，温气不行，凝血蕴里而不散，津液涩渗，著而不去，而积皆成矣。

黄帝曰：其生于阴者，奈何？

岐伯曰：忧思伤心；重寒伤肺；忿怒伤肝；醉以入房，汗出当风，伤脾；用力过度，若入房汗出浴，则伤肾。此内外三部之所生病者也。

黄帝曰：善。治之奈何？

岐伯答曰：察其所痛，以知其应，有余不足，当补则补，当泻则泻，毋逆天时，是谓至治。

行针第六十七

黄帝问于岐伯曰：余闻九针于夫子，而行之于百姓，百姓之血气各不同形，或神动而气先针行，或气与针相逢，或针已出气独行，或数刺乃知，或发针而气逆，或数刺病益剧，凡此六者，各不同形，愿闻其方。

岐伯曰：重阳之人，其神易动，其气易往也。黄帝曰：何谓重阳之人？岐伯曰：重阳之人，熇熇高高，言语善疾，举足善高，心肺之脏气有余，阳气滑盛而扬，故神动而气先行。黄帝曰：重阳之人而神不先行者，何也？岐伯曰：此人颇有阴者也。黄帝曰：何以知其颇有阴也？岐伯曰：多阳者多喜，多阴者多怒，数怒者易解，故曰颇有阴，其阴阳之离合难，故其神不能先行也。

黄帝曰：其气与针相逢奈何？岐伯曰：阴阳和调而血气淖泽滑利，故针入而气出，疾而相逢也。

黄帝曰：针已出而气独行者，何气使然？岐伯曰：其阴气多而阳气少，阴气沉而阳气浮者内藏，故针已出，气乃随其后，故独行也。

黄帝曰：数刺乃知，何气使然？岐伯曰：此人之多阴而少阳，其气沉而气往难，故数刺乃知也。

黄帝曰：针入而气逆者，何气使然？岐伯曰：其气逆与其数刺病益甚者，非阴阳之气，浮沉之势也，此皆粗之所败，上之所失，其形气无过焉。

寒热第七十

黄帝问于岐伯曰：寒热瘰疬在于颈腋者，皆何气使生？岐伯曰：此皆鼠瘘寒热之毒气也，留于脉而不去者也。

黄帝曰：去之奈何？岐伯曰：鼠瘘之本，皆在于脏，其末上出于颈腋之间，其浮于脉中，而未内著于肌肉而外为脓血者，易去也。

黄帝曰：去之奈何？岐伯曰：请从其本引其末，可使衰去而绝其寒热。审按其道以予之，徐往徐来以去之，其小如麦者，一刺知，三刺而已。

黄帝曰：决其生死奈何？岐伯曰：反其目视之，其中有赤脉，上下贯瞳子，见一脉，一岁死；见一脉半，一岁半死；见二脉，二岁死；见二脉半，二岁半死；见三脉，三岁而死。见赤脉不下贯瞳子，可治也。

邪客第七十一

黄帝问于伯高曰：夫邪气之客人也，或令人目不瞑不卧出者，何气使然？

伯高曰：五谷入于胃也，其糟粕、津液、宗气分为三隧。故宗气积于胸中，出于喉咙，以贯心脉，而行呼吸焉。营气者，泌其津液，注之于脉，化以为血，以荣四末，内注五脏六腑，以应刻数焉。卫气者，出其悍气之慓疾，而先行于四末分肉、皮肤之间而不休者也。昼日行于阳，夜行于阴，常从足少阴之分间，行于五脏六腑。今厥气客于五脏六腑，则卫气独卫其外，行于阳，不得入于阴。行于阳则阳气盛，阳气盛则阳跷陷；不得入于阴，阴虚，故目不瞑。

黄帝曰：善。治之奈何？

伯高曰：补其不足，泻其有余，调其虚实，以通其道而去其邪，饮以半夏汤一剂，阴阳已通，其卧立至。

黄帝曰：善。此所谓决渎壅塞，经络大通，阴阳和得者也。愿闻其方。

伯高曰：其汤方以流水千里以外者八升，扬之万遍，取其清五升煮之，炊以苇薪火，沸置秫米一升，治半夏五合，徐炊，令竭为一升半，去其滓，饮汁一小杯，日三稍益，以知为度。故其病新发者，覆杯则卧，汗出则已矣。久者，三饮而已也。

黄帝问于伯高曰：愿闻人之肢节，以应天地奈何？

伯高答曰：天圆地方，人头圆足方以应之。天有日月，人有两目。地有九州，人有九窍。天有风雨，人有喜怒。天有雷电，人有音声。天有四时，人有四肢。天有五音，人有五脏。天有六律，人有六腑。天有冬夏，人有寒热。天有十日，人有手十指。辰有十二，人有足十指、茎、垂以应之；女子不足二节，以抱人形。天有阴阳，人有夫妻。岁有三百六十五日，人有三百六十节。地有高山，人有肩膝。地有深谷，人有腋腘。地有十二经水，人有十二经脉。地有泉脉，人有卫气。地有草蓂，人有毫毛。天有昼夜，人有卧起。天有列星，人有牙齿。地有小山，人有小节。地有山石，人有高骨。地有林木，人有募筋。地有聚邑，人有䐃肉。岁有十二月，人有十二节。地有四时不生草，人有无子。此人与天地相应者也。

黄帝问于岐伯曰：余愿闻持针之数，内针之理，纵舍之意，扞皮开腠理，奈何？脉之屈折，出入之处，焉至而出，焉至而止，焉至而徐，焉至而疾，焉至而入？六腑之输于身者，余愿尽闻。少序别离之处，离而入阴里，别而入阳表，此何道而从行？愿尽闻其方。岐伯曰：帝之所问，针道毕矣。

黄帝曰：愿卒闻之。

岐伯曰：手太阴之脉，出于大指之端，内屈循白肉际，至本节之后太渊留以澹，外屈上于本节，下内屈，与阴诸络会于鱼际，数脉并注，其气滑利，伏行壅骨之下，外屈出于寸口而行，上至于肘内廉，入于大筋之下，内屈上行臑阴，入腋下，内屈走肺，此顺行逆数之屈折也。

心主之脉，出于中指之端，内屈循中指内廉以上留于掌中，伏行两骨之间，外屈出两筋之间，骨肉之际，其气滑利，上二寸，外屈出行两筋之间，上至肘内廉，入于小筋之下，留两骨之会，上入于胸中，内络于心脉。

黄帝曰：手少阴之脉独无腧，何也？

岐伯曰：少阴，心脉也。心者，五脏六腑之大主也，精神之所舍也，其脏坚固，邪弗能容也。容之则心伤，心伤则神去，神去则死矣。故诸邪之在于心者，皆在于心之包络，包络者，心主之脉也，故独无腧焉。

黄帝曰：少阴独无腧者，不病乎？

岐伯曰：其外经病而脏不病，故独取其经于掌后锐骨之端。其余脉出入屈折，其行之徐疾，皆如手少阴心主之脉行也。故本腧者，皆因其气之虚实疾徐以取之，是谓因冲而泻，因衰而补，如是者，邪气得去，真气坚固，是谓因天之序。

黄帝曰：持针纵舍奈何？

岐伯曰：必先明知十二经脉之本末，皮肤之寒热，脉之盛衰滑涩。其脉滑而盛者，病日进；虚而细者，久以持；大以涩者，为痛痹；阴阳如一者，病难治。其本末尚热者，病尚在；其热已衰者，其病亦去矣。持其尺，察其肉之坚脆、大小、滑涩、寒温、燥湿。因视目之五色，以知五脏而决死生。视其血脉，察其色，以知其寒热痛痹。

黄帝曰：持针纵舍，余未得其意也。

岐伯曰：持针之道，欲端以正，安以静，先知虚实，而行疾徐，左手执骨，右手循之，无与肉果；泻欲端以正，补必闭肤，辅针导气，邪得淫泆，真气得居。

黄帝曰：扦皮开腠理奈何？

岐伯曰：因其分肉，左别其肤，微内而徐端之，适神不散，邪气得去。

黄帝问于岐伯曰：人有八虚，各何以候？

岐伯答曰：以候五脏。

黄帝曰：候之奈何？

岐伯曰：肺心有邪，其气留于两肘；肝有邪，其气留于两腋；脾有邪，其气留于两髀；肾有邪，其气留于两腘。凡此八虚者，皆机关之室，真气之所过，血络之所游，邪气恶血，固不得住留，住留则伤筋络骨节机关，不得屈伸，故痀挛也。

官能第七十三

黄帝问于岐伯曰：余闻九针于夫子，众多矣，不可胜数，余推而论之，以为一纪。余司诵之，子听其理，非则语余，请其正道，令可久传，后世无患，得其人乃传，非其人勿言。岐伯稽首再拜曰：请听圣王之道。

黄帝曰：用针之理，必知形气之所在，左右上下，阴阳表里，血气多少，行之逆顺，出入之合，谋伐有过。知解结，知补虚泻实，上下气门，明通于四海，审其所在，寒热淋露，以输异处，审于调气，明于经隧，左右肢络，尽知其会。寒与热争，能合而调之，虚与实邻，知决而通之，左右不调，把而行之，明于逆顺，乃知可治，阴阳不奇，故知起时，审于本末，察其寒热，得邪所在，万刺不殆，知官九针，刺道毕矣。

明于五输，徐疾所在，屈伸出入，皆有条理，言阴与阳，合于五行，五脏六腑，亦有所藏，四时八风，尽有阴阳，各得其位。合于明堂，各处色部，五脏六腑，察其所痛，左右上下，知其寒温，何经所在。

审皮肤之寒温滑涩，知其所苦，膈有上下，知其气所在。先得其道，稀而疏之，稍深以留，故能徐入之。大热在上，推而下之，从下上者，引而去之，视前痛者，常先取之。大寒在外，留而补之，入于中者，从合泻之。针所不为，灸之所宜，上气不足，推而扬之，下气不足，积而从之，阴阳皆虚，火自当之。厥而寒甚，骨廉陷下，寒过于膝，下陵三里，阴络所过，得之留止，寒入于中，推而行之，经陷下者，火则当之，结络坚紧，火所治之。不知所苦，两跷之下，男阴女阳，良工所禁，针论毕矣。

用针之服，必有法则，上视天光，下司八正，以辟奇邪，而观百姓，审于虚实，无犯其邪。是得天之露，遇岁之虚，救而不胜，反受其殃。故曰：必知天忌，乃言针意。法于往古，验于来今，观于窈冥，通于无穷，粗之所不见，良工之所贵，莫知其形，若神仿佛。

邪气之中人也，洒淅动形。正邪之中人也微，先见于色，不知于其身，若有若无，若亡若存，有形无形，莫知其情。是故上工之取气，乃救其萌芽；下工守其已成，因败其形。

是故工之用针也，知气之所在，而守其门户，明于调气，补泻所在，徐疾之意，所取之处。泻必用员，切而转之，其气乃行，疾而徐出，邪气乃出，伸而迎之，遥大其穴，气出乃疾。补必用方，外引其皮，令当其门，左引其枢，右推其肤，微旋而徐推之，必端以正，安以静，坚心无解，欲微以留，气下而疾出之，推其皮，盖其外门，真气乃存。用针之要，无忘其神。

雷公问于黄帝曰：《针论》曰：得其人乃传，非其人勿言。何以知其可传？黄帝曰：各得其人，任之其能，故能明其事。雷公曰：愿闻官能奈何？黄帝曰：明目者，可使视色。聪耳者，可使听音。捷疾辞语者，可使传论。语徐而安静，手巧而心审谛者，可使行针艾，理血气而调诸逆顺，察阴阳而兼诸方。缓节柔筋而心和调者，可使导引行气。疾毒言语轻人者，可使唾痈咒病。爪苦手毒，为事善伤者，可使按积抑痹。各得其能，方乃可行，其名乃彰。不得其人，其功不成，其师无名。故曰：得其人乃言，非其人勿传，此之谓也。手毒者，可使试按龟，置龟于器下而按其上，五十日而死矣；手甘者，复生如故也。

刺节真邪第七十五

黄帝问于岐伯曰：余闻刺有五节，奈何？岐伯曰：固有五节：一曰振埃，二曰发蒙，三曰去爪，四曰彻衣，五曰解惑。黄帝曰：夫子言五节，余未知其意。岐伯曰：振埃者，刺外经，去阳病也。发蒙者，刺腑输，去腑病也。去爪者，刺关节肢络也。彻衣者，尽刺诸阳之奇输也。解惑者，尽知调阴阳，补泻有余不足，相倾移也。

黄帝曰：刺节言振埃，夫子乃言刺外经，去阳病，余不知其所谓也，愿卒闻之。岐伯曰：振埃者，阳气大逆，上满于胸中，愤膜肩息，大气逆上，喘喝坐伏，病恶埃烟，饲不得息，请言振埃，尚疾于振埃。黄帝曰：善。取之何如？岐伯曰：取之天容。黄帝曰：其咳上气穷诎胸痛者，取之奈何？岐伯曰：取之廉泉。黄帝曰：取之有数乎？岐伯曰：取天容者，无过一里，取廉泉者，血变而止。帝曰：善哉。

黄帝曰：刺节言发蒙，余不得其意。夫发蒙者，耳无所闻，目无所见。夫子乃言刺腑输，去腑病，何输使然？愿闻其故。岐伯曰：妙乎哉问也！此刺之大约，针之极也，神明之类也，口说书卷，犹不能及也，请言发蒙耳，尚疾于发蒙也。黄帝曰：善。愿卒闻之。岐伯曰：刺此者，必于日中，刺其听宫，中其眸子，声闻于耳，此其输也。黄帝曰：善。何谓声闻于耳？岐伯曰：刺邪以手坚按其两鼻窍而疾偃其声，必应于针也。黄帝曰：善。此所谓弗见为之，而无目视见而取之，神明相得者也。

黄帝曰：刺节言去爪，夫子乃言刺关节肢络，愿卒闻之。岐伯曰：腰脊者，身之大关节也。肢胫者，人之管以趋翔也。茎垂者，身中之机，阴精之候，津液之道也。故饮食不节，喜怒不时，津液内溢，乃下留于睾，血道不通，日大不休，俯仰不便，趋翔不能，此病荣然有水，不上不下，铍石所取，形不可匿，常不得蔽，故命曰去爪。帝曰：善。

黄帝曰：刺节言彻衣，夫子乃言尽刺诸阳之奇输，未有常处也，愿卒闻之。岐伯曰：是阳气有余而阴气不足，阴气不足则内热，阳气有余则外热，内热相搏，热于怀炭，外畏绵帛近，不可近身，又不可近席，腠理闭塞，则汗不出，舌焦唇槁，腊干嗌燥，饮食不让美恶。黄帝曰：善。取之奈何？岐伯曰：或之于其天府、大杼三痏，又刺中膂以去其热，补足手太阴以去其汗，热去汗稀，疾于彻衣。黄帝曰：善。

黄帝曰：刺节言解惑，夫子乃言尽知调阴阳，补泻有余不足，相倾移也，惑何以解之？岐伯曰：大风在身，血脉偏虚，虚者不足，实者有余，轻重不得，倾侧宛伏，不知东西，不知南北，乍上乍下，乍反乍复，颠倒无常，甚于迷惑。黄帝曰：善。取之奈何？岐伯曰：泻其有余，补其不足，阴阳平复，用针若此，疾于解惑。黄帝曰：善。请藏之灵兰之室，不敢妄出也。

黄帝曰：余闻刺有五邪，何谓五邪？岐伯曰：病有持痈者，有容大者，有狭小者，有热者，有寒者，是谓五邪。黄帝曰：刺五邪奈何？岐伯曰：凡刺五邪之方，不过五章，瘅热消灭，肿聚散亡，寒痹益温，小者益阳，大者必去，请道其方。

凡刺痈邪，无迎陇，易俗移性不得脓，脆道更行，去其乡，不安处所乃散亡。诸阴阳过痈者，取之其输泻之。

凡刺大邪，日以小，泄夺其有余，乃益虚，剽其通，针其邪，肌肉亲视之，毋有反其真。刺诸阳分肉间。

凡刺小邪，日以大，补其不足乃无害，视其所在迎之界，远近尽至，其不得外侵而行之，乃自费。刺分肉间。

凡刺热邪，越而苍，出游不归乃无病，为开通辟门户，使邪得出，病乃已。

凡刺寒邪，日以温，徐往徐来致其神，门户已闭气不分，虚实得调其气存也。

黄帝曰：官针奈何？岐伯曰：刺痈者用铍针，刺大者用锋针，刺小者用员利针，刺热者用镵针，刺寒者用毫针也。

请言解论，与天地相应，与四时相副，人参天地，故可为解。下有渐洳，上生苇蒲，此所以知形气之多少也。阴阳者，寒暑也，热则滋雨而在上，根荄少汁。人气在外，皮肤缓，腠理开，血气减，汁大泄，皮淖泽。寒则地冻水冰，人气在中，皮肤致，腠理闭，汗不出，血气强，肉坚涩。当是之时，善行水者，不能往冰；善穿地者，不能凿冻；善用针者，亦不能取四厥；血脉凝结，坚搏不往来者，亦未可即柔。故行水者，必待天温冰释冻解，而水可行，地可穿也。人脉犹是也，治厥者，必先熨调和其经，掌与腋、肘与脚、项与脊以调之，火气已通，血脉乃行，然后视其病，脉淖泽者，刺而平之；坚紧者，破而散之，气下乃止，此所谓以解结者也。

用针之类，在于调气，气积于胃，以通营卫，各行其道。宗气留于海，其下者注于气街，其上者走于息道。故厥在于足，宗气不下，脉中之血，凝而留止，弗之火调，弗能取之。用针者，必先察其经络之实虚，切而循之，按而弹之，视其应动者，乃后取之而下之。六经调者，谓之不病，虽病，谓之自已也。一经上实下虚而不通者，此必有横络盛加于大经，令之不通，视而泻之，此所谓解结也。

上寒下热，先刺其项太阳，久留之，已刺则熨项与肩胛，令热下，合乃止，此所谓推而上之者也。上热下寒，视其虚脉而陷之于经络者取之，气下乃止，此所谓引而下之者也。

大热遍身，狂而妄见、妄闻、妄言，视足阳明及大络取之，虚者补之，血而实者泻之，因其偃卧，居其头前，以两手四指挟按颈动脉，久持之，卷而切推，下至缺盆中，而复止如前，热去乃止，此所谓推而散之者也。

黄帝曰：有一脉生数十病者，或痛，或痈，或热，或寒，或痒，或痹，或不仁，变化无穷，其故何也？岐伯曰：此皆邪气之所生也。黄帝曰：余闻气者，有真气，有正气，有邪气，何谓真气？岐伯曰：真气者，所受于天，与谷气并而充身也。正气者，正风也，从一方来，非实风也，又非虚风也。邪气者，虚风之贼伤人也，其中人也深，不能自去。正风者，其中人也浅，合而自去，其气来柔弱，不能胜真气，故自去。

虚邪之中人也，洒淅动形，起毫毛而发腠理。其入深，内搏于骨，则为骨痹。搏于筋，则为筋挛。搏于脉中，则为血闭不通，则为痈。搏于肉，与卫气相搏，阳胜者则为热，阴胜者则为寒，寒则真气去，去则虚，虚则寒。搏于皮肤之间，其气外发，腠理开，毫毛摇，气往来行，则为痒。留而不去，则痹。卫气不行，则为不仁。

虚邪偏客于身半，其入深，内居荣卫，荣卫稍衰，则真气去，邪气独留，发为偏枯。其邪气浅者，脉偏痛。

虚邪之入于身也深，寒与热相搏，久留而内著，寒胜其热，则骨疼肉枯；热胜其寒，则烂肉腐肌为脓，内伤骨，内伤骨为骨蚀。有所疾前筋，筋屈不得伸，邪气居其间而不反，发于筋溜。有所结，气归之，卫气留之，不得反，津液久留，合而为肠溜，久者数岁乃成，以手按之柔。已有所结，气归之，津液留之，邪气中之，凝结日以易甚，连以聚居，为昔瘤，以手按之坚。有所结，深中骨，气因于骨，骨与气并，日以益大，则为骨疽。有所结，中于肉，宗气归之，邪留而不去，有热则化而为脓，无热则为肉疽。凡此数气者，其发无常处，而有常名也。

九针论第七十八

黄帝曰：余闻九针于夫子，众多博大矣，余犹不能寤，敢问九针焉生？何因而有名？

岐伯曰：九针者，天地之大数也，始于一而终于九。故曰：一以法天，二以法地，三以法人，四以法时，五以法音，六以法律，七以法星，八以法风，九以法野。

黄帝曰：以针应九之数奈何？

岐伯曰：夫圣人之起天地之数也，一而九之，故以立九野；九而九之，九九八十一，以起黄钟数焉，以针应数也。

一者天也，天者阳也，五脏之应天者肺；肺者，五脏六腑之盖也；皮者，肺之合也，人之阳也。故为之治针，必以大其头而锐其末，令无得深入而阳气出。

二者地也，人之所以应土者，肉也。故为之治针，必筒其身而员其末，令无得伤肉分，伤则气得竭。

三者人也，人之所以成生者，血脉也。故为之治针，必大其身而员其末，令可以按脉勿陷，以致其气，令邪气独出。

四者时也，时者，四时八风之客于经络之中，为瘤病者也。故为之治针，必筒其身而锋其末，令可以泻热出血，而瘤病竭。

五者音也，音者，冬夏之分，分于子午，阴与阳别，寒与热争，两气相搏，合为痈脓者也。故为之治针，必令其末如剑锋，可以取大脓。

六者律也，律者，调阴阳四时而合十二经脉，虚邪客于经络而为暴痹者也。故为之治针，必令尖如牦，且员且锐，中身微大，以取暴气。

七者星也，星者，人之七窍，邪之所客于经，而为痛痹，舍于经络者也。故为之治针，令尖如蚊虻喙，静以徐往，微以久留，正气因之，真邪俱往，出针而养者也。

八者风也，风者，人之股肱八节也，八正之虚风，八风伤人，内舍于骨解腰脊节腠理之间，为深痹也。故为之治针，必长其身，锋其末，可以取深邪远痹。

九者野也，野者，人之节解皮肤之间也，淫邪流溢于身，如风水之状，而溜不能过于机关大节者也。故为之治针，令尖如挺，其锋微员，以取大气之不能过于关节者也。

黄帝曰：针之长短有数乎？

岐伯曰：一曰镵针者，取法于巾针，去末寸半，卒锐之，长一寸六分，主热在头身也。

二曰员针，取法于絮针，筒其身而卵其锋，长一寸六分，主治分间气。

三曰锟针，取法于黍粟之锐，长三寸半，主按脉取气，令邪出。

四曰锋针，取法于絮针，筒其身，锋其末，长一寸六分，主痈热出血。

五曰铍针，取法于剑锋，广二分半，长四寸，主大痈脓，两热争者也。

六曰员利针，取法于牦针，微大其末，反小其身，令可深内也，长一寸六分，主取痈痹者也。

七曰毫针，取法于毫毛，长一寸六分，主寒热痛痹在络者也。

八曰长针，取法于綦针，长七寸，主取深邪远痹者也。

九曰大针，取法于锋针，其锋微员，长四寸，主取大气不出关节者也。针形毕矣，此九针大小长短法也。

黄帝曰：愿闻身形应九野奈何？

岐伯曰：请言身形之应九野也，左足应立春，其日戊寅己丑。左胁应春分，其日乙卯。左手应立夏，其日戊辰己巳。膺喉首头应夏至，其日丙午。右手应立秋，其日戊申己未。右胁应秋分，其日辛酉。右足应立冬，其日戊戌己亥。腰尻下窍应冬至，其日壬子。六腑膈下三脏应中州，其大禁，大禁太一所在之日及诸戊己。凡此九者，善候八正所在之处，所主左右上下身体有痈肿者，欲治之，无以其所直之日溃治之，是谓天忌日也。

形乐志苦，病生于脉，治之以灸刺。形苦志乐，病生于筋，治之以熨引。形乐志乐，病生于肉，治之以针石。形苦志苦，病生于咽喝，治之以甘药。形数惊恐，筋脉不通，病生于不仁，治之以按摩醪药。是谓形。

五脏气：心主噫，肺主咳，肝主语，脾主吞，肾主欠。

六腑气：胆为怒，胃为气逆哕，大肠小肠为泄，膀胱不约为遗溺，下焦溢为水。

五味：酸入肝，辛入肺，苦入心，甘入脾，咸入肾，淡入胃，是谓五味。

五并：精气并肝则忧，并心则喜，并肺则悲，并肾则恐，并脾则畏，是谓五精之气并于脏也。

五恶：肝恶风，心恶热，肺恶寒，肾恶燥，脾恶湿，此五脏气所恶也。

五液：心主汗，肝主泣，肺主涕，肾主唾，脾主涎，此五液所出也。

五劳：久视伤血，久卧伤气，久坐伤肉，久立伤骨，久行伤筋，此五久劳所病也。

五走：酸走筋，辛走气，苦走血，咸走骨，甘走肉，是谓五走也。

五裁：病在筋，无食酸；病在气，无食辛；病在骨，无食咸；病在血，无食苦；病在肉，无食甘。口嗜而欲食之，不可多也，必自裁也，命曰五裁。

五发：阴病发于骨，阳病发于血，以味发于气，阳病发于冬，阴病发于夏。

五邪：邪入于阳，则为狂；邪入于阴，则为血痹；邪入于阳，搏则为癫疾；邪入于阴，搏则为喑；阳入之于阴，病静；阴出之于阳，病喜怒。

五藏：心藏神，肺藏魄，肝藏魂，脾藏意，肾藏精、志也。

五主：心主脉，肺主皮，肝主筋，脾主肌，肾主骨。

阳明多血多气，太阳多血少气，少阳多气少血，太阴多血少气，厥阴多血少气，少阴多气少血；故曰：刺阳明出血气，刺太阳出血恶气，刺少阳出气恶血，刺太阴出血恶气，刺厥阴出血恶气，刺少阴出气恶血也。

足阳明太阴为表里，少阳厥阴为表里，太阳少阴为表里，是谓足之阴阳也。手阳明太阴为表里，少阳心主为表里，太阳少阴为表里，是谓手之阴阳也。

岁寒露第七十九

黄帝问于岐伯曰：经言夏日伤暑，秋病疟。疟之发以时，其故何也？岐伯对曰：邪客于风府，病循膂而下，卫气一日一夜，常大会于风府，其明日日下一节，故其日作晏。此其先客于脊背也，故每至于风府则腠理开，腠理开则邪气入，邪气入则病作，此所以日作尚晏。卫气之行风府，日下一节，二十一日下至尾底，二十二日入脊内，注于伏冲之脉，其行九日，出于缺盆之中，其气上行，故其病稍益至。其内搏于五脏，横连募原，其道远，其气深，其行迟，不能日作，故次日乃稸积而作焉。

黄帝曰：卫气每至于风府，腠理乃发，发则邪入焉。其卫气日下一节，则不当风府，奈何？岐伯曰：风府无常，卫气之所应，必开其腠理，气之所舍节，则其府也。

黄帝曰：善。夫风之与疟也，相与同类，而风常在，而疟特以时休，何也？岐伯曰：风气留其处，疟气随经络沉以内搏，故卫气应乃作也。帝曰：善。

黄帝问于少师曰：余闻四时八风之中人也，故有寒暑，寒则皮肤急而腠理闭，暑则皮肤缓而腠理开。贼风邪气因得以入乎？将必须八正虚邪，乃能伤人乎？少师答曰：不然。贼风邪气之中人也，不得以时。然必因其开也，其入深，其内极病，其病人也卒暴；因其闭也，其入浅以留，其病也徐以迟。

黄帝曰：有寒温和适，腠理不开，然有卒病者，其故何也？少师答曰：帝弗知邪入乎？虽平居，其腠理开闭缓急，其故常有时也。黄帝曰：可得闻乎？少师曰：人与天地相参也，与日月相应也。故月满则海水西盛，人血气积，肌肉充，皮肤致，毛发坚，腠理郄，烟垢著。当是之时，虽遇贼风，其入浅不深。至其月郭空，则海水东盛，人气血虚，其卫气去，形独居，肌肉减，皮肤纵，腠理开，毛发残，膲理薄，烟垢落。当是之时，遇贼风则其入深，其病人也卒暴。

黄帝曰：其有卒然暴死暴病者，何也？少师答曰：三虚者，其死暴疾也；得三实者，邪不能伤人也。黄帝曰：愿闻三虚。少师曰：乘年之衰，逢月之空，失时之和，因为贼风所伤，是谓三虚。故论不知三虚，工反为粗。帝曰：愿闻三实。少师曰：逢年之盛，遇月之满，得时之和，虽有贼风邪气，不能危之也，命曰三实。黄帝曰：善乎哉论！明乎哉道！请藏之金匮。然此一夫之论也。

黄帝曰：愿闻岁之所以皆同病者，何因而然？少师曰：此八正之候也。黄帝曰：候之奈何？少师曰：候此者，常以冬至之日，太一立于叶蛰之宫，其至也，天必应之以风雨者矣。风雨从南方来者，为虚风，贼伤人者也。其以夜半至也，万民皆卧而弗犯也，故其岁民少病。其以昼至者，万民懈惰而皆中于虚风，故万民多病。虚邪入客于骨而不发于外，至其立春，阳气大发，腠理开，因立春之日，风从西方来，万民又皆中于虚风，此两邪相搏，经气结代者矣。故诸逢其风而遇其雨者，命曰遇岁露焉。因岁之和，而少贼风者，民少病而少死；岁多贼风邪气，寒温不和，则民多病而死矣。

黄帝曰：虚邪之风，其所伤贵贱何如？候之奈何？少师答曰：正月朔日，太一居天留之宫，其日西北风，不雨，人多死矣。正月朔日，平旦北风，春，民多死。正月朔日，平旦北风行，民病多者，十有三也。正月朔日，日中北风，夏，民多死。正月朔日，夕时北风，秋，民多死。终日北风，大病死者十有六。正月朔日，风从南方来，命曰旱乡；从西方来，命曰白骨，将国有殃，人多死亡。正月朔日，风从东方来，发屋，扬沙石，国有大灾也。正月朔日，风从东南方行，春有死亡。正月朔日，天和温不风，籴贱，民不病；天寒而风，籴贵，民多病。此所谓候岁之风，峨伤人者也。二月丑不风，民多心腹病；三月戌不温，民多寒热；四月巳不暑，民多瘅病；十月申不寒，民多暴死。诸所谓风者，皆发屋，折树木，扬沙石，起毫毛，发腠理者也。

大惑论第八十

黄帝问于岐伯曰：余尝上于清泠之台，中阶而顾，匍匐而前则惑。余私异之，窃内怪之，独瞑独视，安心定气，久而不解。独博独眩，披发长跪，俯而视之，后久之不已也。卒然自上，何气使然？

岐伯对曰：五脏六腑之精气，皆上注于目而为之精。精之窠为眼，骨之精为瞳子，筋之精为黑眼，血之精为络，其窠气之精为白眼，肌肉之精为约束，裹撷筋骨血气之精而与脉并为系，上属于脑，后出于项中。

故邪中于项，因逢其身之虚，其入深，则随眼系以入于脑，入于脑则脑转，脑转则引目系急，目系急则目眩以转矣。邪其精，其精所中，不相比也，则精散，精散则视歧，视歧见两物。

目者，五脏六腑之精也，营卫魂魄之所常营也，神气之所生也。故神劳则魂魄散，志意乱。是故瞳子黑眼法于阴，白眼赤脉法于阳也，故阴阳合传而精明也。目者，心使也；心者，神之舍也，故神精乱而不转，卒然见非常处，精神魂魄，散不相得，故曰惑也。

黄帝曰：余疑其然。余每之东苑，未曾不惑，去之则复，余唯独为东苑劳神乎？何其异也？岐伯曰：不然也。心有所喜，神有所恶，卒然相惑，则精气乱，视误故惑，神移乃复。是故间者为迷，甚者为惑。

黄帝曰：人之善忘者，何气使然？岐伯曰：上气不足，下气有余，肠胃实而心肺虚，虚则营卫留于下，久之不以时上，故善忘也。

黄帝曰：人之善饥而不嗜食者，何气使然？岐伯曰：精气并于脾，热气留于胃，胃热则消谷，谷消故善饥。胃气逆上，则胃脘寒，故不嗜食也。

黄帝曰：病而不得卧者，何气使然？岐伯曰：卫气不得入于阴，常留于阳。留于阳则阳气满，阳气满则阳跷盛，不得入于阴则阴气虚，故目不瞑矣。

黄帝曰：病目而不得视者，何气使然？岐伯曰：卫气留于阴，不得行于阳。留于阴则阴气盛，阴气盛则阴跷满，不得入于阳则阳气虚，故目闭也。

黄帝曰：人之多卧者，何气使然？岐伯曰：此人肠胃大而皮肤湿，而分肉不解焉。肠胃大则卫气留久，皮肤湿则分肉不解，其行迟。夫卫气者，昼日常行于阳，夜行于阴，故阳气尽则卧，阴气尽则寤。故肠胃大，则卫气行留久；皮肤湿，分肉不解，则行迟。留于阴也久，其气不清，则欲瞑，故多卧矣。其肠胃小，皮肤滑以缓，分肉解利，卫气之留于阳也久，故少瞑焉。

黄帝曰：其非常经也，卒然多卧者，何气使然？岐伯曰：邪气留于上膲，上膲闭而不通，已食若饮汤，卫气留久于阴而不行，故卒然多卧焉。

黄帝曰：善。治此诸邪奈何？岐伯曰：先其脏腑，诛其小过，后调其气，盛者泻之，虚者补之，必先明知其形志之苦乐，定乃取之。

痈疽第八十一

黄帝曰：余闻肠胃受谷，上焦出气，以温分肉，而养骨节，通腠理。中焦出气如露，上注溪谷，而渗孙脉。津液和调，变化而赤为血，血和则孙脉先满溢，乃注于络脉，皆盈，乃注于经脉。阴阳已张，因息乃行，行有经纪，周有道理，与天合同，不得休止。切而调之，从虚去实，泻则不足，疾则气减，留则先后。从实去虚，补则有余。血气已调，形气乃持。余已知血气之平与不平，未知痈疽之所从生，成败之时，死生之期，有远近，何以度之，可得闻乎？

岐伯曰：经脉留行不止，与天同度，与地合纪。故天宿失度，日月薄蚀，地经失纪，水道流溢，草萱不成，五谷不殖，径路不通，民不往来，巷聚邑居，则别离异处，血气犹然，请言其故。夫血脉营卫，周流不休，上应星宿，下应经数。寒邪客于经络之中则血泣，血泣则不通，不通则卫气归之，不得复反，故痈肿。寒气化为热，热胜则腐肉，肉腐则为脓，脓不泻则烂筋，筋烂则伤骨，骨伤则髓消，不当骨空，不得泄泻，血枯空虚，则筋骨肌肉不相荣，经脉败漏，熏于五脏，脏伤故死矣。

黄帝曰：愿尽闻痈疽之形与忌日名。岐伯曰：痈发于嗌中，名曰猛疽，猛疽不治，化为脓，脓不泻，塞咽，半日死；其化为脓者，泻则合豕膏，冷食，三日而已。

发于颈，名曰夭疽，其痈大以赤黑，不急治，则热气下入渊腋，前伤任脉，内熏肝、肺，熏肝、肺十余日而死矣。

阳留大发，消脑留项，名曰脑烁，其色不乐，项痛而如刺以针，烦心者死不可治。

发于肩及臑，名曰疵痈，其状赤黑，急治之，此令人汗出至足，不害五脏，痈发四、五日逞焫之。

发于腋下、赤坚者，名曰米疽，治之以砭石，欲细而长，疏砭之，涂已豕膏，六日已，勿裹之。其痈坚而不溃者，为马刀挟瘿，急治之。

发于胸，名曰井疽，其状如大豆，三、四日起，不早治，下入腹，不治，七日死矣。

发于膺，名曰甘疽，色青，其状如穀实瓜蒌，常苦寒热，急治之，去其寒热，十岁死，死后出脓。

发于胁，名曰败疵，败疵者，女子之病也，灸之，其病大痈脓，治之，其中乃有生肉，大如赤小豆，剉䔖藘草根各一升，以水一斗六升煮之，竭为取三升，则强饮厚衣，坐于釜上，令汗出至足已。

发于股胫，名曰股胫疽，其状不甚变，而痈脓搏骨，不急治，三十日死矣。

发于尻，名曰锐疽，其状赤坚大，急治之，不治，三十日死矣。

发于股阴，名曰赤施，不急治，六十日死，在两股之内，不治，十日而当死。

发于膝，名曰疵痈，其状大痈，色不变，寒热，如坚石，勿石，石之者死，须其柔，乃石之者生。

诸痈疽之发于节而相应者，不可治也。发于阳者，百日死；发于阴者，三十日死。

发于胫，名曰兔啮，其状赤至骨，急治之，不治害人也。

发于内踝，名曰走缓，其状痈也，色不变，数石其输，而止其寒热，不死。

发于足上下，名曰四淫，其状大痈，急治之，百日死。

发于足傍，名曰厉痈，其状不大，初如小指发，急治之，去其黑者，不消辄益，不治，百日死。

发于足指，名脱痈，其状赤黑，死不治；不赤黑，不死。不衰，急斩之，不则死矣。

黄帝曰：夫子言痈疽，何以别之？岐伯曰：营卫稽留于经脉之中，则血泣而不行，不行则卫气从之而不通，壅遏而不得行，故热。大热不止，热胜则肉腐，肉腐则为脓。然不能陷，骨髓不为燋枯，五脏不为伤，故命曰痈。

黄帝曰：何谓疽？岐伯曰：热气淳盛，下陷肌肤，筋髓枯，内连五脏，血气竭，当其痈下，筋骨良肉皆无余，故命曰疽。疽者，上之皮夭以坚，上如牛领之皮。痈者，其皮上薄以泽。此其候也。

内经知要（节选）

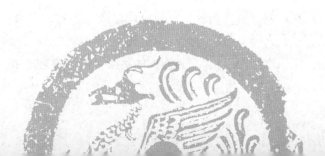

导 读

成书背景

《内经知要》，李中梓撰，共有上、下两卷，上卷有《道生》《阴阳》《色诊》《脉诊》《藏象》5篇，下卷有《经络》《治则》《病能》3篇。

《内经》是中国古代医学文献的经典之一，它形成于战国时代，积累了历代医家的临床医学精华，是古代劳动人民与疾病斗争的经验总结，也是历代医家所必读的一部医学巨著。《内经》分别从阴阳五行、脏腑、病因、病机、诊法、治则、摄生、刺法等方面，进行比较系统的论述，初步建立了一套较为完整系统的医学理论体系。

李中梓一生精熟《内经》。他抓住《内经》的重点，删繁从简，进行选择性的类分，编成《内经知要》一书，使《内经》的内容更加精实简要，后人学起来更加容易。《内经知要》将中医学的基础理论概括无遗，医理深入浅出，是分类、摘要注释《内经》最具影响之作，所以至今仍受学者欢迎。

作者生平

李中梓（1588—1655），字士材，号念莪，又号尽凡居士。明末华亭（今江苏松江）人。李中梓青年时曾应科举，后因痛感亲人被庸医误治致死，转而习医。

李中梓受《内经》及名医李杲、张介宾、薛己医学思想的影响，在继承易水学派学术核心的基础上，认为人身先天之本在于肾，肾为脏腑、三焦、十二经脉之根本，而后天之本则在于脾胃，人出生之后全赖脾胃的荣养，人有胃气则生，无胃气则死，倘若胃气一败，百药难施，必死无疑。他还认为人体和自然界一样，只有水升火降，阴阳相交，才能维持人体的生长与健康。他说"无阳则阴无以生，无阴则阳无以化"，强调人体阴阳平衡与相互转化，而其中他更注重阳气对人体的影响。

李氏一生著作颇丰，先后共撰20余种，著作屡经兵灾，散佚过半，至今仅存9种。有《内经知要》《药性解》《医宗必读》《伤寒括要》《士材三书》《删补颐生微论》等，诸书虽卷帙不多，但概括面较广，文字精简，深入浅出，简括易读，便于初学，"方便时师之不及，用功于鸡声灯影者，亦可以稍有准则于其胸中也"，故流传颇广，在医学普及上有重要作用。其中《内经知要》尤为体现李氏对《内经》研究的重视。

学术特色

《内经知要》注经自成特点，采用"以经释经"符合《内经》原旨，常用判断句式，言简意赅。这种特点使得注经更具有说服力，亦可使学者在阅读学习中，更直观地理解与把握所述内容。

1. 重视推崇《内经》

李氏一生熟读《内经》，认为从事医学者应勤求精究，故在《医宗必读》卷首即设《读〈内经〉论》，并指出只有"精深儒典，洞彻玄宗，通于性命之故，达于文章之微，广征医籍，博访先知，思维与问学交参，精气与《灵》《素》相遇，将默通有熊氏于灵兰之室，伯高、少俞对扬问难，究极义理"。李氏深感《内经》理奥趣深，非一般医家所能理解，且卷帙浩繁不易卒读，遂从《素问》《灵枢》中精选重要篇章内容及临床切用的经文，编成《内经知要》一书，使《内经》的内容更加精实简要，后人学起来更加容易。

2. 采用"以经释经"，符合《内经》原旨

在《内经知要》中，李氏大量采用"以经释经"的方法进行注释，力求辞义精确，符合《内经》原旨。有些以本经自证，《内经》前后文之间常有互相发明之处，抓住这些互相发明的词语进行释义，既能节省笔墨，还能揭示前后文之间的关联性，便于读者从整体上理解文义。《内经知要》所引《素问》《灵枢》文字，有20多处，全有篇名查对。如在《藏象》中引《灵枢·胀论》中经文，来解释《素问·灵兰秘典论》中"膻中者，臣使之官，喜乐出焉"。有些以他经证本经，李氏对道学修养很高，尤精于老、庄之学。李氏参考儒家、道家的经典著作，对《内经》加以注释评述，以显其本意。如以《道生》为例，引《皋陶谟》中的经文，来注释《素问·上古天真论》的"适嗜欲于世俗之间，无恚嗔之心，行不欲离于世，被服章，举不欲观于俗"。李氏引用这些道家、儒家的经典来诠释《内经》，从而使《内经》之旨曲畅旁通。

3. 在注释中加以发挥

李中梓在《内经知要》的注释中，敢于提出自己的见解，训疑释义，颇有见地。如《调经》云："因饮食劳倦，损伤脾胃，始受热中，末传寒中。"（"始受者，病初起也。末传者，久而不愈也。初起病时，元气未虚，邪气方实，实者多热。及病之久，邪气日退，正气日虚，虚者多寒。古人立法，于始受热中者，实则泻其子。夫肺金为脾土之子，而实主气，气有余便是火，故凡破气清火之剂，皆所以泻其子也。于末传寒中者，虚则补其母。夫少火为脾土之母而实主运行三焦，熟腐五谷，故凡温中益火之剂，皆所以补其母也。每见近世不辨虚实，一遇脾病，如胀满，如停滞，如作痛，如发热之类，概以清火疏气之药投之，虚虚之祸，可胜数哉！"）（《内经知要·病能》）。李氏在文中结合临床，详细解释"始受热中，末传寒中"的医理，提出"始受热中者，实则泻其子""末传寒中者，虚则补其母"的治疗法则，并纠世人之错。

4. 常用判断句式，言简意赅

《内经知要》是对《内经》文字的摘录，为求简单，易于理解，在注经方面，如果文字佶屈聱牙，句子拗口难读，则失去该书的主旨，不方便医家读者使用，也妨碍了对原文的把握。文言文的判断句有如下特点：很少使用"是"来表示，谓语直接让名词或名词性短语担任，对主语进行判断，使得句意言简意赅。《内经知要》充分利用了判断句的此种特点，使用判断句频次很高。即使在《内经知要》篇幅最小的《治则》当中，判断句的使用也达到了 74 句之多，非但如此，使用的判断句句式还很多样，如"……者，……也"式，"前廉者，上侧也"（《经络》）。再如"……者，……"式，"下者，病在下"（《治则》）。

序

　　古云：为人子者，不可以不知医。此言似乎专指孝友中之一端而言之者也。何也？夫人之禀体毋论，其它六淫戕其外，七情贼其中，苟不知节，鲜不病且殆也。为人子者，可以父母、伯叔、兄弟、妻子及诸眷属付之庸医之手乎？故不可不自知。然知之为知之则可，若强不知以为知，不如无知。从来偾事皆属一知半解之流，而不知奴隶之夫、乳臭之子，一朝而苟得权势，侥幸而世拥多资，便肆其骄慢之气。役医如吏，藐医如工。家有病患，遂促其调治，并以生死之权责成之。初不闻扁鹊有云：臣能使之起，不能使之复生乎？在医者亦不思往古分医为十四科，使其各治一科为专科，志在济人。今则率皆相习成风，趋炎奔竞，其志不过啖名谋食而已，岂不卑哉！要知此道之源出自轩皇君臣，以羲皇一画之旨，终日详论世人疾病之所以然，垂教天下后世以治法之所当然。而药物则又出乎炎帝，躬行阅历，察四时山川水土之宜，考五金八石之性，尝水陆草木之味，以定其有毒无毒、寒热温平、攻补缓急之用，相传各有遗书：轩皇者曰《素问》、曰《灵枢》，炎帝者曰《本草》。《素问》自王冰注后，嗣出者不下数十余家。《本草》自陶氏《别录》外，历代以来何止汗牛充栋。无奈时师心喜置身于时路，茫茫然，朝值衙门，退候缙绅，第应乡党。惟恐一人不悦，则谤端百出，飞祸无穷，所以无日不卑躬屈节，寝食俱废，岂有余力孳孳于诵读者哉！以故卷帙繁多，如李时珍、张介宾之所集，罔弗望涯而退，奚能念及此言，似乎专指孝友中之一端而发者。扪心惝恍，务必旁通一贯，由亲亲而兼及于仁民耶。余久遭老懒，自丙子岁后，竟作退院老僧，绝口不谈此道矣。一日偶然忆及云间李念莪先生所辑诸书，惟《内经知要》，比余向日所辑《医经原旨》，尤觉近人。以其仅得上下两卷，至简至要，方便时师之不及。用功于鸡声灯影者，亦可以稍有准则于其胸中也。叩之书贾，佥云其板已没久矣，遂嗾余为之重刊。惜乎！书可补读，理可渐明，其如笼中药物，悉非古之道地所产，及时采取者矣。医岂易知而易为者哉！然亦不可不知者也。

　　　　乾隆甲申夏日　　牧牛老朽薛雪书　　时年八十又四

内经知要（节选）

序

卷下

经络

《灵枢·经脉》曰：**肺手太阴之脉，起于中焦**，手之三阴。从脏走手，故手太阴肺脉起于中焦，当胃之中脘也。十二经者，营也，故曰营行脉中。首言肺者，肺朝百脉也，循序相传，尽于肝经，终而复始，又传于肺，是为一周。**下络大肠**，肺与大肠为表里，故络大肠。凡十二经相通，各有表里，在本经者曰属，他经者曰络。**还循胃口**，还，复也。循，绕也。下络大肠，还上循胃口。**上膈属肺**，身中膈膜，居心肺之下，前齐鸠尾，后齐十一椎，周围相着，以隔浊气，不使熏于肺也。**从肺系横出腋下**，肺系，喉咙也。腋下者，膊下胁上也。**下循臑内**，臑者，膊之内侧，上至腋，下至肘也。**行少阴、心主之前**，少阴者，心也。心主者，胞络也。手之三阴，太阴在前，厥阴在中，少阴在后。**下肘中，循臂内**，膊与臂之交曰肘。内者，内侧也。**上骨下廉，入寸口**。骨，掌后高骨也。下廉，骨下侧也。寸口，即动脉也。**上鱼，循鱼际**，手腕之上，大指之下，肉隆如鱼，故曰鱼。寸口之上，鱼之下曰鱼际穴。**出大指之端**。端，指尖也。手太阴肺经止于此。**其支者，从腕后直出次指内廉，出其端**。支者，如木之枝也。正经之外，复有旁分之络。此本经别络，从腕后直出次指之端，交商阳穴，而接手阳明经也。

大肠手阳明之脉，起于大指次指之端，次指，食指也。手之三阳，从手至头。**循指上廉，出合谷两骨之间**，上廉，上侧也。凡诸经脉，阳行于外，阴行于内，后诸经皆同。合谷，穴名。两骨，即大指次指后岐骨也，俗名虎口。**上入两筋之中**，腕中上侧两筋陷中，阳溪穴也。**循臂上廉，入肘外廉，上臑外前廉，上肩，出髃骨之前廉**，肩端骨罅为髃骨。**上出于柱骨之会上**，背之上颈之根，为天柱骨。六阳皆会于督脉之大椎，是为会上。**下入缺盆络肺，下膈属大肠**。自大椎而前，入缺盆络肺，复下膈，当脐旁，属于大肠。**其支者，从缺盆上颈贯颊，入下齿中**，耳下曲处为颊。**还出挟口，交人中，左之右，右之左，上挟鼻孔**。人中，即督脉之水沟穴。由人中而左右互交，上挟鼻孔，手阳明经止于此，自山根交承泣而接足阳明经也。

　　胃足阳明之脉，起于鼻交頞中，頞，鼻茎也，又名山根。足之三阳，从头走足。**旁纳太阳之脉**，纳，入也。足太阳起于目内眦，与頞交通。**下循鼻外，入上齿中，还出挟口环唇，下交承浆**，环，绕也。承浆，任脉穴。**却循颐后下廉，出大迎**，腮下为颔，颔下为颐。**循颊车，上耳前，过客主人，循发际，至额颅**，颊车在耳下，本经穴也。客主人在耳前，足少阳经穴也。发之前际为额颅。**其支者，从大迎前下人迎，循喉咙，入缺盆，下膈属胃络脾**。络脾者，胃与脾为表里也。**其直者，从缺盆下乳内廉，下挟脐，入气街中**。气街，即气冲也，在毛际两旁鼠蹊上一寸。**其支者，起于胃口，下循腹里，下至气街中而合**。胃口者，胃之下口，即幽门也。支者与直者，会合于气街。**以下髀关，抵伏兔，下膝膑中，下循胫外廉，下足跗，入中指内间**。抵，至也。髀关、伏兔，皆膝上穴也。膝盖曰膑，胻骨曰胫，足面曰跗。由跗而入足之中指内间，足阳明经止于此。**其支者，下廉三寸而别，下入中指外间。其支者，别跗上，入大指间，出其端**。阳明别络，入中指外间。又其支者，别行入大指间，斜出足厥阴行间之次，循大指出其端，而接足太阴经也。

　　脾足太阴之脉，起于大指之端，足之三阴，从足走腹，故足太阴脉发于此。**循指内侧白肉际，过核骨后，上内踝前廉**，核骨，在足大指本节后内侧圆骨也，滑氏误作孤拐骨。上**踹**音传内，**循胫骨后，交出厥阴之前**，足肚曰踹。交出厥阴之前，即地机、阴陵泉也。**上膝股内前廉**，股，大腿也。前廉者，上侧也，当血海、箕门之次。**入腹属脾络胃**，脾胃为表里，故属脾络胃。**上膈挟咽，连舌本，散舌下。其支者，复从胃别上膈，注心中**。足太阴外行者，由腹上府舍、腹结等穴，散于胸中而止于大包。其内行而支者，自胃脘上膈注心而接手少阴经也。

　　心手少阴之脉，起于心中，出属心系，心当五椎之下，其系有五，上系连肺，肺下系心，心下三系连脾、肝、肾，故心通五脏而为之主也，**下膈络小肠**。心与小肠为表里，故下膈当脐上二寸，下脘之分络小肠也。**其支者，从心系上挟咽，系目系；其直者，复从心系却上肺，下出腋下**，出腋下，上行极泉穴，手少阴经行于外者始此。**下循臑内后廉，行太阴、心主之后**。臑内后廉，青灵穴也。手之三阴，少阴居太阴、厥阴之后。**下肘内，循臂内后廉，抵掌后锐骨之端**，手腕下踝为锐骨，神门穴也。**入掌内后廉，循小指之内，出其端**。手少阴经此于此，乃交小指外侧，而接手太阳经也。滑氏曰：心为君主，尊于他脏，

故其交经授受，不假支别云。

小肠手太阳之脉，起于小指之端，循手外侧上腕，出踝中，前谷，后溪、腕骨等穴。**直上循臂骨下廉，出肘内侧两筋之间，**循臂下廉、阳谷等穴。出肘内侧两骨尖陷中，小海穴也。**上循臑外后廉，**行手阳明、少阳之外。**出肩解，绕肩胛，交肩上，**肩后骨缝曰肩解。肩胛者，臑俞、天宗等处。肩上者，秉风、曲垣等穴，左右交于两肩之上，会于督脉之大椎。**入缺盆络心，**心与小肠为表里。**循咽下膈，抵胃属小肠。**循咽下膈抵胃，当脐上二寸，属小肠，此本经之行于内者。**其支者，从缺盆循颈上颊，至目锐眦，却入耳中。**其支行于外者，出缺盆，循颈中之天窗，上颊后之天容，由颧髎以入耳中听宫穴也，手太阴经止于此。**其支者，别颊上䪼抵鼻，至目内眦，斜络于颧。**目下为䪼，目内角为内眦。颧，即颧髎穴，手太阳自此交目内眦而接足太阳经也。

膀胱足太阳之脉，起于目内眦，上额交巅。由攒竹上额，历曲差、五处等穴。自络却穴左右斜行，而交于巅顶之百会。**其支者，从巅至耳上角。**支者，由百会旁行，至耳上角，过足少阳之曲鬓、率谷、天冲、浮白、窍阴、完骨，故此六穴者皆足太阳、少阳之会。**其直者，从巅入络脑，**自百会、通天、络却、玉枕，入络于脑。**还出别下项，循肩膊内，挟脊抵腰中，**脑后复出别下项，由天柱而下会督脉之大椎、陶道，却循肩膊内作四行而下，挟脊抵腰。**入循膂，络肾属膀胱。**肾与膀胱为表里也。夹脊两旁之肉曰膂。**其支者，从腰中下挟脊，贯臀，入腘中。**尻旁大肉曰臀。膝后曲处曰腘。**其支者，从膊内左右，别下贯胛，挟脊内，**此支言肩膊内，大杼下，外两行也。左右贯胛，去脊各三寸别行，历附分、魄户、膏肓等穴，挟脊下过髀枢。**过髀枢，循髀外从后廉下合腘中，**会于足少阳之环跳，循髀外后廉，去承扶一寸五分之间下行，复与前之入腘中者相会合。**以下贯踹内，出外踝之后，循京骨，至小指外侧。**小指本节后大骨曰京骨，足太阳经穴止此，乃交于小指之下，而接足少阴经也。

肾足少阴之脉，起于小指之下，邪走足心，出于然谷之下，循内踝之后，别入跟中，然谷，在内踝前，大骨下。内踝之后，别入跟中，即太溪、大钟等穴。**以上踹内，出腘内廉，上股内后廉，贯脊属肾络膀胱。**上股内后廉，结于督脉之长强。以贯脊而后属于肾，前当关元、中极，而络于膀胱，相为表里也。**其直者，从肾上贯肝膈，入肺中，循喉咙，挟舌本。**其直行者，从肓俞属肾处上行，循商曲、石关、阴都、通谷诸穴，贯肝，上循幽门上膈，历于步廊，入肺中，循神封、灵墟、神藏、彧中、俞府，而上循喉咙，并人迎，挟舌本而终。

其支者，从肺出络心，注胸中。支者，自神藏之际，从肺络心至胸，以上俞府诸穴，足少阴经止于此，而接手厥阴经也。

心主手厥阴心包络之脉，**起于胸中**，心主者，心之所主也。胞络为心之府，故名。**出属心胞络，下膈，历络三焦**。胞络为心君之外卫，三焦为脏腑之外卫，故为表里而相络。诸经皆无历字，独此有之，达上中下也。**其支者，循胸出胁，下腋三寸**，腋下三寸天池，手厥阴经穴始此。**上抵腋，下循臑内，行太阴、少阴之间**，上抵腋下之天泉，循臑内行太阴、少阴之间，以手之三阴，厥阴在中也。**入肘中，下臂行两筋之间**。入肘中，曲泽也，下臂行两筋之间，郄门、间使、内关、大陵也。**入掌中，循中指出其端**。掌中，劳宫也。中指端，中冲也，手厥阴经止于此。**其支者，别掌中，循小指次指出其端**。次指者，无名指也。支者自劳宫别行无名指端，而接乎手少阳经也。

三焦手少阳之脉，**起于大指次指之端，上出两指之间**，即小指次指之间，液门、中渚穴。**循手表腕，出臂外两骨之间**，手表腕，阳池也。臂外两骨间，外关、支沟等穴。**上贯肘，循臑外上肩，而交出足少阳之后**，上贯肘之天井，循臑外历清冷渊、消泺、臑会，上肩髎，自天髎而交出足少阳之后也。**入缺盆，布膻中，散络心包，下膈，循属三焦**。内行者入缺盆，复由足阳明之外下布膻中，散络心包，相为表里。自上焦下膈，循中焦以约下焦。**其支者，从膻中上出缺盆，上项，系耳后直上，出耳上角，以屈下颊至𬱟**。其支行于外者，自膻中上缺盆，会于督脉之大椎，循天牖，系耳后之翳风、瘈脉、颅息，出耳上角，过足少阳之悬厘、颔厌，下行耳颊至𬱟。**其支者，从耳后入耳中，出走耳前，过客主人前，交颊，至目锐眦**。此支从耳后翳风入耳中，过手太阳之听宫，出走耳前，过足少阳之客主人，交颊上丝竹空，至目锐眦，会于瞳子髎，手少阳经止于此，而接足少阳经也。

胆足少阳之脉，**起于目锐眦，上抵头角，下耳后**，由听会、客主人抵头角。下耳后，行天冲、浮白、窍阴、完骨。**循颈行手少阳之前，至肩上，却交出手少阳之后，入缺盆**。循颈过手少阳之天牖，行少阳之前，下至肩上，循肩井，复交出手少阳之后，过督脉之大椎，而入于足阳明缺盆之外。**其支者，从耳后入耳中，出走耳前，至目锐眦后**。从耳后颞颥，过手少阳之翳风，过手太阳之听宫，出走耳前，复自听会至目锐眦。**其支者，别锐眦，下大迎，合于手少阳，抵于𬱟**。支者，别自目外眦，下足阳明大迎，由手少阳之丝竹、和髎而抵于𬱟。**下加颊车，下颈合缺盆**。自颊车下颈，循本经之前，与前之入缺盆者会合。**以**

下胸中，贯膈络肝属胆，循胁里，出气街，绕毛际，横入髀厌中。下胸当手厥阴天池之分贯膈，足厥阴期门之分络肝，本经日月之分属胆而相为表里，乃循胁里由足厥阴章门下行，出足阳明气街。绕毛际，合于足厥阴以横入髀厌中环跳穴。**其直者，从缺盆下腋，循胸过季胁，下合髀厌中。**直而行于外者，从缺盆下行，复与前之入髀厌者会合。**以下循髀阳，出膝外廉，下外辅骨之前，**髀阳，髀之外侧也。辅骨，膝两旁高骨也。由髀阳历中渎、阳关，出膝外廉，下外辅骨之前，自阳陵泉以下阳交等穴。**直下抵绝骨之端，下出外踝之前，循足跗上，入小指次指之间。**外踝上骨际曰绝骨，阳辅穴也。下行悬钟，循足面入小指次指之间，至窍阴穴，足少阳经止于此。**其支者，别跗上，入大指之间，循大指岐骨内出其端，还贯爪甲，出三毛。**足大指次指本节后骨缝为岐骨。大指爪甲后二节间为三毛，自此接足厥阴经。

　　肝足厥阴之脉，起于大指丛毛之际，丛毛，即三毛也，**上循足跗上廉，去内踝一寸，**足面上，行间、太冲也。内踝一寸，中封也。**上踝八寸，交出太阴之后，上腘内廉，**上踝过足太阴之三阴交，历蠡沟、中都，交出太阴之后，上腘内廉，至膝关、曲泉也。**循股阴，入毛中，过阴器，**股阴，内侧也。循股内之阴包、五里、阴廉，上会于足太阴之冲门、府舍，入阴毛中急脉，左右相交，环绕阴器而会于任脉之曲骨。**抵小腹，挟胃属肝络胆，**入小腹会于任脉之中极、关元，循章门至期门挟胃属肝，下足少阳日月之所络胆，肝胆相为表里也。**上贯膈，布胁肋，**贯膈行足太阴食窦之外，大包之里布胁肋，上足少阳渊腋、手太阴云门，足厥阴经穴止此。**循喉咙之后，上入颃颡，连目系，上出额，与督脉会于巅。**颃颡，咽颡也。目内深处为目系。其内行而上者，循喉咙后入颃颡，行足阳明大迎、地仓、四白之外，内连目系，上出足少阳阳白之外，临泣之里，与督脉会于巅之百会穴。**其支者，从目系下颊里，环唇内。**从目系下行任脉之外，本经之里，下颊环唇。**其支者，复从肝别贯膈，上注肺。**从前期门属肝之所，行足太阴食窦之外，本经之里，别贯膈上注肺。下行挟中脘之分，复接手太阴肺经，十二经一周已尽也。

　　《骨空论》曰：**任脉者，起于中极之下，以上毛际，循腹里上关元，至咽喉，上颐循面入目。**以下任、督、冲、跷皆奇经也，无表里配合。故谓之奇。中极，任脉穴也，在曲骨上一寸。中极之下为胞宫，任、督、冲三脉皆起于胞宫而出于会阴。任由会阴而行腹，督由会阴而行背，冲由会阴出，并少阴而散胸中。

冲脉者，起于气街，并少阴之经，挟脐上行，至胸中而散。起者，外脉所起，非发源也。气街，即气冲，在毛际两旁。起于气街，并足少阴之经，会于横骨、大赫等十一穴，挟脐上行，至胸中而散，此冲脉之前行者也。然少阴之脉，上股内后廉，贯脊属肾，冲脉亦入脊内伏冲之脉。然则冲脉之后行者，当亦并少阴无疑也。

　　任脉为病，男子内结七疝，女子带下瘕聚。任脉自前阴上毛际，行腹里，故男女之为病若此也。**冲脉为病，逆气里急**。冲脉挟脐上行至胸，气不顺则逆，血不和则急也。**督脉为病，脊强反折**。督脉贯脊，故病如此。

　　督脉者，起于少腹以下骨中央，女子入系廷孔。少腹乃胞宫之所居。骨中央者，横骨下近外之中央也。廷，正也，直也。廷孔，溺孔也。**其孔，溺孔之端也**。女人溺孔在前阴中横骨之下，孔之上际谓之端，乃督脉外起之所。虽言女子，然男子溺孔亦在横骨下中央，第为宗筋所函，故不见耳。**其络循阴器合篡间，绕篡后**，篡者，交篡之义，即前后二阴之间也。**别绕臀，至少阴与巨阳中络者，合少阴上股内后廉，贯脊属肾**，足少阴之脉，上股内后廉。足太阳之脉，外行者过髀枢，中行者挟脊贯臀，故此督脉之别，绕臀至少阴之分。与巨阳中络者，合少阴之脉并行，而贯脊属肾也。**与太阳起于目内眦，上额交巅，上入络脑，还出别下项，循肩髆内，挟脊抵腰中，入循膂络肾**。此亦督脉之别络，并足太阳经上头下项，挟脊抵腰，复络于肾。其直行者，自尻上脊下头，由鼻而至人中也。**其男子循茎下至篡，与女子等，其少腹直上者，贯脐中央，上贯心入喉，上颐还唇，上系两目之下中央**。此自小腹直上者，皆任脉之道，而此列为督脉，启玄子引古经云：任脉循背谓之督脉。自少腹直上者，谓之任脉，亦谓之督脉。**此生病，从少腹上冲心而痛，不得前后，为冲疝**。此督脉自脐上贯心，故为病如此。名为冲疝，实兼冲、任而为病也；**其女子不孕，癃痔、遗溺、嗌干**。女子诸症，虽由督脉所生，实亦任、冲之病。王氏曰：任脉者，女子得之以任养也。冲脉者，以其气上冲也。督脉者，督领诸脉之海也，三脉皆由阴中而上，故其病如此。**督脉生病治督脉，治在骨上，甚者在齐下营**。骨上，谓曲骨上毛际中。齐下营，谓脐下一寸阴交穴也，皆任脉之穴，而治督脉之病，正以脉虽有三，论治但言督脉，而不云任、冲，所用之穴亦以任为督，可见三脉同体，督即任、冲之纲领，任、冲即督之别名耳。

　　《灵枢·脉度》曰：跷脉者，少阴之别，起于然骨之后，跷脉有二，曰阴跷、曰阳跷。少阴之别，肾经之别络也。然谷之后，照海也。此但言阴跷，未及阳跷，惟《缪刺论》曰：邪客于足阳跷之脉，刺外踝之下半寸所。盖阳跷为太阳之别，故《难经》曰：阳跷脉起于跟中，循外踝上行入风池。阴跷者，亦起于跟中，循内踝上行至咽喉，交贯冲脉。故阴跷为足少阴之别，起于照海。阳跷为足太阳之别，起于申脉，庶得其详也。**上内踝之上，直上循阴股入阴，上循胸里入缺盆，上出人迎之前，入頄属目内眦，合于太阳、阳跷而上行，气并相还则为濡目，气不荣则目不合。**自内踝直上，入阴循胸，皆并足少阴上行也。然足少阴之直者，循喉咙而挟舌本，此则入缺盆，上出人迎之前，入頄，属目内眦，以合于足太阳之阳跷，是跷脉有阴阳之异也。阴跷、阳跷之气并行回还而濡润于目，若跷气不荣，则目不能合。

按：阴维脉起于诸阴之交，其脉发于足少阴筑宾穴，为阴维之郄，在内踝上五寸腨肉分中。上循股内廉，上行入少腹，会足太阴、厥阴、少阴、阳明于府舍，上会足太阴于大横、腹哀，循胁肋会足厥阴于期门，上胸膈挟咽，与任脉会于天突、廉泉，上至顶泉而终。

阳维脉起于诸阳之会，其脉发于足太阳金门穴，在足外踝下一寸五分，上外踝七寸，会足少阳于阳交，为阳维之郄。循膝外廉，上髀厌，抵小腹侧，会足少阳于居髎，循胁肋，斜上肘，上会手阳明、足太阳于臂臑，过肩前，与手少阳会于臑会、天髎，却会手足少阳、足阳明于肩井，入肩后，会手太阳、阳跷于臑俞，上循耳后，会手足少阳于风池，上脑空、承灵、正营、目窗、临泣，下额与手足少阳、阳明五脉会于阳白，循头入耳，上至本神而止。

带脉起于季胁，足厥阴之章门穴，同足少阳循带脉，围身一周如束带然，又与足少阳会于五枢、维道。

二跷为病，苦癫痫寒热，皮肤淫痹，少腹痛，里急，腰及髋窌下相连，阴中痛，男子阴疝，女子漏下。

二维为病，阴阳不能相维，则怅然失志，溶溶不能自收持。阳维为病苦寒热，阴维为病苦心痛。阳维主表，阴维主里。

带脉为病，腹满，腰溶溶如坐水中，妇人小腹痛，里急后重，瘕疝，月事不调，赤白带下。

李濒湖云：奇经八脉者，阴维也、阳维也、阴跷也、阳跷也、冲也、任也、督也、带也。阳维起于诸阳之会，由外踝而上行于卫分。阴维起于诸阴之交，由内踝而上行于营分，所以为一身之纲维也。阳跷起于跟中，循外踝上行于身之左右。阴跷起于跟中，循内踝上行于身之左右，所以使机关之跷捷也。督脉起于会阴，循背而行于身之后，为阳脉之总督，故曰阳脉之海。任脉起于会阴，循腹而行于身之前，为阴脉之承任，故曰阴脉之海。冲脉起于会阴，夹脐而行，直冲于上，为诸脉之冲要，故曰十二经之海。带脉则横围于腰，状如束带，所以总约诸脉者也。是故阳维主一身之表，阴维主一身之里，以乾坤言也。阳跷主一身左右之阳，阴跷主一身左右之阴，以东西言也。督主身后之阳，任、冲主身前之阴，以南北言也。带脉横束诸脉，以六合言也。是故医而知乎八脉，则十二经十五络之大旨得矣。

愚按：直行曰经，旁支曰络。经有十二，手之三阴三阳、足之三阴三阳也。络有十五者，十二经各有一别络，而脾又有一大络，并任、督二络，为十五络也。合计二十七气，如泉之流不舍昼夜，阴脉营于五脏，阳脉营于六腑，终而复始，如环无端。其流溢之气入于奇经，转相灌溉，八脉无表里配合，不成偶，故曰奇也。正经犹沟渠，奇经犹湖泽，譬之雨降沟盈，溢于湖泽也。脏腑者，经络之本根。经络者，脏腑之枝叶。谙于经络，则阴阳表里、气血虚实了然于心目。初学人必先于是，神良者亦不外于是。第粗工昧之，诋其迂远不切。智士察之，谓其应变无穷耳。

治则

《阴阳应象大论》曰：**阴阳者，天地之道也，万物之纲纪，变化之父母，生杀之本始，神明之府也，治病必求其本**。此明天地万物，变化生杀，总不出于阴阳，察乎此者可以当神明矣。故治病者，万绪纷然，必求于本，或本于阴，或本于阳，阴阳既得，病祟焉逃。芩连姜附，尽可回春，参术硝黄，并能起死。此之未辨，畏攻畏补，忧热忧寒，两歧必至于误生，广络遗讥于圣哲，本顾可弗求乎哉。

《至真要大论》曰：**谨守病机，各司其属，有者求之，无者求之，盛者责之，虚者责之，必先五胜，疏其血气，令其调达，而致和平**。此言病状繁多，各宜细察，然总不外于虚实也。谨守者，防其变动也。病而曰机者，状其所因之不齐，而治之不可不圆活也。属者，有五脏之异、六腑之异、七情之异、六气之异、贵贱之异、老少之异，禀畀有虚实之异，受病有标本之异，风气有五方之异，运气有胜复之异，情性有缓急之异，有尝贵后贱之脱营，尝富后贫之气离守，各审其所属而司其治也。"有者求之"二句，言一遇病症，便当审其所属之有无也。"盛者责之"二句是一章之大纲，于各属有无之间分别虚实，而处治也。然至虚似实，大实似虚，此又不可不详为之辨也。必先五胜者，如木欲实，金当平之之类是也。疏其血气，非专以攻伐为事。或补之而血气方行，或温之而血气方和，或清之而血气方治，或通之而血气方调，正须随机应变，不得执一定之法，以应无穷之变也。此治虚实之大法，一部《内经》之关要也。

《至真要大论》曰：君一臣二，奇之制也；君二臣四，偶之制也；君二臣三，奇之制也；君二臣六，偶之制也。君者，品味少而分两多。臣者，品味多而分两少。奇制从阳，偶制从阴。**故曰：近者奇之，远者偶之；汗者不以偶，下者不以奇。**病在上者为近，属阳，故用奇方，取其轻而缓也。病在下者为远，属阴，故用偶方，取其重而急也。汗者不以偶，阴沉不能达表也。下者不以奇，阳升不能降下也。**补上治上制以缓，补下治下制以急，急则气味厚，缓则气味薄。适其至所，此之谓也。**上药宜缓，欲其曲留上部；下药宜急，欲其直达下焦。欲急者，须气味之厚；欲缓者，须气味之薄。缓急得宜，厚薄合度，则适其病至之所，何患剂之弗灵乎？**病所远而中道气味之者，食而过之，无越其制度也。**病之所在远，而药则必由于胃，用之无法，则药未达病所，则中道先受其气味矣。当于食为度，而使远近适宜，是过之也。过，犹达也。欲其近者，药在食后，则食载药而留止于上。欲其远者，药在食前，则食坠药而疾走于下。服药有疾徐，根梢有升降，气味有缓急，药剂有汤、丸、膏、散，各须合法，无越其度也。**是故平气之道，近而奇偶，制小其服也；远而奇偶，制大其服也。大则数少，小则数多，多则九之，少则二之。**近病远病，各有阴阳表里之分，故远方近方，各有奇偶相兼之法，或方奇而分两偶，或方偶而分两奇，此奇偶互用也。近而奇偶，制小其服，小则数多而尽于九。盖数多则分两轻，性力缓而仅及近病也。远而奇偶，制大其服，大则数少而止于二。盖数少则分两重，性力专而直达远病也。是皆奇偶互用法之变也。**奇之不去，则偶之，是谓重方。偶之不去，则反佐以取之。所谓寒热温凉，反从其病也。**此变通之法也。始用药奇而病不去，变而为偶，奇偶迭用，是曰重方。重者，复也。若偶之而又不去，则当求其微甚真假，反佐以取之。反佐者，顺其性也，如以热治寒而寒拒热，则反佐以寒而入之。以寒治热而热格寒，则反佐以热而入之。又如寒药热服，热药冷服，皆变通之妙用也。王太仆曰：热与寒背，寒与热违，微小之热，为寒所折，微小之冷，为热所消，大寒大热，必能与违性者争，与异气者格，是以圣人反其佐以同其气，令声应气求也。

《至真要大论》曰：辛甘发散为阳，酸苦涌泄为阴，咸味涌泄为阴，淡味渗泄为阳。六者或收或散，或缓或急，或燥或润，或软或坚。以所利而行之，调其气使其平也。涌，吐也。泄，泻也。渗泄，利小便也。辛主散主润，甘主缓，酸主收主急，苦主燥主坚，咸主软，淡主渗泄，各因其利而行之，气可平矣。

寒者热之，热者寒之，微者逆之，甚者从之。义见上。坚者削之，客者除之，劳者温之，结者散之，留者攻之，燥者濡之，急者缓之，散者收之，损者益之，逸者行之，惊者平之，上之下之，摩之浴之，薄之劫之，开之发之，适事为故。温之，甘温能除大热也。逸，即安逸也。饥饱劳逸皆能成病，过于逸则气脉凝滞，故须行之。上者，吐也。摩者，按摩也。薄者，即薄兵城下之义。适事为故，犹云中病为度，适可而止，毋太过以伤正，毋不及以留邪也。

逆者正治，从者反治，从少从多，观其事也。从少，谓一从而二逆。从多，为二从而一逆也。事即病也，观其病之轻重，而为之多少也。热因寒用，寒因热用，塞因塞用，通因通用，必伏其所主，而先其所因，其始则同，其终则异。可使破积，可使溃坚，可使气和，可使必已。寒病宜热，然寒甚者格热，须热药冷服，此热因寒用也。热病宜寒，然热甚者格寒，须寒药热服，此寒因热用也。塞因塞用者，如下气虚乏，中焦气壅，欲散满则更虚其下，欲补下则满甚于中，治不知本而先攻其满，药入或减，药过依然，气必更虚，病必转甚，不知少服则壅滞，多服则宣通，峻补其下则下自实，中满自除矣。通因通用者，或挟热而利，或凝寒而泄，寒者以热下之，热者以寒下之，伏其所主，利病之本也。先其所因者，求病之由也。其始则同，言正治也。其终则异，言反治也。明于反治，何病不愈？

诸寒之而热者取之阴，热之而寒者取之阳，所谓求其属也。用寒药治热病，而热反增，非火有余，乃阴不足也，阴不足则火亢，故当取之阴，但补阴则阳自退耳。用热药治寒症，而寒反增，非寒有余，乃阳不足也，阳不足则阴寒，故当取之阳，但补水中之火，则寒自消耳。求其属者，求于本也。一水一火，皆于肾中求之，故王太仆曰：益火之源以消阴翳，壮水之主以制阳光，六味、八味二丸是也。

夫五味入胃，各归所喜攻，酸先入肝，苦先入心，甘先入脾，辛先入肺，咸先入肾。久而增气，物化之常也，气增而久，夭之由也。增气者，助其气也。

如黄连之苦，本入心泻火，多服黄连，反助心火。故五味各归，久而增气，气增必夭折，可不慎欤？

《阴阳应象大论》曰：**因其轻而扬之，因其重而减之，因其衰而彰之。**轻者在表，宜扬而散之。重者在内，宜减而泻之。衰者不补，则幽潜沉冤矣，补则再生，故曰彰。**形不足者，温之以气；精不足者，补之以味。**此彰之之法也。阳气衰微，则形不足，温之以气，则形渐复也。阴髓枯竭，则精不足，补之以味，则精渐旺也。**其高者，因而越之。**高者，病在上焦。越者，吐也，越于高者之上也。**其下者，引而竭之。**下者，病在下焦。竭者，下也，引其气液就下也，通利二便皆是也。或云引者，蜜导、胆导之类。竭者，承气、抵当之类。**中满者，泻之于内。**中满，非气虚中满也，如胀满而有水有积，伤寒而结胸便闭是也。内字与中字照应。**其有邪者，渍形以为汗。**渍，浸也。如布桃枝以取汗，或煎汤液以熏蒸，或表清邪重，药不能汗，或冬月天寒，发散无功，非渍形之法不能汗也。**其在皮者，汗而发之。**邪在皮则浅矣，但分经汗之可也。**其慓悍者，按而收之。**慓者，急也。悍者，猛也，怒气伤肝之症也。按者，制伏酸收，如芍药之类是也。**其实者，散而泻之。**阴实者，以丁、姜、桂、附散其寒。阳实者，以芩、连、栀、柏泻其火。**审其阴阳，以别柔刚。**审病之阴阳，施药之柔刚。**阳病治阴，阴病治阳。**阳胜者阴伤，治其阴者，补水之主也。阴胜者阳伤，治其阳者，补水中之火也。**定其血气，各守其乡。**或血或气，用治攸分，各不可紊也。**血实宜决之，**导之下流，如决江河也。**气虚宜掣引之。**提其上升，如手掣物也。

《五常政大论》曰：**病有久新，方有大小，有毒无毒，固宜常制矣。**病久者，宜大剂。病新者，宜小剂。无毒者，宜多用。有毒者，宜少用。**大毒治病，十去其六；常毒治病，十去其七；小毒治病，十去其八；无毒治病，十去其九。**药不及则病不瘥，药太过则正乃伤，大毒治病。十去其六，便当止矣。毒轻则可任，无毒则可久任也。**谷肉果菜，食养尽之，无使过之，伤其正也。**病虽去而有未尽去者，当以饮食养正，而余邪自尽。若药饵太过，便伤正气。**不尽行复如法。**食养而犹不尽，再用药如前法，以治之。**必先岁气，毋伐天和。**五运有纪，六气有序，四时有令，阴阳有节，皆岁气也。人气应之以生长收藏，此天和也。于此未明，则犯岁气，伐天和矣。

《六元正纪大论》黄帝问曰：**妇人重身，毒之何如？岐伯曰：有故无殒，亦无殒也。**有孕曰重身。毒之，用毒药也。故者，如下文大积大聚之故。有是故而用是药，所谓有病则病当之，故孕妇不殒，胎亦不殒也。**帝曰：愿闻其故，何谓也？岐伯曰：大积大聚，其可犯也，衰其大半而止。**大积大聚，非毒药不能攻，然但宜衰其大半，便当禁止，所谓大毒治病，十去其六者是也。

愚按：论治之则，载由经籍，圆通之用，妙出吾心，如必按图索骥，则后先易辙，未有不出者矣。子舆氏曰：梓匠轮舆，能与人以规矩，不能使人巧。故夫揆度阴阳，奇恒五中，决以明堂，审于终始，其亦巧于规矩者乎。

病能

《至真要大论》曰：**诸风掉眩，皆属于肝**。诸风者，风病不一也。掉，摇动也。眩，昏花也。风木善动，肝家之症也，掉眩虽同，而虚实有别，不可不察焉。**诸寒收引，皆属于肾**。收，敛束也。引，牵急也。筋脉挛急，本是肝症，而属于肾者，一则以肾肝之症同一治，一则肾主寒水之化，肾虚则阳气不充，营卫凝泣，肢体挛蜷。所谓寒则筋急也。**诸气膹郁，皆属于肺**。膹者，喘急上逆。郁者，痞塞不通。肺主气，气有余者，本经自伏之火。气不足者，则火邪乘之。虚实之分，极易淆误，所当精辨。近世庸者，概指为肺热而攻其有余，虚实之祸，良可嗟悼。**诸湿肿满，皆属于脾**。脾司湿化，又主肌肉，内受湿淫，肌体肿满，故属于脾，土气太过，则湿邪盛行，其病骤至，法当分疏。土气不及，则木乘水侮，其病渐成，法当培补。二者易治，比于操刃。**诸热瞀瘛，皆属于火**。昏闷曰瞀，抽掣曰瘛。邪热伤神则瞀，亢阳伤血则瘛，虽皆属火，亦有虚实之分。丹溪曰：实火可泻，芩连之属；虚火可补，参芪之属。仁人之言哉。**诸痛痒疮，皆属于心**。热甚则疮痛，热微则疮痒，心主热火之化，故痛痒诸疮，皆属于心也。**诸厥固泄，皆属于下**。厥者，自下而逆上也，阴衰于下，则为热厥，阳衰于下，则为寒厥。固者，二便不通也。阳虚则无气，而清浊不化，寒也。火盛则水衰，而精液干枯，热也。泄者，二便不固也。命门火衰，则阳虚失禁，寒也。肾宫水衰，则火迫注泄，热也。肾开窍于二阴，肾主二便，居下故也。**诸痿喘呕，皆属于上**。痿废应属下部，而属于上者，何也？肺热叶焦，发为痿躄。气急曰喘，病在肺也。有声无物曰呕，肺胃司之，总属在上之症。**诸禁鼓栗，如丧神守，皆属于火**。禁，即噤也，寒厥切牙曰噤。鼓，鼓颔也。栗，战栗也。寒战而神不自持，如丧神守，皆火也。心火亢极，反兼胜己之化，此火实也。阳虚阴盛，气不卫外而寒战者，此火虚也。**诸痉项强，皆属**

于湿。痉者，风湿而屈伸不利也。项属足太阳寒水，水即湿也，故皆属于湿。**诸逆冲上，皆属于火**。喘咳呕吐，气满逆急，皆冲逆之症。火性炎上，故皆属于火。**诸胀腹大，皆属于热**。热气内淫，变为烦满，故曰皆属于热。近世执此一句，因而误人，不可胜数。独不闻经曰：岁水太过，腹大胫肿。岁火不及，胁满腹大。流衍之纪，病胀。水郁之发，善胀。太阳之胜，腹满。阳明之复，腹胀。又曰：适寒凉者胀。又曰：脏寒生满病。又曰：胃中寒则胀满。此九者，皆言寒胀也。故东垣曰：大抵寒胀多，热胀少，良有本矣。**诸躁狂越，皆属于火**。躁者，烦躁也。狂者，妄乱也。越者，如登高而歌之类。火入于肺则烦。火入于肾则躁。又有阴盛发躁。成无己曰：阴躁欲坐井中，但欲饮水，不得入口。东垣曰：阴躁欲坐井中，阳已先亡，医犹不悟，重以寒药投之，其死何疑？故曰：内热而躁者，有邪之热也，属火。外热而躁者，无根之火也，属寒。经之论狂屡见，属虚寒者凡四条，是狂亦有寒热之辨矣。**诸暴强直，皆属于风**。暴，猝也。强者，筋强。直者，体直而不能屈伸也。肝主筋，其化风，故曰属风，非天外入风也。内风多燥，若用风剂则益燥，故有治风先治血，血行风自灭之说也。轻与疏风则益燥，且腠理开张，反招风矣。**诸病有声，鼓之如鼓，皆属于热**。有声，谓肠鸣也，鼓之如鼓，谓腹胀也，皆阳气逆壅，故曰属热。二症多有属于寒者，尽信不如无书，其是之谓耶？**诸病胕肿，疼酸惊骇，皆属于火**。胕肿者，浮肿也。疼酸者，火在经也。惊骇者，火在脏也。然胕肿酸疼，属于寒湿者不少，惊骇不宁，属于不足者常多也。**诸转反戾，水液混浊，皆属于火**。转筋挛蜷，燥热所致，小便混浊，清化不及，故皆属热。然而寒则筋急，喻如冬月严寒，则角弓增劲。心肾不足，多有便浊。经云：中气不足，溲便为之变。读者盖通之可耳。**诸病水液，澄澈清冷，皆属于寒**。澄澈清冷者，寒水之本体，故皆属寒。**诸呕吐酸，暴注下迫，皆属于热**。呕逆者，火炎之象。吐酸者，肝木之实。暴注者，火性疾速。下迫者，火能燥物，此特道其常耳，虚寒之变，数症常作，不可不知也。

按：经言十九条，道其常也。余每举其反者，尽其变也，王太仆深明病机之变，其所注疏，真《内经》画龙点睛手也。启玄曰：如大寒而甚，热之不热，是无火也，当助其心。又如大热而甚，寒之不寒，是无水也。热动复止，倏忽往来，时动时止，是无水也，当助其肾。内格呕逆，食不得入，是有火也。病呕而吐，食入反出，是无火也。暴速注下，食不及化，是无水也。溏泄而久。止发无恒，是无水也。故心盛则热，肾盛则寒，肾虚则寒动于中，心虚则热收于内。又热不得寒，是无水也；寒不得热，是无火也。夫寒之不寒，责其无水；热之不热，责其无火。热之不久，责心之虚；寒之不久，责肾之少。方有治热以寒，寒之而火食不入，攻寒以热，热之而昏躁以生。此为气不疏通，壅而为是也。余以太仆此语为岐黄传神，常自诵忆，并勉同志。

《生气通天论》曰：**因于寒，欲如运枢，起居如惊，神气乃浮**。阳气不固，四时之邪乃能干之。经曰：冬三月，此谓闭藏。水冰地坼，无扰乎阳。又曰：冬日在骨，蛰虫周密，君子居室。皆言冬令宜闭藏也。因者，病因也。因寒而动者，内而欲心妄动，如运枢之不停，外而起居不节，如惊气之震动，则与天令相违，神气不能内敛，皆浮越于外矣。**因于暑，汗，烦则喘喝，静则多言**。此言动而得之，为中热之候也。炎蒸劳役，病属于阳，故多汗而烦，气高喘喝。即感之轻而静者，亦精神内乱、言语无伦也。**体若燔炭，汗出而散**。此言静而得之。为中暑之候也。纳凉饮冷，病属于阴，热气抑遏，体如燔炭，必得发汗，而阴郁之气始散也。香薷一味为夏月发汗之要药，其性温热，止宜于中暑之人。若中热者误服之，反成大害，世所未知。**因于湿，首如裹，湿热不攘，大筋缓短，小筋弛长**。**缓短为拘，弛长为痿**。土旺四季之末，发无常期。首如裹者，湿伤则头面壅重也。湿久成热，须药以攘夺之，苟为不夺，则热伤阴血，筋无以荣，大筋拘而不伸，小筋弛而无力矣。**因于气，为肿，四维相代，阳气乃竭**。肺金主气，病因于气者，秋令之邪也。肿者，气化失宜，乃为肿胀也。四维者，四肢也。相代者，言足肿不能行，手代之以扶倚也，气不能治，终归于竭矣。

阳气者，烦劳则张，精绝，辟积于夏，使人煎厥。阳春主生发之气，此言春令之邪也。气方生而烦劳太过，则气张于外，精绝于内。春令邪辟之气，积久不散，至夏未痊，则火旺而真阴如煎，火炎而虚气逆上，故曰煎厥。按《脉解篇》曰：肝气失治，善怒者名曰煎厥。则此节指春令无疑。旧疏从未及之，岂非千虑一失？

大怒则形气绝，而血菀，茂也，结也。**于上，使人薄厥**。怒气伤肝，肝为血海，怒则气上，气逆则绝，所以血菀上焦。相迫曰薄，气逆曰厥，气血俱乱，故为薄厥。盖积于上者，势必厥而吐也。薄厥者，气血之多而盛者也。**有伤于筋，纵，其若不容**。怒伤而至于血厥，则筋无以荣，缓纵不收，若不能容矣。**汗出偏沮，使人偏枯**。偏者，或左或右，止出半边也。沮者，言此既偏出，彼即阻滞矣。久则卫气不固，营气失守，当为偏枯，即半身不遂也。**汗出见湿，乃生痤**音锄**痱**音沸。汗出则玄府开张，若凉水浴之，即见湿矣。留于肤腠，甚者为痤，微者为痱。痤，小疖也。痱，暑疹也。**高粱之变，足生大疔，受如持虚**。高粱，即肥甘也。变，病也。足，能也。厚味不节，蓄为灼热，能生大疔。日积月累，感发最易，如持虚之器以受物也。**劳汗当风，寒薄为皶**音渣，**郁乃痤**。形劳汗出，坐卧当风，寒气薄之，液凝为皶，即粉刺也。若郁而稍重，乃若小疖，其名曰痤。

开阖不得，寒气从之，乃生大偻。夏则腠理开而发泄，冬则腠理阖而闭藏，与时偕行也。若当开不开，当闭不闭，不得其宜，为寒所袭，留于筋络之间，缓急不舒，形为俯偻矣。**陷脉为瘘，留连肉腠**。陷脉者，寒气自筋络而陷入脉中也。瘘，鼠瘘之属，邪久不散，则渐深矣。**俞气化薄，传为善畏，及为惊骇**。寒气渐深，自脉而流于经俞，侵及脏腑，故为恐畏惊骇也。**营气不从，逆于肉理，乃生痈肿**。营行脉中，邪气陷脉，则营气不从，故逆于肉而痈肿生焉。**魄汗未尽，形弱而气烁，穴俞已闭，发为风疟**。肺主皮毛，汗之窍也，肺实藏魄，故名魄汗。汗出未透，则热郁于内，形气俱烁，俞穴以闭，留止之邪必为风疟矣。

春伤于风，邪气留连，乃为洞泄。春伤于风，则肝木侮土，故为洞泄。**夏伤于暑，秋为痎疟**。夏伤于暑，伏而不发，秋气收束，寒郁为热，故寒热交争而成痎疟。痎者，疟之通称，非有别义。**秋伤于湿，上逆而咳，发为痿厥**。土旺于四季之末，秋末亦可伤湿，秋气通于肺，湿郁成热，上乘肺金，气逆而咳，曰上逆者，湿从下受故也。**冬伤于寒，春必温病**。冬伤于寒，寒毒藏于阴分，至春始发。名为温病，以时令得名也。春不发而至于夏，即名热病矣。

味过于酸，肝气以津，脾气乃绝。曲直作酸，肝之味也。过于食酸，久而增气，木乘土位，脾气乃绝。**味过于咸，大骨气劳，短肌，心气抑**。咸为肾味，过食则伤肾。肾主骨，故大骨气劳。咸走血，血伤故肌肉短缩。咸从水化，水胜则火囚，故心气抑。**味过于甘，心气喘满，色黑，肾气不衡**。甘归土味，过食则缓滞上焦，故心气喘满。甘从土化，土胜则水病，故黑色见而肾气不衡矣。衡，平也。**味过于苦，脾气不濡，胃气乃厚**。苦味太过，则心伤而脾失其养，且苦者性燥，故不濡也。《五味论》曰：苦入于胃，谷气不能胜苦，苦入下脘，三焦之道闭而不通，故变呕。可见苦寒损中，令脾之正气不濡，胃之邪气乃厚。厚者，胀满之类也。**味过于辛，筋脉沮弛，精神乃央**。味过于辛，则肺气乘肝，肝主筋，故筋脉沮弛。辛味多散，则精耗神伤，故曰央。央当作殃。

《阴阳别论》曰：二阳之病发心脾，有不得隐曲，女子不月。阳明为二阳，胃伤而心脾受病者，何也？脾与胃为夫妻，夫伤则妻亦不利也。心与胃为子母，子伤则母亦不免焉。不得隐曲，阳事病也。胃为水谷气血之海，化营卫而润宗筋。《厥论》曰：前阴者，宗筋之所聚，太阴、阳明之所合也。《痿论》曰：阴阳总宗筋之会，而阳明为之长。故胃病则阳事衰也。女子不月者，心主血，脾统血，胃为血气之海，三经病而血闭矣。**其传为风消，其传为息贲者，死不治。**胃家受病，久而传变，则肝木胜土，风淫而肌体消削，胃病则肺失所养，故气息奔急。隐曲害者精伤，精伤则火亢乘金，元本败而贼邪兴，死不治矣。**三阳为病发寒热，下为痈肿，及为痿厥腨痛，其传为索泽，其传为颓疝。**太阳为三阳，属表，故发寒热与痈肿。足太阳之脉从头下背，贯臀入腘，循腨抵足，故足膝无力而痿，逆冷而厥，足肚酸疼而为腨痛。表有寒热，则润泽之气必皆消索。颓疝者，小腹控引睾丸而痛也。**一阳发病，少气，善咳，善泄，其传为心掣，其传为隔。**少阳为一阳，胆与三焦也。胆属木，三焦属火，壮火食气，相火刑金，故少气善咳。木旺则侮土，故善泄。三焦火动，则心掣而不宁。胆气乘脾，则隔塞而不利。**二阳一阴发病，主惊骇、背痛、善噫、善欠，名曰风厥。**二阳，胃与大肠也。一阴，肝与心主也。肝胃二经皆主惊骇。经曰：东方通于肝，其病发惊骇。又曰：足阳明病，闻木音则惕然而惊是也。手阳明之筋皆挟脊，故背痛。噫，嗳气也，其主在心。经曰：上走心为噫者，阴盛而上走于阳明，阳明络属心也。欠虽主于肾，而经云足阳明病为数欠，则胃亦病欠也。肝主风，心包主火，风热相搏，故病风厥。**二阴一阳发病，善胀、心满、善气。**二阴，心与肾也。一阳，胆与三焦也。胆乘心则胀，肾乘心则满，三焦病则上下不通，故善气。**三阳三阴发病，为偏枯痿易，四肢不举。**三阳，膀胱、小肠也。三阴，脾、肺也。膀胱之脉自头背下行两足，小肠之脉自两手上行肩胛，且脾主四肢，肺主气，四经俱病，当为偏枯等症。易，变易也。强者，变而为痿也。

　　所谓生阳、死阴者，肝之心谓之生阳。得阳则生，失阳则死，故曰生阳、死阴也。自肝传心，以木生火，得之生气，是谓生阳，不过四日而愈。**心之肺谓之死阴。**心传肺者，为火克金，故曰死阴，不过三日死。**肺之肾谓之重阴。**肺金肾水，虽曰子母相传，而金水俱病，则重阴而阳绝矣。**肾之脾谓之辟阴，死不治。**土本制水，而水反侮脾，是谓辟阴。辟者，放僻也。

　　结阳者，肿四肢。阳，六阳也，四肢为诸阳之本，故云。**结阴者，便血一升，再结二升，三结三升。**阴，六阴也。阴主血，邪结阴分，故当便血。病浅者，一升即愈。若不愈而再结，邪甚于前矣，故便血二升。更不愈为尤甚，故便血三升。**阴阳结斜，多阴少阳，曰石水，少腹肿。**斜，当作邪。六阴六阳诸经皆能结聚水邪，若多在阴经，少在阳经，病生石水。沉坚在下，症则少腹肿也。**二阳结谓之消。**胃与大肠经也，阳邪结于肠胃，则成三消之症。多饮而渴不止，为上消。多食而饥不止，为中消。多溲而膏浊不止，为下消。**三阳结谓之隔。**膀胱、小肠二经也。邪结膀胱，则气化不行，津液阻绝。小肠居大肠之上，胃之下，盛水谷而分清浊者也。邪乘之则水液不前，糟粕不后，二者皆痞隔之象也。**三阴结谓之水。**脾肺二经也。脾土制水，土受邪则水反侮之。肺金生水，金气病则水不能输，故寒结三阴而水胀之症作矣。**一阴一阳结谓之喉痹。**一阴，肝与心主也。一阳，胆与三焦也。肝胆属木，心主三焦属火，四经皆亢上，其脉并络于喉，阳邪内结，痹症乃生。痹者，闭也。

《灵枢·经脉》曰：**肺，手太阴也。是动则病肺胀满，膨膨而喘咳，**动者，变也，变常而病也。肺脉起中焦，循胃上膈属肺，故病如此。**缺盆中痛，甚则交两手而瞀，此谓臂厥。**缺盆近肺，肺病则痛。瞀，麻木也。肺脉出腋下行肘臂，故臂厥。**是主肺所生病者，咳，上气，喘渴，烦心胸满，臑臂内前廉痛厥，掌中热。**喘者，气上而声粗息急也。渴者，金令燥也。太阴之别，直入掌中。故为痛厥掌热。**气盛有余，则肩背痛风寒，汗出中风，小便数而欠。**肺之筋结于肩背，故气盛则痛。肺主皮毛，风寒在表，故汗出中风。母病传子，故肾病而小便数且欠也。**气虚则肩背痛寒，少气不足以息，溺色变。**肩背处上焦为阳分，气虚则阳病，故为痛为寒为少气。金衰则水涸，故溺色变为黄赤。

大肠，手阳明也。是动则病齿痛颈肿。阳明支脉从缺盆上颈贯颊，入下齿中。**是主津液所生病者。**大肠或泄或闭，皆津液病也。**目黄口干，鼽衄，喉痹，肩前臑痛，大指次指痛不用。**皆本经之脉所过，故如此。**气有余则当脉所过者热肿，虚则寒栗不复。**不复，不易温也。

胃，足阳明也。是动则病洒洒振寒，善伸数欠，颜黑，振寒者，肝风胜也。伸者，胃之郁也。欠与颜黑，肾象也，土虚水侮，故肾之象见。**病至则恶人与火，闻木音则惕然而惊，心欲动，独闭户塞牖而处，甚则欲上高而歌，弃衣而走，**阳明热甚，则恶人与火。惊闻木音者，土畏木也。欲闭户者，火动则畏光明也。上高而歌者，火性上越且阳盛，则四肢实也。弃衣而走者，中外皆热也。**贲响腹胀，是为骭厥。**贲响者，腹如雷鸣也。骭，足胫也。阳明之脉，自膝下胫，故胫骭厥逆。**是主血所生病者，**阳明为受谷而多血之经。**狂，疟，温淫汗**

出，**鼽衄，口㖞唇胗，颈肿喉痹**，热甚则狂，风甚则痓，且汗出衄血、口㖞唇疮等症，皆本经经脉之所过也。**大腹水肿，膝膑肿痛，循膺、乳、气街、股、伏兔、骭外廉、足跗上皆痛，中指不用**。阳明脉从缺盆下乳挟脐腹、前阴，由股下足，以入中指，故病状如上。**气盛则身以前皆热，其有余于胃，则消谷善饥，溺色黄**。此阳明实热，在经在脏之辨也。**气不足则身以前寒栗，胃中寒则胀满**。此阳明虚寒在经在脏之辨也。

脾，足太阴也。是动则病舌本强，食则呕，脉连舌本故强，脾虚不运故呕。**胃脘痛，腹胀善噫**，脾脉入腹络胃，故为痛为胀。阴盛而上走阳明，故气滞为噫，**得后与气则快然如衰**，后，大便也。气，转失气也，气通故快。**身体皆重**。脾主肌肉，脾主湿，湿伤则体重。**是主脾所生病者，舌本痛，体不能动摇，食不下，烦心，心下急痛，溏、瘕、泄，水闭，黄疸，不能卧，强立，股膝内肿厥，足大指不用**。支者，上膈注心，故为烦心与痛。溏者，水泄也。瘕者，痢疾也。水闭者，土病不能治水也，水闭则湿热壅而为疸，为不卧。脾脉起于足踇以上膝股，肿与厥之所由生也。

心，手少阴也。是动则病嗌干心痛，渴而欲饮，是为臂厥。是主心所生病者，支者，从心系上咽，故嗌干心痛，火炎故渴。脉循臂内，故为臂厥。**目黄胁痛，臑臂内后廉痛厥，掌中热痛**。脉系目系，故目黄。出腋下，故胁痛。循臂入掌，故有热痛等症。

小肠，手太阳也。是动则病嗌痛颔肿，不可以顾，肩似拔，臑似折。经脉循咽下膈，支者循颈上颊，循臑绕肩，故为病如上。**是主液所生病者**，小肠分水谷，故主液。**耳聋目黄颊肿，颈颔肩臑肘臂外后廉痛**。皆经脉所及也。

膀胱，足太阳也。是动则病冲头痛，本经脉上额入脑，故邪气冲而头痛。**目似脱，项如拔，脊痛腰似折，髀不可以曲，腘如结，腨如裂，是为踝厥**。皆经脉所及之病也。**是主筋所生病者**，周身之筋，惟足太阳至多至大，故凡筋症，皆足太阳水亏也。**痔疟狂癫疾**，脉入肛，故为痔。经属表，故为疟。邪入太阳，故为狂癫。**头囟项痛，目黄泪出鼽衄，项背腰尻腘腨脚皆痛，小指不用**。皆本经所过之症。

肾，足少阴也。是动则病饥不欲食，水中有火，为脾之母。真火不生土则脾虚，虽饥不能食矣。**面如漆柴，咳唾则有血，喝喝而喘**，肾之本色见者，精衰故也，吐血与喘，水虚而火刑金也。**坐而欲起，目䀮䀮如无所见**。坐而欲起，阴虚则不能静也，肾虚则瞳神昏眩，故无所见也。**心如悬若饥状**，相火不宁，君主亦不自安也。如悬若饥，心肾不交也。**气不足则善恐，心惕惕如人将捕之，是为骨厥。**肾志恐，故如捕也，肾主骨，故为骨厥。**是主肾所生病者，口热舌干，咽肿上气，嗌干及痛，烦心心痛。**经脉之病也。**黄疸肠澼，**黄疸肠澼，咎由湿热，水虚者多有之。**脊股内后廉痛，痿厥嗜卧，足下热而痛。**皆经脉所及之病，精竭者神疲，故嗜卧。身半以下，肾所主也，故足痛。

心主，手厥阴心包络也。**是动则病手心热，臂肘挛急，腋肿，甚则胸胁支满，心中憺憺大动，**皆经脉之所及。**面赤目黄，喜笑不休。**心之华在面，在声为笑，故见症如此。**是主脉所生病者，**心主血脉。**烦心心痛，掌中热。**经脉病也。

三焦，手少阳也。**是动则病耳聋，浑浑淳淳，嗌肿喉痹。**经脉所过之病。**是主气所生病者，**三焦为水府，水病必由于气。**汗出，目锐眦痛，颊痛，耳后肩臑肘臂外皆痛，小指次指不用。**三焦出气，以温肌肉，充皮肤，故为汗出诸病，皆经脉所过也。

胆，足少阳也。**是动则病口苦，善太息，**胆病汁溢，故口苦。胆郁则太息。**心胁痛不能转侧，**别脉贯心循胁。**甚则面微有尘，体无膏泽，**别脉散于面，胆受金残，则燥症见矣。**足外反热，是为阳厥。**本经脉出外踝之前，故足外反热。热上逆，名阳厥。**是主骨所生病者，**胆而主骨病者，乙癸同元也。**头痛颔痛，目锐眦痛，缺盆中肿痛，腋下肿，马刀侠瘿。**马刀，瘰疬也。侠瘿，侠颈之瘤也。**汗出振寒，疟，**少阳居三阳之中，半表半里，故阳胜则汗出，风胜则振寒而为疟也。**胸胁肋髀膝外至胫绝骨外踝前，及诸节皆痛，小指次指不用。**皆经脉所过之病。

肝，足厥阴也。**是动则病腰痛不可以俯仰，**支别者，与太阴、少阳之脉同结腰踝，故腰痛。**丈夫㿗疝，妇人少腹肿，**脉循阴器，故控睾而痛为疝症。妇人少腹肿，亦疝也。**甚则嗌干，面尘脱色。**脉循喉上额，支者从目系下颊，故其病如此。**是肝所生病者，胸满呕逆飧泄，狐疝遗溺闭癃。**上行者挟胃贯膈，下行者过阴器，故为是诸病。

《通评虚实论》曰：邪气盛则实，精气夺则虚。此二语为医宗之纲领，万世之准绳。其言若浅而易明，其旨实深而难究。夫邪气者，风、寒、暑、湿、燥、火。精气，即正气，乃谷气所化之精微。盛则实者，邪气方张，名为实症，三候有力，名为实脉。实者泻之，重则汗吐下，轻则清火降气是也。夺则虚者，亡精失血，用力劳神，名为内夺；汗之下之，吐之清之，名为外夺。气怯神疲名为虚症，三候无力名为虚脉。虚者补之，轻则温补，重则热补是也。无奈尚子和、丹溪之说者，辄曰泻实，尚东垣、立斋之说者，辄曰补虚，各成偏执，鲜获圆通，此皆赖病合法耳，岂所谓法治病乎？精于法者，止辨虚实二字而已。其中大实大虚，小实小虚，似实似虚，更贵精详。大虚者，补之宜峻宜温，缓则无功也。大实者，攻之宜急宜猛，迟则生变也。小虚者，七分补而三分攻，开其一面也。小实者，七分攻而三分补，防其不测也。至于似虚似实，举世淆讹，故曰至虚有盛候，反泻含冤；大实有羸状，误补益疾，辨之不可不精，治之不可不审也。或攻邪而正始复，或养正而邪自除，千万法门，只图全其正气耳。嗟乎！实而误补，固必增邪，尚可解救，其祸犹小；虚而误攻，真气立尽，莫可挽回，其祸至大。生死关头，良非渺小，司命者其慎之哉！

《调经论》帝曰：**阳虚则外寒，阴虚则内热，阳盛则外热，阴盛则内寒，不知其所由然也。岐伯曰：阳受气于上焦，以温皮肤分肉之间，令寒气在外，则上焦不通，上焦不通，则寒气独留于外，故寒栗。**阳气者，卫外而为固者也。阳虚则无气以温皮肤，命曰无火。上焦所以不通，独有寒气而已矣。**帝曰：阴虚生内热奈何？岐伯曰：有所劳倦，形气衰少，谷气不盛，上焦不行，下脘不通。胃气热，热气熏胸中，故内热。**阴气营于内者也。有所劳倦，则脾胃受伤。脾主肌肉，亦主运化谷气，以生真气，土衰则形肉与中气俱衰。谷气减少，脾虚下陷则上焦不行，下脘不通矣。脾阴不足则胃热，肺居胸中，热上熏肺则内热也。此言劳倦伤脾，故见症如上。若色欲所伤，真水耗竭，火无所畏，亢而刑金，此之内热，尤为难疗。**帝曰：阳盛生外热奈何？岐伯曰：上焦不通利，则皮肤致密，腠理闭塞，玄府不通，卫气不得泄越，故外热。**阳主在上，又主在表，故阳亢则上壅而表热，此伤寒之候也。**帝曰：阴盛生内寒奈何？岐伯曰：厥气上逆，寒气积于胸中而不泻，不泻则温气去，寒独留，则血凝泣，凝则脉不通，其脉盛大以涩，故中寒。**寒气入脏，则阳气去矣。寒独留者，如冬令严寒，万物闭蛰之象，故脉不通而涩。此内伤之候也。

《调经篇》云：**因饮食劳倦，损伤脾胃，始受热中，末传寒中。**始受者，病初起也。末传者，久而不愈也。初起病时，元气未虚，邪气方实，实者多热。及病之久，邪气日退，正气日虚，虚者多寒。古人立法，于始受热中者，实则泻其子。夫肺金为脾土之子而实主气，气有余便是火，故凡破气清火之剂，皆所以泻其子也。于末传寒中者，虚则补其母。夫少火为脾土之母而实主运行三焦，熟腐五谷，故凡温中益火之剂，皆所以补其母也。每见近世不辨虚实，一遇脾病，如胀满，如停滞，如作痛，如发热之类，概以清火疏气之药投之，虚虚之祸，可胜数哉！

《玉机真脏论》曰：**脉盛，皮热，腹胀，前后不通，闷瞀，此谓五实。**实者，邪气实也。心受邪则脉盛，肺受邪则皮热，脾受邪则腹胀，肾受邪则前后不通，肝受邪则闷瞀。肝脉贯膈，气逆上也。**脉细，皮寒，气少，泄利前后，饮食不入，此谓五虚。**虚者，正气虚也。心虚则脉细，肺虚则皮寒，肝虚则气少，肾虚则泄利前后，脾虚则饮食不入。五实五虚，皆死候也。**浆粥入胃，泄注止，则虚者活。**治虚之法，先扶根本。浆粥入胃则脾土将复，泄注既止则肾水渐固，虽犯虚死，自可回生也。**身汗得后利，则实者活。**治实之法，汗下为要，身既得汗则表邪解，后既得利则里邪去，虽犯实死之条，邪退则活矣。

《举痛论》帝曰：**余知百病生于气也，怒则气上，喜则气缓，悲则气消，恐则气下，寒则气收，炅则气泄，惊则气乱，劳则气耗，思则气结，九气不同，何病之生？**岐伯曰：**怒则气逆，甚则呕血及飧泄，故气上矣。**肝木主春升之令，怒伤之，如雷奋九天，故气逆也。血属阴，主静定而润下，肝逆而上，且为血海，则阴血不得安其静定之常，故呕逆也。木旺侮脾，脾伤则不化谷而飧泄，是以气逆而上也。**喜则气和志达，荣卫通利，故气缓矣。**和达通利，若不为病矣。不知大喜则气散而不收，缓慢不能摄持，故《本神》曰：喜乐者，神惮散而不藏是也。**悲则心系急，肺布叶举，而上焦不通，荣卫不散，热气在中，故气消矣。**悲生于心，故心系急。并于肺，则肺叶举。不通不散，则气壅而为火。火主刑金，金主气，故气消也。**恐则精却，却则上焦闭，闭则气还，还则下焦胀，故气不行矣。**恐伤肾则精却，却者，退而不能上输也。上焦闭则失上升之路，还而下陷。夫气以上升为行，下陷则不行矣。**寒则腠理闭，气不行，故气收矣。**寒束其外，则腠理闭密，阳气不舒，冻而收敛矣。**炅则腠理开，营卫通，汗大泄，故气泄矣。**炅者，热也。如天行夏令，腠理开通，气从汗散，故曰气泄。**惊则心无所倚，神无所归，虑无所定，故气乱矣。**卒然惊骇，则神志飘荡，动而不宁。主不明，则天下乱，即气乱之旨也。**劳则喘息汗出，外内皆越，故气耗矣。**用力太过，则疲劳而气动，内则奔于肺而为喘，外则达于表而为汗，故曰外内皆越，而气自耗矣。**思则心有所存，神有所归，正气留而不行，故气结矣。**思则志凝神聚，气乃留而不散，故名为结。

《风论》曰：**风者，善行而数变，腠理开则洒然寒，闭则热而闷。**风属阳而性动，故善行数变。其寒也则衰食饮，其热也则消肌肉，故使人怢栗而不能食。寒则胃气不能健运，故食衰。热则津液润泽，故消瘦。怢栗，即战栗也。

风气与阳明入胃，循脉而上至目内眦，其人肥则风气不得外泄，则为热中而目黄；人瘦则外泄而寒，则为寒中而泣出。 风气入胃，胃脉上行目系，人肥则腠密而邪不得泄。故热中而目黄。人瘦则腠疏而邪气易泄，故寒中而泣出。**风气与太阳俱入，行诸脉俞，散于分肉之间，与卫气相干，其道不利，故使肌肉愤膜而有疡，卫气有所凝而不行，故其肉有不仁也。** 五脏六腑之俞，皆附于背，故风由太阳经入者，邪必行诸脉俞而散于分肉。分肉者，卫气之所行也，卫气昼行于阳，自太阳始，风与卫相薄，故气道涩而不利。风气凝结，故愤膜肿胀而为疮疡。卫气因风，时或不行，则痹而不仁也。**疡者，有荣气热胕，其气不清，故使鼻柱坏而色败，皮肤疡溃。风寒客于脉而不去，名曰疠风。** 风寒客于血脉，则营气热而胕溃。气者，肺所治也，不清则金化不行，鼻与皮毛皆肺主之，故鼻柱坏，色败者，皮毛槁也。《脉要精微论》曰脉风或为疠也。疠者，恶也。

风中五脏六腑之俞，亦为脏腑之风，各入其门户所中，则为偏风。 风入于脏腑之俞，随俞左右而偏中之，则为偏风，即偏枯也。**风气循风府而上，则为脑风。** 风府，督脉穴名。**风入系头，则为目风，眼寒。** 太阳之脉起于目内眦，故目风眼寒。**饮酒中风，则为漏风。** 酒性温散，善开玄府，故醉后易于中风。漏者，言汗漏而风客也。**入房汗出中风，则为内风。** 内耗其精，外开腠理，风乘虚犯，名为内风。**新沐中风，则为首风。久风入中，则为肠风飧泄。** 风久而传入肠胃，热则肠风下血，寒则飧泄泻利。**外在腠理，则为泄风。** 偶当汗泄，而风客于腠，名为泄风。**故风者，百病之长也，至其变化，乃为他病也，无常方，然致有风气也。** 长者，始也。《骨空论》曰：风为百病之始。风之始入，自浅而深，至于变化，乃为他病，故为百病之长。无常方者，言风病变化，无常方体，而其致之者，则皆因于风耳。

《评热病论》曰：邪之所凑，其气必虚。元气充周，病无从人。气虚则不能卫外而为固，玄府不闭，风邪因而客焉。

《厥论》曰：阳气衰于下，则为寒厥；阴气衰于下，则为热厥。厥者，逆也。下气逆上，忽眩仆不知人事，轻者渐苏，重则即死。阴阳之气衰于下，则寒热二厥由之而生也。

前阴者，宗筋之所聚，太阴、阳明之所合也。 宗筋者，众筋之所聚也，足之三阴、阳明、少阳及冲、任、督、跷筋脉皆聚于此，独言太阴、阳明之合，重水谷之脏也。胃为水谷之海，主润宗筋，又阴阳总宗筋之会，会于气街，而阳明为之长也。**春夏则阳气多而阴气少，秋冬则阴气盛而阳气衰。此人者质壮，以秋冬夺于所用，下气上争不能复，精气溢下，邪气因从之而上也**，秋冬之令，天气收藏，恃壮而喜内，则与令违，此夺于所用也。精竭于下，必上争而求救于母气，肾所去者太过，肺所生者不及，故不能复也。既已不足，精气复下，则阳虚而阴邪胜之，故寒气逆上也。**气因于中**，上则肺主气，下则肾纳气，上下之气皆因谷气所化，水谷在胃，土居中州，故曰气因于中。**阳气衰，不能渗营其经络，阳气日损，阴气独在，故手足为之寒也。**四肢皆禀气于胃，胃中之阳气衰，不能充满其经络，阳败则阴胜，故手足寒也。

酒入于胃，则络脉满而经脉虚，经脉在内深而不见，属阴者也；络脉在外浮而可见，属阳者也。酒者，熟谷之液，其气悍疾，为阳，故先充络脉。酒热伤阴，故阳脉满而经脉虚也。**脾主为胃行其津液者也，阴气虚则阳气入，阳气入则胃不和，胃不和则精气竭，精气竭则不营其四肢也。**胃受水谷，脾则行其津液，湿热伤脾，则阴虚阳亢，胃乃不和，水谷之精气竭矣，岂能营四肢乎？**此人必数醉若饱以入房，气聚于脾中不得散，酒气与谷气相薄，热盛于中，故热遍于身，内热而溺赤也。夫酒气盛而慓悍，肾气有衰，阳气独胜，故手足为之热也。**醉饱入房，脾肾交伤，阴日竭而阳日亢，故手足热也。按：厥有寒热，未有不本于酒色，故知慎饮食、远房帏者，厥其免夫。

《刺热篇》曰：**肝热病者，左颊先赤；心热病者，额先赤；脾热病者，鼻先赤；肺热病者，右颊先赤；肾热病者，颐先赤。**肝应东方，故左颊先赤；心应南方，故额庭先赤；脾应中央，故鼻先赤；肺应西方，故右颊先赤；肾应北方，故两颐先赤。

《热论篇》帝曰：**今夫热病者，皆伤寒之类也，或愈或死，其死皆以六七日间，其愈皆以十日以上者何也？**伤寒者，受冬月寒邪也。冬三月病者为正伤寒，至春变为温病，至夏变为热病，不曰至秋变为凉病者，太阳寒水之邪，遇长夏之土而胜也？岐伯对曰：**巨阳者，诸阳之属也**，巨阳者，太阳也，太阳为六经之长，总摄诸阳。**其脉连于风府，故为诸阳主气也。人之伤于寒也，则为病热，热虽盛不死。**寒郁于内，皮肤闭而为热，寒散即愈，故曰不死。**其两感于寒而病者，必不免于死。**两感者，一日太阳与少阴同病，在膀胱则头痛，在肾则口干烦满；二日阳明与太阴同病，在胃则身热谵语，在脾则肢满不欲食；三日少阳与厥阴同病，在少阳则耳聋，在厥阴则囊缩。三日传遍，再三日则死不待言矣。

伤寒一日，巨阳受之，故头项痛，腰脊强。太阳为三阳之表，而脉连风府，故伤寒多从太阳始。太阳经脉从头项下肩，挟脊抵腰，故其病如此。**二日阳明受之，阳明主肉，其脉挟鼻络于目，故身热目疼而鼻干，不得卧也。**胃不和则卧不安是也；**三日少阳受之，少阳主胆，其脉循胁络于耳，故胸胁痛而耳聋。**邪传少阳者，三阳已尽，将传太阴，故为半表半里。邪在阴则寒，在阳则热，在半表半里，故寒热往来也。**三阳经络皆受其病，而未入于脏者，故可汗而已。**三阳为表，属腑，故可汗而愈也。未入于脏者，深明入脏则不可轻汗也。**四日太阴受之，太阴脉布胃中络于嗌，故腹满而嗌干。**邪在三阳，失于汗解，则传三阴，自太阴始也。**五日少阴受之，少阴脉贯肾络于肺，系舌本，故口燥舌干而渴。**肾本属水，而热邪耗之，故燥渴也。**六日厥阴受之，厥阴脉循阴器而络于肝，故烦满而囊缩。**传至厥阴而六经遍矣，邪热已极，故为烦满。**三阴三阳，五脏六腑皆受病，荣卫不行，五脏不通，则死矣。**六经传遍而邪不解，脏腑皆受病矣。气血乏竭，营卫不行，则五脏之经脉不通，不死安待？**其未满三日者，可汗而已；其满三日者，可泄而已。**已者，愈也。未满三日，其邪在表，发汗则病已。满三日者，邪已传里，攻下则病已。此言大概也。日数虽多，脉浮而有三阳证者，当汗之。日数虽少，脉沉而有三阴证者，当下之，此至要之法也。

《疟论》帝曰：夫痎疟皆生于风，其蓄作有时者，何也？凡秋疟皆名痎，即其皆生于风。皆字，知诸疟之通称也。**岐伯对曰：疟之始发也，先起于毫毛，伸欠乃作，寒栗鼓颔，腰脊俱痛；寒去则内外皆热，头痛如破，渴欲冷饮。阴阳上下交争，虚实更作，阴阳相移也。**阳主上行，阴主下行，邪乘之则争矣。阳虚则外寒，阴虚则内热，阳盛则外热，阴盛则内寒。邪入于阴，则阴实阳虚，邪入于阳，则阳实阳虚，故曰更作，曰相移也。**阳并于阴，则阴实而阳虚，阳明虚则寒栗鼓颔也。**阳明虚则阴虚而阴实，故寒栗也。脉循颐颊，故鼓颔也。**巨阳虚，则腰背头项痛；三阳俱虚则阴气胜，阴气胜则骨寒而痛。**《终始》曰：病痛者，阴也。阴盛故头痛，骨亦痛也。**寒生于内，故中外皆寒；阳盛则外热，阴虚则内热，外内皆热，则喘而渴，故欲冷饮也。**邪在阳分，则内外皆热。故喘渴而冷饮。**此皆得之夏伤于暑，热气盛，藏于皮肤之内，肠胃之外，此营气之所舍也。**夏暑汗泄，何病之有？或凄怆水寒，或乘风纳凉，是热大盛，不能发越，邪气以营为舍矣。**此令人汗空疏，腠理开，**此明风邪易客也。**因得秋气，汗出遇风，及得之以浴，水气舍于皮肤之内，与卫气并居。**暑邪既伏，秋风收之，又因浴水而疟作矣。**卫气者，昼日行于阳，夜行于阴，此气得阳而外出，得阴而内薄，内外相薄，是以日作**。卫气之行于身也，一日一周。邪气与卫气并居，与卫气同行，故疟亦一日一作，此卫受邪，浅而易治也。

其气之舍深，内薄于阴，阳气独发，阴邪内著，阴与阳争不得出，是以间日而作也。邪之所居者，深入于脏，是内薄于阴分矣。阳气独发者，卫阳之行犹故也，而邪之薄于阴者，迟而难出，故间日而作。

邪气客于风府，循膂而下，风府，督脉穴也。膂者，脊两旁也。下者，下行至尾骶也。**卫气一日一夜大会于风府，其明日日下一节，故其作也晏**。卫气之行也，每日一会于风府。若邪客风府，必循膂而下，其气渐深，则日下一节。自阳就阴，其会渐迟，故其作渐晏也。

其出于风府，日下一节，二十五日下至骶骨，二十六日入于脊内，注于伏膂之脉，项骨三节，脊骨二十一节，共二十四节。邪自风府日下一节，故二十五日下至尾骶，复自后而前，二十六日入于脊内，注伏膂之脉。**其气上行，九日出于缺盆之中，其气日高，故作日益早也**。邪在伏膂，循脊而上，无关节之阻，故九日而出缺盆。其气日高，则自阴就阳，其邪日退，故作渐早也。

夫寒者，阴气也，风者，阳气也，先伤于寒而后伤于风，故先寒而后热也，病以时作，名曰寒疟。先伤于风而后伤于寒，故先热而后寒也，亦以时作，名曰温疟。时作者，或一日，或间日，不愆其期也。其但热而不寒者，阴气先绝，阳气独发，则少气烦冤，手足热而欲呕，名曰瘅疟。

邪气与卫客于六腑，而有时相失，不能相得，故休数日乃作也。此即三日疟也，邪气深重，病在三阴，邪气不能与卫并出，故休数日乃发。数字当作三字。

温疟者，得之冬中于风，寒气藏于骨髓之中，至春则阳气大发，邪气不能自出，因遇大暑，脑髓烁，肌肉消，腠理发泄，或有所用力，邪气与汗皆出，此病藏于肾，其气先从内出之于外也。肾主冬令，其应在骨，故冬受风寒，邪伏骨髓，至春夏有触而发，自内而达于外者也。**如是者，阴虚而阳盛，阳盛则热矣，衰则气复反入，入则阳虚，阳虚则寒矣，故先热而后寒，名曰温疟**。此冬受寒邪，至春发为温疟，即伤寒也。故《伤寒论》有温疟一症，盖本诸此。

瘅疟者，肺素有热，气盛于身，厥逆上冲，中气实而不外泄，因有所用力，腠理开，风寒舍于皮肤之内、分肉之间而发，发则阳气盛，阳气盛而不衰则病矣。其气不及于阴，故但热而不寒，气内藏于心，而外舍于分肉之间，令人消

烁脱肉，故命曰瘅疟。肺素有热，气藏于心，即此二语，火来乘金，阴虚阳亢，明是不足之症，挟外邪而然，故温疟、瘅疟皆非真疟也。

《咳论》曰：皮毛者，肺之合也。皮毛先受邪气，邪气以从其合也。其寒饮食入胃，从胃脉上至于肺则肺寒，肺寒则内外合邪，因而客之，则为肺咳。五脏各以其时受病，非其时各传以与之。人与天地相参，故五脏各以治时感于寒则受病，微则为咳，甚则为泄、为痛。乘秋则肺先受邪，乘春则肝先受之，乘夏则心先受之，乘至阴则脾先受之，乘冬则肾先受之。五脏六腑皆能成咳，然必肺先受邪而传之于各经也。邪，寒邪也。所谓形寒饮冷则伤肺是也。五脏各以其时受病，轻者浅而在皮毛，重者深而在肠胃。故咳，外症也。泄，里症也。寒在表则身痛，寒在里则腹痛，曰先受之者，次必及乎肺而为咳也。

肺咳之状，咳而喘息有音，甚则唾血。肺主气而司呼吸，故喘息有音。**心咳之状，咳则心痛，喉仲介介如梗状，甚则咽肿喉痹。**心脉上挟于咽，故喉中如梗，至于痹则痛矣。**肝咳之状，咳则两胁下痛，甚则不可以转，转则两胠下满。**肝之脉布胁肋，故胁下痛。胠，胁之下也。**脾咳之状，咳则右胠下痛，阴阴引肩背，甚则不可以动，动则咳剧。**脾脉上膈挟咽，其支者复从胃别上膈。脾处右，故右胠下痛，痛引肩背也。脾土喜静，动则违其性，故增剧也。**肾咳之状，咳则腰背相引而痛，甚则咳涎。**肾脉贯脊，系于腰背，故相引而痛。肾属水，主涎，故为咳涎也。

五脏之久咳，乃移于六腑。脾咳不已，则胃受之；胃咳之状，咳而呕，呕甚则长虫出。胃者，脾之妻也，故脾咳必传于胃而为呕唾。长虫处于胃，呕甚则随气而出也。**肝咳不已，则胆受之；胆咳之状，咳呕胆汁。**胆汁者，苦汁也。**肺咳不已，则大肠受之；大肠咳状，咳而遗矢。**遗矢者，大便不禁也。**心咳不已，则小肠受之；小肠咳状，咳而失气，气与咳俱失。**大肠之气由于小肠之化，故小肠咳，则气达于大肠，而转失气也。**肾咳不已，则膀胱受之；膀胱咳状，咳而遗溺。**膀胱为津液之府，故遗溺。**久咳不已，则三焦受之；三焦咳状，咳而腹满，不欲食饮。**久咳，则上中下三焦俱病，一身之气皆逆，故腹满不能食饮也。**此皆聚于胃，关于肺，使人多涕唾而面浮肿气逆也。**聚于胃者，胃为五脏六腑之本也。关于肺者，肺为皮毛之合也。涕唾者，肺与胃司之。面浮肿者，气上逆而急也。

《经脉别论》曰：**夜行则喘出于肾，淫气病肺。**夜属于阴，行则劳其身半以下，且夜行多恐，故喘出于肾也。肾水伤，则无以禁火之炎，而肺金受贼矣。

有所堕恐，喘出于肝，淫气害脾。堕而恐者，伤筋损血，故喘出于肝，肝木伐土，故害脾也。有所惊恐，喘出于肺，淫气伤心。且惊且恐，则气衰而神乱。肺主气，心藏神，故二脏受伤也。度水跌仆，喘出于肾与骨。水气通于肾，跌仆伤其骨，故喘出焉。当是之时，勇者气行则已，怯者着而为病也。勇者气足神全，故一时所动之气，旋即平复，不足之人，随所受而成病矣。

《腹中论》曰：心腹满，旦食则不能暮食，名为鼓胀。胀甚则腹皮绷急，中空无物，鼓之如鼓，故名鼓胀。治之以鸡矢醴，一剂知，二剂已。鸡胃能消金石，其矢之性等于巴硇，通利二便，消积下气。但宜于壮实之人，虚者服之，祸不旋踵。即经云一剂便知其效，二剂便已其病，亦状其猛利也。用干羯鸡矢一升，炒微焦，入无灰酒三碗，煎至减半，取清汁，五更热饮，即腹鸣，辰巳时行二三次，皆黑水也。饮一剂，觉足有皱纹，饮二次即愈矣。

《灵枢·胀论》曰：夫心胀者，烦心短气，卧不安。肺胀者，虚满而喘咳；肝胀者，胁下满而痛引小腹；脾胀者，善哕，四肢烦悗，体重不能胜衣，卧不安；肾胀者，腹满引背央央然，腰髀痛。此五脏之胀也。闷乱曰悗。央央者，困苦之貌。胃胀者，腹满，胃脘痛，鼻闻焦臭，妨于食，大便难；大肠胀者，肠鸣而痛濯濯，冬日重感于寒，则飧泄不化。小肠䐜胀者，小腹胀，引腰而痛；膀胱胀者，少腹满而气癃；三焦胀者，气满于皮肤中，轻轻然而不坚；胆胀者，胁下痛胀，口中苦，善太息。此六腑之胀也。濯濯，肠鸣水声也。飧泄，完谷不化也。气癃者，小便不利也。厥气在下，营卫留止，寒气逆上，真邪相攻，两气相搏，乃合为胀也。厥逆之气自下而上，则营卫之行失其常度，真气与邪气相攻，合而为胀也。

《灵枢·水胀》曰：目窠上微肿，如新卧起之状，目之下为目窠，如新卧起者，形如卧蚕也。其颈脉动，时咳，颈脉，足阳明人迎也。阳明之脉自人迎下循腹里，而水邪乘之，故为颈脉动，水之标在肺，故时咳。阴股间寒，足胫肿，腹乃大，其水已成矣。以手按其腹，随手而起，如裹水之状，此其候也。此上皆言水肿之候。

肤胀者，寒气客于皮肤之间，鏧鏧然不坚，腹大，身尽肿，皮厚，鏧鏧鼓声也。寒气客于皮肤，阳气不行，病在气分，故有声如鼓。气本无形，故不坚。气无所不至。故腹大、身尽肿而皮厚也。按其腹，窅而不起，腹色不变，此其候也。气在肤间，按散者不能猝复，故窅而不起。皮厚，故腹色不变也。

鼓胀者，腹胀、身皆大，大与肤胀等也，色苍黄，腹筋起，此其候也。鼓胀、肤胀，大同小异，只色苍黄、腹筋起为别耳。

夫肠覃者，寒气客于肠外，与卫气相搏，气不得荣，因有所系，癖而内著，**恶气乃起，瘜肉乃生。**覃之为义，延布而深也。寒气薄卫，滞而不行，留于肠外，故癖积起、瘜肉生也。**其始生也，大如鸡卵，稍以益大，至其成如怀子之状，久者离岁，按之则坚，推之则移，月事以时下，此其候也。**离岁，越岁也。邪在肠外，不在胞中，故无妨于月事。皆由汁沫所聚，非血病可知也。

石瘕生于胞中，寒气客于子门，子门闭塞，气不得通，恶血当泻不泻，衃**音丕以留止，日以益大，状如怀子，月事不以时下，皆生于女子，可导而下。**衃，败血凝聚也。子门闭塞，衃血留止，其坚如石，故名石瘕。月事不以时下，无经可至也，可以导血之剂下之。按：肠覃、石瘕皆言月事，则此二症惟女人有之，故曰皆生于女子也。

《平人气象论》曰：**颈脉动喘疾咳，曰水。**颈脉，乃结喉旁动脉，足阳明之人迎也。水气上逆，则侵犯阳明，故颈脉动。水溢于肺，则喘而咳。**目裹微肿，如卧蚕起之状，曰水。**目之下胞曰目裹，胃脉之所至，脾脉之所主。若微肿如卧蚕状，是水气犯脾胃也。**溺黄赤安卧者，黄疸。**溺色黄赤而安卧自如，必成黄疸也。**已食如饥者，胃疸。**胃热善消谷，故虽食常饥，此名胃疸。**面肿曰风。**风为阳邪，故曰高巅之上，惟风可到，此面肿所以属风也。**足胫肿曰水。**水为阴邪，润下之品，故足肿，肿者为水也。**目黄者曰黄疸。**诸经有热，皆上熏于目，故黄疸者目黄。

《举痛论》曰：**经脉流行不止，环周不休，寒气入经而稽迟，泣而不行，客于脉外则血少，客于脉中则气不通，故卒然而痛。**泣者，涩而不利也。

寒气客于脉外则脉寒，脉寒则缩蜷，缩蜷则脉绌急，绌急则外引小络，故卒然而痛，得炅则痛立止。经脉受寒则缩蜷，缩蜷则急，故卒痛。然客于脉外者，其邪浅，故才得炅气则立止也。**因重中于寒，则痛久矣。**重者，重复受寒也。伤之深，故不易愈也。**寒气客于经脉之中，与炅气相薄则脉满，满则痛而不可按也。**营行脉中，血不足者，脉中常热，新寒与故热相薄，则邪实而脉满，按之则痛愈甚，故不可按也。**寒气客于肠胃之间，膜原之下，血不得散，小络急引故痛。按之则血气散，故按之痛止。**膜，脂膜与筋膜也。原者，肓之原，即腹中空隙之处。血凝则小络急痛，按着空处，则寒散络缓，故痛止。非若经脉之无罅隙者，按之愈痛也。**寒气客于挟脊之脉，则深按之不能及，故按之无益也。**挟脊者，足太阳经也。其最深者，则伏冲、伏膂之脉，故手按不能及其处也。**寒气客于冲脉，冲脉起于关元，随腹直上，寒气客则脉不通，脉不通则气因之，故喘动应手矣**。冲脉起于胞中，即关元也，其脉并足少阴肾经夹脐上行，会于咽喉，而肾脉上连于肺，犯寒则脉不通，而气因以逆，故喘。曰应手者，动之甚也。**寒气客于背俞之脉则脉泣，脉泣则血虚，血虚则痛，其俞注于心，故相引而痛；按之则热气至，热气至则痛止矣**。背俞，五脏俞也，皆足太阳经穴。太阳之脉循膂当心，上出于项，故寒气客之则脉泣血虚，背与心相引而痛，因其俞注于心也。血虚而痛，故按之而痛止。**寒气客于厥阴之脉，厥阴之脉者，络阴器，系于肝，寒气客于脉中，则血泣脉急，故胁肋与少腹相引痛矣**。少腹，胁肋，皆肝之部分也。**厥气客于阴股，寒气上及少腹，血泣在下相引，故腹痛引阴股**。厥气，寒而上逆之气也。阴股、少腹，乃足三阴、冲脉所由行也。**寒气客于小肠膜原之间，络血之中，血泣不得注于大经，血气稽留不得行，故宿昔而成积矣**。小肠为受盛之腑，化物出焉。寒气客于膜原及小络，则血涩不得注于大经，化物失职，久而成积矣。**寒气客于五脏，厥逆上泄，阴气竭，阳气未入，故卒然痛死不知人，气复反则生矣**。五脏皆受邪，厥逆而泄越于上，阴气暴竭，阳气未能遽入，故卒然痛死。或得炅，则气复返而生矣。**寒气客于肠胃，厥逆上出，故痛而呕也**。胃为水谷之海，肠为水谷之道，皆主行下者也。寒邪伤之，则逆而上出，故痛而呕。**寒气客于小肠，小肠不得成聚，故后泄腹痛矣**。小肠与丙火为表里，成聚，即受盛之义也。寒邪侮之，则失其受盛之常，故泄而腹痛。**热气留于小肠，肠中痛，瘅热焦渴，则坚干而不得出，故痛而闭不通矣**。大抵营卫脏腑之间，得热即行，遇冷即凝，故痛皆因于寒也。此一条独言热痛，却由于便闭不通，故痛，仍非火之自为痛也，故曰通则不痛，痛则不通。

《痹论》曰：**风寒湿三气杂至，合而为痹也**。痹者，闭也，不仁也。六气之中，风寒湿为阴邪。阴气合病，则闭塞成冬之象，故血气不流，经络壅闭而痹斯作矣。**其风气胜者为行痹**，风属阴中之阳，善行而数变，故为行痹。凡走注历节疼痛之类，俗名流火是也。**寒气胜者为痛痹**，阴寒之气乘于肌肉筋骨，则凝泣稽留，闭而不通，故为痛痹，即痛风也。**湿气胜者为着痹也**。着痹者，重着不移，湿从土化，故病在肌肉，不在筋骨也。

肺痹者，烦满喘而呕。肺在上焦，脉循胃口，故为烦满，喘而且呕。**心痹者，脉不通，烦则心下鼓，暴上气而喘，嗌干善噫，厥气上则恐**。脉者，心之合也，心受病则脉不通。心脉支者上挟咽，直者却上肺，故其病如此。厥逆则水邪侮火，故神伤而恐。恐者，肾志也。**肝痹者，夜卧则惊，多饮数小便，上为引如怀**。肝受邪则魂不安宁，故夜卧多惊。闭而为热，故多饮数小便也。上为引者，引饮也。如怀者，腹大如怀物也。木邪侮土，故为病如此。**肾痹者，善胀，尻以代踵，脊以代头**。肾者胃之关，肾痹则邪并及胃，故腹善胀，尻以代踵者，足挛不能伸也。脊以代头者，身偻不能直也。**脾痹者，四肢解惰，发咳呕汁，上为大塞**。脾主四肢，又主困倦，故为解惰。土伤则金亦伤，故咳。妻病故夫亦病，故呕。坤已不升，乾金不降，大塞之象也。**肠痹者，数饮而出不得，中气喘争，时发飧泄**。肠痹则下焦之气闭而不行，故数饮而溺不得出，气化不及州都，返而上逆，故喘争也。小便不利，则水液混于大肠，故飧泄也。**胞痹者，少腹膀胱按之内痛，若沃以汤，涩于小便，上为清涕**。胞，溺之脬也。膀胱气闭，则水液壅满，故按之内痛也。气闭则热，如汤之沃也。膀胱之脉从巅络脑，故小便下涩，清涕上出也。

痛者，寒气多也，有寒故痛也。寒则血气凝泣，故痛。《终始》曰：病痛者，阴也。**病久入深，营卫之行涩，经络时疏，故不痛**，此言病则营卫涩而必痛。其不痛者，经络有疏散之时，则不涩，故不痛也。**皮肤不营，故为不仁**。皮肤之间，无血以和之，故不仁也。**阳气少，阴气多，与病相益，故寒也**。痹病本属阴寒，若阳气不足之人，则寒从内起，与外病相助益，故寒也。**阳气多，阴气少，病气胜，阳遭阴，故为痹热**。其人阳气素盛，而遭阴寒之气，病气反为阳气胜矣，故为热痹。**其多汗而濡者，此其逢湿甚也，阳气少，阴气盛，两气相感，故汗出而濡也**。两气者，身中之气与外客之气。两气皆阴，互相感召，故汗出。《脉要精微论》曰：阴气有余为多汗身寒是也。

凡痹之类，逢寒则急，逢热则纵。寒则筋挛，故急；热则筋弛，故纵。

《痿论》曰：**肺热叶焦，则皮毛虚弱急薄，著则生痿躄也**。火来乘金，在内为肺叶焦枯，在外为皮毛虚薄。热气着而不去，则为痿躄。躄者，足不能行也。**心气热，则下脉厥而上，上则下脉虚，虚则生脉痿，枢折挈，胫纵而不任地也**。心火上炎，则三阴在下之脉亦厥逆而上，上盛则下虚，乃生脉痿。四肢关节之处，如枢纽之折，而不能提挈。足肿纵缓，而不能任地也。**肝气热，则胆泄口苦，筋膜干，筋膜干则筋急而挛，发为筋痿**。肝热则胆亦热，故汁溢而口苦。血海干枯，筋无以荣，则挛急而痿。**脾气热，则胃干而渴，肌肉不仁，发为肉痿**。脾与胃为夫妻，而开窍于口，故脾热则胃干而渴。脾主肌肉，热淫于内，则脾阴耗损，故肉不仁而为痿。**肾气热，则腰脊不举，骨枯而髓减，发**

为骨痿。腰者肾之府，脊者肾之所贯也。肾主骨，故骨枯为痿。

肺者，脏之长也，为心之盖也，肺位至高，故谓之长。覆于心上，故谓之盖。**有所失亡，所求不得，则发肺鸣，鸣则肺热叶焦。**有志不遂，则郁而生火。火来乘金，不得其平则自鸣。肺鸣者，其叶必焦。**大经空虚，发为肌痹，传为脉痿。**血不足，则大经空虚，无以充养肌肉，故先为肌痹，而后传于心，为脉痿也。**思想无穷，所愿不得，意淫于外，入房太甚，宗筋弛纵，发为筋痿，及为白淫。**思而不得，则意淫于外；入房太过，则精伤于内。阴伤而筋失所养，故为纵为痿。火动于中，水亏于下，乃为白淫。白淫者，男浊女带也。**有渐于湿，以水为事，若有所留，居处相湿，肌肉濡渍，痹而不仁，发为肉痿。**渐，染也。以水为事，常近水也，久于水则有所留矣。居处之地，又当卑湿，则肌肉受湿而濡渍，故顽痹而成肉痿也。**有所远行劳倦，逢大热而渴，渴则阳气内伐，内伐则热舍于肾，肾者水脏也，今水不胜火，则骨枯而髓虚，故足不任身，发为骨痿。**远行劳倦，则所伤在骨，逢大热者，或逢天令之热，或阴不足而本热。火则气太过，水液必耗，故骨枯髓虚而为痿也。

治痿者，独取阳明何也？阳明者，五脏六腑之海，主润宗筋，宗筋主束骨而利机关也。足阳明胃主纳水谷，变化气血，以充一身，故为五脏六腑之海而下润宗筋。宗筋者，前阴所聚之筋，为诸筋之会，一身之筋皆属于此，故主束骨而利机关。**冲脉者，经脉之海也，主渗灌溪谷，与阳明合于宗筋，**冲脉为十二经之血海，故主渗灌溪谷。冲脉起于气街，并少阴之经，夹脐上行，阳明脉亦夹脐旁下行，故皆合于宗筋。**阴阳总宗筋之会，会于气街，而阳明为之长，皆属于带脉，而络于督脉。**宗筋聚于前阴，前阴者，足之三阴及阳明、少阳、冲、任、督、跷九脉之所会也。九脉之中，惟阳明为脏腑之海，冲脉为经脉之海，此一阴一阳总之，故曰阴阳总宗筋之会。会于气街者，气街为阳明之正脉，故阳明独为之长。带脉起于季胁，围周一身。督脉起于会阴，分三歧为任、冲而上行腹背，故诸经皆联属于带脉，支络于督脉也。**故阳明虚则宗筋纵，带脉不引，故足痿不用也。**

《逆调论》曰：**不得卧而息有音者，是阳明之逆也，足三阳者下行，今逆而上行，故息有音也。**足之三阳，其气皆下行；足之三阴，其气皆上行。此天气下降，地气上升之义，故阳明以上行为逆，逆则冲肺，故息有音也。**阳明者，胃脉也，胃者六腑之海，其气亦下行，阳明逆不得从其道，故不得卧也。胃不和则卧不安，此之谓也。**凡人之寤寐，由于卫气。卫气者，昼日行于阳，则动而为瘈，夜行于阴，则静而为寐。胃气逆上，则卫气不得入于阴，故不得卧。

《灵枢·邪客》曰：厥气客于五脏六腑，则卫气独卫其外，行于阳，不得入于阴。行于阳则阳气盛，阳气盛则阳蹻陷；不得入于阴，阴虚，故目不瞑。调其虚实，以通其道而去其邪，饮以半夏汤一剂，阴阳已通，其卧立至。不卧之病，有心血不足者，法当养阴；有邪气逆上者，法当祛邪。半夏汤者，去邪之法也。

以流水千里以外者八升，扬之万遍，取其清五升煮之，炊以苇薪，千里流水，取其流长源远，有疏通下达之义也。扬之万遍，令水珠盈溢，为甘澜水，可以调和阴阳。炊以苇薪者，取其火烈也。火沸，置秫米一升，治半夏五合，徐炊，令竭为一升半，火沸，言未投药而水先沸也。秫米，糯小米也，北人呼为小黄米，味甘性平，能养胃和中，用以为君。治半夏，犹言制过半夏也，味辛性温，能下气化痰，用以为臣。去其滓，饮汁一小杯，日三稍益，以知为度。知者，病愈也。故其病新发者，覆杯则卧，汗出则已矣。久者，三饮而已也。

《方盛衰论》曰：肺气虚则使人梦见白物，见人斩血籍籍，得其时则梦见兵战。金色本白，故梦白物。斩者，金之用也。虚者多畏怯，故见斩血籍籍也。得其时者，得金旺之时也。肾气虚则使人梦见舟船溺人，得其时则梦伏水中，若有畏恐。肾属水，故梦应之，得水旺之时，梦水益大也。畏恐，肾之志也。肝气虚则梦见菌香生草，得其时则梦伏树下不敢起。肝之应在木，虽当木旺之时，亦梦伏树下也。心气虚则梦救火阳物，得其时则梦燔灼。心合火，阳物即火之属也。得火旺之令，梦火益大也。脾气虚则梦饮食不足，得其时则梦筑垣盖屋。仓廪空虚，故思饮食，得土旺之令，则梦高土也。

《灵枢·淫邪发梦》曰：阴气盛则梦涉大水而恐惧，阳气盛则梦大火而燔灼，阴阳俱盛则梦相杀。俱盛则争。上盛则梦飞，下盛则梦堕，本乎天者亲上，本乎地者亲下，甚饥则梦取，甚饱则梦予。肝气盛则梦怒，肺气盛则梦恐惧、哭泣、飞扬，肺主气，故梦飞扬。心气盛则梦善笑恐畏，脾气盛则梦歌乐、身体重不举，肾气盛则梦腰脊两解不属。

厥气客于心，则梦见丘山烟火。客于肺，则梦飞扬，见金铁之奇物。客于肝，则梦山林树木。客于脾，则梦见丘陵大泽，坏屋风雨。客于肾，则梦临渊，没居水中。客于膀胱，则梦游行。客于胃，则梦饮食。客于大肠，则梦田野。大肠曲折纳污，类田野也。客于小肠，则梦聚邑冲衢。小肠为受盛之官，类冲衢也。客于胆，则梦斗讼自刳。胆性刚猛。自刳者，自剖其腹也。客于阴器，则梦接内。客于项，则梦斩首。客于胫，则梦行走而不能前，及居深地窌苑中。客于股肱，则梦礼节拜起。客于胞膻，则梦溲便。胞，即脬也。膻，大肠也。在前则梦溲，在后则梦便。

《脉要精微论》曰：短虫多则梦聚众，长虫多则梦相击毁伤。

《灵枢·痈疽》曰：血脉营卫，周流不休，上应星宿，下应经数。寒邪客于经络之中则血泣，血泣则不通，不通则卫气归之，不得复反，故痈肿。寒气化为热，热胜则腐肉，肉腐则为脓，脓不泻则烂筋，筋烂则伤骨，骨伤则髓消，不当骨空，不得泄泻，血枯空虚，则筋骨肌肉不相荣，经脉败漏，熏于五脏，脏伤故死矣。始受寒邪，血脉凝泣，久而不去，寒化为热，痈疽乃成。伤于脏者，死，不治。

痈发于嗌中，名曰猛疽，猛疽不治，化为脓，脓不泻，塞咽，半日死；其化为脓者，泻则合豕膏，冷食，三日已。猛疽，言其凶恶猛厉也。若脓已泻溃，当服豕膏，即猪脂之炼净者也。万氏方：治肺热暴喑，用猪脂一斤，去筋，入白蜜一斤，再炼少顷，滤净，冷定，不时挑服一匙，即愈。

发于颈，名曰夭疽，其痈大以赤黑，不急治，则热气下入渊腋，前伤任脉，内熏肝、肺，十余日而死矣。夭疽者，在天柱也，俗名对口。赤者，心之色；黑者，热极反兼胜己之化也。急须治之可活。若治之稍迟，或治之失宜，则毒流肺肝而死矣。

阳气大发，消脑留项，名曰脑烁，其色不乐，项痛而如刺以针，烦心者死不可治。阳大发者，毒太甚也。色不乐者，神伤而色变，即所谓色夭也。毒深，故痛如针刺。邪犯心君，故烦心而死。

发于肩及臑，名曰疵痈，其状赤黑，急治之，此令人汗出至足，不害五脏，痈发四五日逞焫之。肩臑下软白肉曰臑。此肺脉之病，肺主玄府，故遍身得汗也。毒从汗减，且非要害之所，故不害五脏也。逞者，急也。焫者，艾炷也，言宜急灸也。

发于腋下、赤坚者，名曰米疽，治之以砭石，欲细而长，疏砭之，涂以豕膏，六日已，勿裹之。砭石欲细者，恐伤肉也，欲长者，用在深也，故宜疏不宜密。勿裹之者，欲其气疏泄也。豕膏者，即猪油煎当归，以蜡收者也。其痈坚而不溃者，为马刀挟缨，急治之。挟当作侠，缨当作瘿。马刀者，瘰疬也。侠瘿者，侠颈之瘤属也。

发于胸，名曰井疽，其状如大豆，三四日起，不早治，下入腹，不治，七日死矣。井者，喻其深而恶也。发于胸者，近犯心主，治之宜早，下入腹，则五脏俱败，死期速矣。

发于膺，名曰甘疽，色青，其状如榖实瓜蒌，常苦寒热，急治之，去其寒热，十岁死，死后出脓。膺在胸旁高肉处，逼近在乳上也。穴名膺窗，足阳明胃之脉也。土味甘，故曰甘疽，色青者，肝木克土也。层房累累，状如楮实瓜蒌，软而不溃，中有所蓄如瓜子也。十岁死者，绵延难愈也。

发于胁，名曰败疵。败疵者，女子之病也，灸之，其病大痈脓，治之，其中乃有生肉，大如赤小豆。锉䔖、薽草根各一升，以水一斗六升煮之，竭为取三升，则强饮厚衣，坐于釜上，令汗出至足已。胁者，肝之部也，妇人多郁怒，故患此疮。䔖，芰也。薽，连翘也。二草之根俱能解毒。强饮者，乘其热而强饮之，复厚衣坐于热汤之釜。熏蒸取汗，汗出至足乃透，已者，愈也。

发于股胫，名曰股胫疽，其状不甚变，而痛脓搏骨，不急治，三十日死矣。股胫，大股也。状不甚变，外形不显也。痛脓搏骨，即所谓贴骨痈也。毒盛而深，能下蚀三阴、阳明之大经，故不为急治。法当三十日死矣。

发于尻，名曰锐疽，其状赤坚大，急治之，不治，三十日死矣。尻，尾骶骨也。穴名长强，为督脉之络，一名气之阴郄，故不治则死。

发于股阴，名曰赤施，不急治，六十日死，在两股之内，不治，十日而当死。股阴，大股内侧也，当足太阴箕门、血海及足厥阴五里、阴包之间，皆阴气所聚之处，故不治则死，若两股俱病，则伤阴之极，其死尤速。赤施者，想其当血海，故名。

发于膝，名曰疵痈，其状大痛，色不变，寒热如坚石，勿石，石之者死，须其柔，乃石之者生。石之者，砭也。色不变者，不红赤也。硬者禁用砭，软者方可用砭也。

诸痈疽之发于节而相应者，不可治也。发于阳者，百日死；发于阴者，三十日死。诸节者，神气所游行出入也。相应者，发于上而应于下，发于左而应于右，法在不治。发于三阳之分，毒浅在腑，其死缓。发于三阴之分者，毒深在脏，不出一月也。

发于胫，名曰兔啮，其状赤至骨，急治之，不治害人也。胫，足胫也。兔啮，如兔所啮伤也。为其在下，高低等于兔也。**发于内踝，名曰走缓，其状痈也，色不变，数石其输，而止其寒热，不死**。数石者，屡屡砭之也。其输，即肿处也。

发于足上下，名曰四淫，其状大痈，急治之，百日死。阳受气于四末，而大痈淫于其间，阳毒之甚也。时气更易，则真阴日败，逾三月而死矣。

发于足旁，名曰厉痈，其状不大，初如小指发，急治之，去其黑者，不消辄益，不治，百日死。去其黑者而犹不消，反益大焉，则百日必死矣。

发于足指，名曰脱痈，其状赤黑，死不治；不赤黑，不死。不衰，急斩之，不则死矣。六经原腧皆在于足，所以痈发于足者，多为凶候。至于足指又皆六井所出，色赤黑者，其毒尤甚。若不衰退，急斩去其指，庶可保生。若稍缓，毒发伤脏而死。

营卫稽留于经脉之中，则血泣而不行，不行则卫气从之而不通，壅遏而不得行，故热。大热不止，热胜则肉腐，肉腐则为脓。然不能陷，骨髓不为焦枯，五脏不为伤，故命曰痈。热气淳盛，下陷肌肤，筋髓枯，内连五脏，血气竭，当其痈下，筋骨良肉皆无余，故命曰疽。痈字从壅，疽字从阻，总是气血稽留，营卫不通之症。大而浅者为痈，六腑受伤，可无大患；深而恶者为疽，五脏受伤，大可忧畏，治之者顾可缓乎，顾可忽乎。疽者，上之皮夭以坚，上如牛领之皮。痈者，其皮上薄以泽。夭者，色枯暗也。牛皮，喻其厚也。泽者，光亮也。

《灵枢·玉版》曰：白眼青，黑眼小，是一逆也；内药而呕者，是二逆也；腹痛渴甚，是三逆也；肩项中不便，是四逆也；音嘶色脱，是五逆也。

《灵枢·寒热病》曰：身有五部：伏兔一，腓二，背三，五脏之腧四，项五。此五部有痈疽者死。伏兔者，胃之穴名，在膝上六寸，阴市上五寸。腓者，足肚也，即腨也。肾之脉上端内之筑宾穴。背者，五脏之所系也。腧者，五脏之所主也。项者，诸阳之要道也。犯此五者亦名五逆。

《灵枢·玉版》曰：腹胀，身热，脉大，是一逆也。身热脉大而又腹胀，表里之邪俱盛也。腹鸣而满，四肢清，泄，其脉大，是二逆也。腹满而清、泄，阴症也。脉大者，是脉与症反也。衄而不止，脉大，是三逆也。鼻衄在阴，脉大为阳，阳实阴虚，死，不治。咳且溲血脱形，其脉小劲，是四逆也。咳而溲血脱形，正气伤也。脉虽小而劲，邪仍在也。咳，脱形身热，脉小以疾，是谓五逆也。脱形，真气已衰。身热，邪气未化。细小疾数，气血两败之诊也。如是者，不过十五日而死矣。十五日交一节，言不能逾节也。

其腹大胀，四末清，脱形，泄甚，是一逆也。腹大胀者，邪正甚也。四肢冷而脱形泄甚，脾已绝矣。腹胀便血，其脉大，时绝，是二逆也。腹胀便血，阴脱也。脉大时绝，阳脱也。**咳，溲血，形肉脱，脉搏，是三逆也。**咳而溲者，气血俱损。形肉脱者，脾已绝。脉搏者，真脏见矣。**呕血，胸满引背，脉小而疾，是四逆也。**呕血而至胸满背曲，病已极矣。脉小属气败，脉疾属血败。**咳，呕，腹胀，且飧泄，其脉绝，是五逆也。**上为咳呕，中为胀满，下为飧泄，三焦俱病，六脉已绝。**如是者，不及一时而死。**不及一时者，不能周一日之时也。

《标本病传论》曰：**夫病传者，心病先心痛。**病在心者先心痛。**一日而咳，**心病传肺，火克金也。**三日胁支痛，**肺复传肝，金克木也，故胁支痛。**五日闭塞不通，身痛体重。**肝传脾，木克土也，脾病则闭塞不通。脾主肌肉，故身体重痛。**三日不已，死。**再三日不已，则脾又传肾，土克水也，五脏俱伤故死。**冬夜半，夏日中。**冬月夜半，水旺之极也。夏月日中，火旺之极也。火畏水，故冬则死于夜半。阳邪亢极，故夏则死于日中。盖衰极亦死，盛极亦死也。

肺病喘咳。肺主息，故病喘咳。**三日而胁支满痛，**三日而之肝，金克木也。**一日身重体痛，**一日之脾，木克土也。**五日而胀。**五日而之胃，脏传腑也。**十日不已，死。**十日不已，胃复传肾，五行之数已极，故死。**冬日入，夏日出。**此卯、酉二时，属燥金之化。

肝病头目眩，胁支满。肝开窍于目，而经脉布于胁肋。**三日体重身痛，**三日传脾。**五日而胀，**脾传胃也。**三日腰脊少腹痛，胫酸。**三日传肾也。**三日不已，死。**三日不已，肾复传心，故死。**冬日入，夏早食。**亦卯、酉时也，燥金主之，木所畏也。

脾病身痛体重。脾主肌肉。**一日而胀，**脾传胃也。**二日少腹腰脊痛，胫酸，**胃传肾也。**三日背䐊筋痛，小便闭。**三日而胃传膂膀胱也。**十日不已，死。**十日不已，复传于心，故死。**冬人定，夏晏食。**此巳、亥时也，司风木之化，脾病畏之。

肾病少腹腰脊痛，骱酸，肾主下部，经脉行于少腹，腰脊，骱骨之间。**三日背䐊筋痛，小便闭，**三日而传膂膀胱也。**三日腹胀，**三日而传小肠。**三日两胁支痛。**三日而上传心，手心主之正，别下渊腋三寸入胸中，故两胁支痛。**三日不已，死。**夏伤肺金也，**冬大晨，夏晏晡。**此辰、戌时也。土旺四季，为水所畏，故肾病绝焉。

胃病胀满，五日少腹腰脊痛，骱酸，五日之肾也。**三日背䐊筋痛，小便闭，**三日之膂膀胱也。**五日身体重。**《病传论》曰：五日而上之心，此云体重，疑误。**六日不已，死。**心复传肺。**冬夜半后，夏日昳。**丑、未司湿土之化，气通于胃，失守则死。

膀胱病小便闭，五日少腹胀，腰脊痛，骺酸，五日而之肾也。一日腹胀，一日而之小肠。**一日身体痛。**一日而之心，腑传脏也。心主血脉，故为身体痛。**二日不已，死。**心病不已，必复传金，故死。**冬鸡鸣，夏下晡。**丑、未时也，土能制水，故膀胱畏之。相传死期各有远近，盖脏有要害不同也，以次相传者必死，间一二脏或三四脏者，可以治矣。

《灵枢·经脉》曰：**手太阴气绝则皮毛焦，**太阴者行气温于皮毛者也，故**气不荣则皮毛焦，皮毛焦则津液去皮节，**津液去皮节者则爪枯毛折，**毛折者则毛先死，丙笃丁死，火胜金也。**肺属金，主气，为水之母。故其气绝则津液去，而爪枯毛折也。

手少阴气绝则脉不通，脉不通则血不流，血不流则髦色不泽，故其面黑如漆柴者，血先死，壬笃癸死，水胜火也。心主血脉，故心绝则血先死，其症在髦色不泽，面黑如漆，水化见也。

足太阴气绝则脉不荣肌肉，唇舌者肌肉之本也，**脉不荣则肌肉软，肌肉软则舌萎人中满，人中满则唇反，唇反者肉先死，甲笃乙死，木胜土也。**脾主肌肉，故脾绝则肉先死，其症在舌萎，人中满，唇反也。

足少阴气绝则骨枯，少阴者冬脉也，伏行而濡骨髓者也，**故骨不濡则肉不能著也，骨肉不相亲则肉软却，肉软却故齿长而垢发无泽，发无泽者骨先死，戊笃已死，土胜水也。**肾属水，故为冬脉。肾主骨，故肾绝则骨先死。其症在骨肉不相亲附，则齿长而垢，精枯发无泽也。

足厥阴气绝则筋绝，厥阴者肝脉也，肝者筋之合也，**筋者聚于阴气当作器，**而脉络于舌本也，**故脉弗荣则筋急，筋急则引舌与卵，故唇青舌卷卵缩则筋先死，庚笃辛死，金胜木也。**肝绝者筋先死，其症在唇青舌卷而卵缩囊蜷也。

五阴气俱绝则目系转，转则目晕，目晕者为志先死，志先死则远一日半死矣。五脏之精上注于目，故五阴气绝则目转而晕，志先死矣。志藏于肾，真阴已竭，死在周日间耳。**六阳气绝，则阴与阳相离，离则腠理发泄，绝汗乃出，故旦占夕死，夕占旦死。**阳气不能卫外而为固，则汗泄，绝汗者，其形如珠，凝而不流，或气喘不休，汗出如洗者是也。

《阴阳类论》曰：**冬三月之病，病合于阳者，至春正月脉有死征，皆归出春。**冬三月阴盛之时，而见阳病者，至春初阳气发动之令，脉必有死征矣。出春者，交夏也，阳病当阳盛，则亢极而不可免矣。**冬三月之病，在理已尽，草**

与柳叶皆杀。在理已尽，谓色脉形症皆无生理，则交春草色青、柳叶见，皆其死期也。**春阴阳皆绝，期在孟春**。冬月之病，甫交春而阴阳皆绝，则不待仲季，即于孟春其死期矣。阴绝者，脉形不至，阳绝者，脉形微细，或上不至关为阳绝，下不至关为阴绝。**春三月之病，曰阳杀**，杀音赛，阳气衰也。阳气方生之令，而阳气衰败，不能应令也。**阴阳皆绝，期在草干**。春令木旺之症，而阴阳俱绝，至秋令草干之时，金胜木而死矣。**夏三月之病，至阴不过十日**，《金匮真言论》曰：脾为阴中之至阴，五脏六腑之本也。以至阴之脏而当阳极之时，苟犯死症，期在十日。**阴阳交，期在濂**音廉**水**。阴阳交者，阴脉见于阳，则阳气失守，阳脉见于阴，则阴气失守。夏月而见此逆象，则仲秋濂水之期，不能保其生矣。**秋三月之病，三阳俱起，不治自已**。秋时阳气渐衰，阴气渐长，虽三阳之病俱起，而阳不胜阴，故自已。**阴阳交合者，立不能坐，坐不能起**。阴阳交合者，阴阳合病也。起坐不能者，屈伸不利也。**三阳**阳当作阴**独至，期在石水**。阴病而当阴盛，则孤阴不生矣。冰坚如石之候，不能再生，即上文三阳俱起，不治自愈。下文二阴，期在盛水，则此为三阴无疑。**二阴独至，期在盛水**。二阴病比之三阴病者，瘥缓焉，故期在盛水。盛水者，正月雨水也。

《诊要经终论》曰：**太阳之脉，其终也、戴眼、反折、瘛疭，其色白，绝汗乃出，出则死矣**。戴眼者，目睛仰视而不能转也。反折者，腰脊反张也。筋急曰瘛，筋缓曰疭。绝汗者，汗出如油也。足太阳之脉起于目内眦，上额交巅入络脑，下项夹脊抵腰中，下至足之小指。手太阳之脉，起于小指之端，循臂上肩，其支者循颈上颊，至目之外眦，故其病如此。又太阳为三阳之表，故主色白汗出。**少阳终者，耳聋，百节皆纵，目睘绝系，绝系一日半死。其死也，色先青白，乃死矣**。手足少阳之脉，皆入于耳中，亦皆至于目锐眦，故为耳聋目睘也。睘者，直视如惊也，因少阳之系绝，不能旋转也。胆应筋，故百节纵也。木之色青，金之色白，金木相贼，则青白先见矣。**阳明终者，口目动作，善惊妄言，色黄，其上下经盛，不仁，则终矣**。手足阳明之脉，皆挟口入目，故口目动作也。闻木音则惕然而惊，是阳明善惊也。骂詈不辨亲疏，是阳明妄言也。黄者，土色外见也。上下经盛，谓头颈手足阳明之脉皆躁动而盛，是胃之败也。不知痛痒，谓之不仁，是肌肉之败也。**少阴终者，面黑齿长而垢，腹胀闭，上下不通而终矣**。手少阴气绝则血败，足少阴气绝则色如炲，故面黑也。肾主骨，齿者，骨之余，故齿不固而垢也。手少阴之脉，下膈络小肠。足少阴之脉，络膀胱贯肝膈。故为腹胀闭，上下不通，是心肾不交也。**太阴终者，腹**

胀闭，不得息，善噫、善呕，呕则逆，逆则面赤，不逆则上下不通，不通则面黑，皮毛焦而终矣。足太阴脉，入腹属脾，故为腹胀闭。手太阴脉，上膈属肺而主呼吸，故不得息。惟胀闭不得息，故为噫为呕。气逆于上，故面赤。不逆则脾之地气不上升，肺之天气不下降。上下不通者，天地不交也。脾败无以制水，故面黑。肺败不能主气，故皮毛焦也。**厥阴终者，中热嗌干，善溺心烦，甚则舌卷卵上缩而终矣**。手厥阴心主之脉起于胸中，出属心包络，下膈，历络三焦。足厥阴肝脉，循喉咙之后，上入颃颡，其下者循股阴，入毛中过阴器。故为中热嗌干、善溺心烦等症。舌者，心之官也。肝者，筋之合也。筋者聚于阴器，而脉络于舌本，故甚则舌卷卵缩也。

愚按：人之有病，犹树之有蠹也；病之有能，犹蠹之所在也。不知蠹之所在，遍树而斫之，蠹未必除而树先槁矣。不知病之所在，广络而治之，病未必去而命先尽矣。故病能置赜，即较若列眉，犹惧或失之，病能未彰，而试之药饵，吾不忍言也。世医矜家传之秘，时医夸历症之多，悻悻卖俗而不知其非。叩之三因之自与其所变，翻以力赘，是不欲知蠹之所在，而弟思斫树以为功者，嘻！亦惨矣。

灵枢悬解（节选）

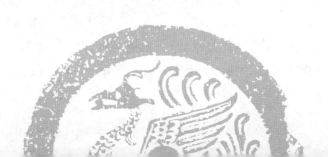

导读

成书背景

《灵枢悬解》由黄元御所撰,全书分为9卷,81篇,将《灵枢》篇次重新调整,按刺法、经络、营卫、神气、藏象、外候、病论、贼邪、疾病等分为九类。

清朝前期,由于受宋明理学遗风的影响,学者们研究《内经》多以理为主,因此这一阶段阐释医理的著作较多,如《灵枢集注》《灵枢直解》。乾嘉时期,以"重考据"为标志的汉学日渐兴盛,以王念孙、王引之父子为代表的一些小学家亦加入《内经》的研究队伍,使《内经》的研究进入了一个崭新的阶段。黄氏精研《灵枢》20余年,广搜博采,相互参照,于乾隆二十一年(1756)编撰《灵枢悬解》。

作者简介

黄元御(1705—1758),名玉路,字元御,一字坤载,号研农,别号玉楸子,今山东昌邑市人。清代乾隆年间著名医学家。黄氏自幼聪慧,学识过人,悟性极高,本应仕途广阔,前途无量,但因目疾,遇庸医误治,致使左目失明,从而身心遭受巨大打击,成为一生之创痛。不得已,舍仕途而入岐黄,立志"不能为名相许世,亦当为名医济人"。乾隆十五年(1750)被招为御医,乾隆亲题"妙悟岐黄"匾额赐之。

黄氏以其丰富渊博的文化功底,超人的天赋学识,精研《内经》《难经》《伤寒论》《金匮要略》诸医典,数年间竟然登堂入室,得医学之精妙,悟岐黄之心法,因之名声大振,誉满山东。黄氏一生著述甚丰,著有《素问悬解》《灵枢悬解》《素灵微蕴》《难经悬解》《四圣悬枢》《四圣心源》《伤寒悬解》《金匮悬解》《伤寒说意》《长沙药解》《玉楸药解》,另有《道德悬解》《周易悬象》《黄元御序文集》《玉楸堂稿》。其医学思想主要体现在《四圣心源》一书中。本书汇儒道之长，宗四圣之旨，参以己见，特别重视脏腑气机的升降出入，提出"左路木火升发，右路金水敛降，土枢四象，一气周流"学术观点。认为人体得病之机，无非"水寒，土湿，木郁"。该理论不仅在其几十年临床治病中得到充分应用，取得良好疗效，且对后世医家产生深远影响，对今之临床亦有重要参考价值。

学术特色

1. 主"错文"说，重调篇目文句

在《灵枢悬解》一书中，谓《经别》前十三段为正经，后十五段为别经，乃《经别》之所以命名。后十五段，却误在《经脉》中。《标本》而误名《正气》，《四时气》大半误入《邪气脏腑病形》。《津液五别》，误名《五癃津液别》。如此等等甚多。

2. 发挥医理，有所见解

黄元御论创立了"中气升降"和"一气周流"的医学模型理论，并以此理论为动力枢轴，开创了一条独特的营卫运动理论。书中《五十营三十三》《营气三十四》《卫气行三十五》《卫气失常三十六》《营卫生会三十七》等篇都有关于营卫的专题论述，他们分别论述了营卫的化生之源、分布所在、循行路线、生理功能、病理变化和营卫治疗的方法原则。其具体理论为：脾胃中气（动力枢轴之君）—肝木肺金（传达旨意之臣）—营升卫降（执行旨意之吏），由此阐明了人体营卫气血的化生和运转。

自序

昔黄帝传医，欲不用毒药砭石，先立《针经》，而欲以微针除百姓之病，故咨岐伯，而作《灵枢》，《灵枢》即《针经》也。

《灵枢》乃《素问》之原，凡刺法、腧穴、经络、藏象，皆自《灵枢》发之，而错乱舛互，亦与《素问》相同，既解《素问》，《灵枢》不可不解矣。

丙子二月，方欲作之，澹明居士请先解《道德》。《道德》既成，于二月二十五日，乃创此草。正其错乱，发其幽杳，五月二日书竣。丈夫当删《诗》《书》，定《礼》《乐》，鹦鹉人言，不足为也。

维时青阳初谢，朱夏方来，上临赫日，下拂炎风，益以披裘带索，食玉炊桂，鼻头出火，心下如痗。申以梁生适越，陆子入洛，旅怀郁陶，抚事弥深。风景山河之泪，又复淫淫欲下也。

顾忧能伤人，悲可陨性，前乎吾者，非泰山治鬼，则地下修文，而仆以沉菀偃蹇之身，岿然独在，赖此尺籍，以消长日，凭此寸颖，以遣烦闷，岐黄之德普矣。而嘉惠藐躬，功亦不细，长生久视之法，即此而在，不必远访崆峒，遥羡蓬莱也。

迨乎论成注毕，则已变泣成歌，破愁为笑。人之情，已富者不美，已贵者不荣，朱绂无扰，绿萝常亲，摊卷朗吟，其乐靡穷！吾今而知，莫富于山林之士，莫贵乎烟霞之人，此中真意，正自可悦耳。

慨自龙胡已去，圣藻犹存，而遗文颠倒，乱于俗士之手，遂经传而义晦。自兹以还，玄珠永坠，赤水迷津。讵意斯文未丧，千载重明，日月光天，山河丽地，古圣心传，昭然如揭。向使身都通显，则今段奇功，淹没于晏安豫乐之中矣，何以有此！然则穷悉著书，是乃岐黄之灵，抑亦彼苍之心也，又何怨焉。

昔汉武爱司马长卿文，仆文未必如长卿，而澹明最好之，书成十八九时，连索序草。逐臭海上之夫，辇上君子亦有此癖，序毕呈焉，恐未足发凌云之意尔。

卷一

刺法

九针十二原一

黄帝问于岐伯曰：余子万民，养百姓，而收其租税。余哀其不给，而属有疾病。余欲勿使被毒药，无用砭石，欲以微针通其经脉，调其血气，营其逆顺出入之会。令可传于后世，必明为之法。令终而不灭，久而不绝，易用难忘，为之经纪。异其章，别其表里，为之终始。令各有形，先立针经，愿闻其情。

岐伯答曰：臣请推而次之，令有纲纪，始于一，终于九焉。

《针经》，即《灵枢经》。帝欲不用毒药砭石，而以微针除百姓之病，先立《针经》，故咨岐伯而作《灵枢》。

九针之名，各不同形：一曰镵针，长一寸六分；二曰员针，长一寸六分；三曰鍉针，长三寸半；四曰锋针，长一寸六分；五曰铍针，长四寸，广二分半；六曰员利针，长一寸六分，七曰毫针，长三寸六分；八曰长针，长七寸；九曰大针，长四寸。镵针者，头大末锐，去泻阳气。员针者，针如卵形，揩摩分间，不得伤肌肉，以泻分气。鍉针者，锋如黍粟之锐，主按脉勿陷，以致其气。锋针者，刃三隅，以发痼疾。铍针者，末如剑锋，以取大脓。员利针者，大如牦，且员且锐，中身微大，以取暴气。毫针者，尖如蚊虻喙，静以徐往，微以久留之而养，以取痛痹。长针者，锋利身薄，可以取远痹。大针者，尖如梃，其锋微员，以泻机关之水也。九针毕矣。请言其道。

此九针之形状功能。

小针之要，易陈而难入，粗守形，上守神，神乎，神客在门，未睹其疾，恶知其原？刺之微，在速迟，粗守关，上守机，机之动，不离其空，空中之机，清静而微，其来不可逢，其往不可追。知机之道者，不可挂以发，不知机道，扣之不发。知其往来，要与之期。粗之暗乎，妙哉工独有之。往者为逆，来者为顺，明知逆顺，正行无问。迎而夺之，恶得无虚，追而济之，恶得无实，迎之随之，以意和之，针道毕矣。

灵枢悬解 卷一（节选）

133

义见《小针解》。

凡用针者，虚则实之，满则泄之，宛陈则除之，邪胜则虚之。《大要》曰：徐而疾则实，疾而徐则虚，言实与虚，若有若无，察后与先，若存若亡，为虚与实，若得若失。虚实之要，九针最妙。补泻之时，以针为之。泻曰必持内之，放而出之，排阳得针，邪气得泄。按而引针，是谓内温，血不得散，气不得出也。补曰随之，随之意若妄之，若行若按，如蚊虻止，如留如还，去如弦绝，令左属右，其气故止，外门已闭，中气乃实，必无留血，急取诛之。

义见《小针解》。放而出之，出其恶血也。血不得散，气不得出者，真血真气也。去如弦绝者，出针之疾，所谓徐而疾则实也。令左属右者，缪刺之法，从右引左，令从右，左注之，邪仍属于右也。

持针之道，坚真为宝，正指直刺，无针左右，神在秋毫，属意病者，审视血脉，刺之无殆。方刺之时，必在悬阳，及与两卫，神属勿去，知病存亡。血脉者，在腧横居，视之独澄，切之独坚。夫气之在脉也，邪气在上，浊气在中，清气在下。故针陷脉则邪气出，针中脉则浊气出，针太深则邪气反沉，病益。故曰：皮肉筋脉各有所处，病各有所宜，各不同形，各以任其所宜。无实无虚，损不足而益有余，是谓甚病。病益甚，取五脉者死，取三脉者恇；夺阴者死，夺阳者狂。针害毕矣。

"悬阳"，阳络之外浮者。"两卫"，左右之卫气也。方刺之时，必在悬浮之阳络，与两边之卫气，神属于此而勿去，乃知病邪之存亡。《素问·皮部论》：阴络之色应其经，阳络之色变无常，寒多则凝泣，凝泣则青黑，热多则淖泽，淖泽则黄赤是也。血脉者，在腧横居，邪在穴腧之内，横居而不流行，视之则独澄清也，切之则独坚，不与真气真血相同也。以下义见《小针解》。

观其色，察其目，知其散复。一其形，听其动静，知其邪正。右主推之，左持而御之，气至而去之。刺之而气不至，无问其数，刺之而气至，乃去之，勿复针。刺之害中而去则致气，中而不去则精泄，精泄则病益甚而恇，致气则生为痈疡。针各有所宜，各不同形，各任其所为，知其要者，一言而终，不知其要，流散无穷。刺知要，气至而有效，效之信，若风之吹云，明乎若见苍天。刺之道毕矣。

义见《小针解》。

凡将用针，必先诊脉，视气之剧易，乃可以治也。五脏之气已绝于内，而用针者反实其外，是谓重竭，重竭必死，其死也静，治之者辄反其气，取腋与膚。五脏之气已绝于外，而用针者反实其内，是谓逆厥，逆厥必死，其死也躁，治之者反取其四末。

义见《小针解》。

黄帝曰：愿闻五脏六腑所出之处。岐伯曰：五脏五腧，五五二十五腧，六腑六腧，六六三十六腧。经脉十二，络脉十五，凡二十七气，以上下。所出为井，所溜为荥，所注为腧，所行为经，所入为合。二十七气所行，皆在五腧也。节之交，三百六十五会，所言节者，神气之所游行出入也，非皮肉筋骨也。五脏有六腑，六腑有十二原，十二原出于四关，四关主治五脏。五脏有疾，当取之十二原，十二原者，五脏之所以禀三百六十五节气味也。五脏有疾也，应出十二原，十二原各有所出，明知其原，睹其应，而知五脏之害矣。

五脏六腑所出之处，脏腑之气所出，通于经络之处也。五脏之腧各五，曰井、荥、腧、经、合，五五二十五腧。六腑之腧各六，曰井、荥、腧、原、经、合，六六三十六腧。经脉十二，络脉十五，〔见《经别》〕凡二十七气，以相上下，脉之所出为井，所溜为荥，〔所注为腧，所行为经，所入为合。〔义详《本输》〕。二十七气之所行，皆在此五腧，五腧者，经络之源也。节之交，三百六十五穴会，所言节者，神气之所游行出入也，是言经脉之孔穴，非皮肉筋骨也。五脏之表有六腑，六腑之经有十二原，十二原出于四关，〔关节。〕四关主治五脏。五脏有疾，当取之十二原，十二原者，五脏之所以禀三百六十五节之气味也。五脏有疾，其应出于十二原，十二原各有所出，〔义详《本输》〕明知其原，各睹其应，而知五脏之害矣。

阳中之少阴，肺也，其原出于太渊，太渊二。阳中之太阳，心也，其原出于大陵，大陵二。阴中之少阳，肝也，其原出于太冲，太冲二。阴中之至阴，脾也，其原出于太白，太白二。阴中之太阴，肾也，其原出于太溪，太溪二。膏之原，出于鸠尾，鸠尾一。盲之原，出于脖胦，脖胦一。凡此十二原者，主治五脏六腑之有疾者也。〔脖，音勃。胦，音英。〕

二者，左右二穴也。鸠尾，蔽心骨上穴；脖胦，即气海，在脐下半寸，皆任脉穴。

今夫五脏之有疾也，譬犹刺也，犹污也，犹结也，犹闭也。刺虽久，犹可拔也；污虽久，犹可雪也；结虽久，犹可解也；闭虽久，犹可决也。或言久疾之不可取者，非其说也。夫善用针者，取其疾也，犹拔刺也，犹雪污也，犹解结也，犹决闭也。疾虽久，犹可毕也。言不可治者，未得其术也。

言刺法治病之易。

小针解二

所谓易陈者，易言也。难入者，难着于人也。粗守形者，守刺法也。上守神者，守人之血气有余不足，可补泻也。神客者，正邪共会也。神者，正气也，客者，邪气也。在门者，邪循正气之所出入也。未睹其疾者，先知邪正何经之疾也。恶知其原者，先知何经之病所取之处也。刺之微，在迟速者，徐疾之意也。粗守关者，守四肢而不知血气正邪之往来也。上守机者，知守气也。机之动，不离其空中者，知气之虚实，用针之徐疾也。空中之机，清静以微者，针以得气，密意守气勿失也，其来不可逢者，气盛不可以补也。其往不可追者，气虚不可泻也。不可挂以发者，言气易失也。扣之不发者，言不知补泻之意，血气已尽而气不下也。知其往来者，知气之逆顺盛虚也。要与之期者，知气之可取之时也。粗之暗者，冥冥不知气之微密也。妙哉上独有之者，尽知针意也。往者为逆者，言气之虚而小，小者逆也。来者为顺者，言形气之平，平者顺也。明知逆顺，正行无问者，言知所取之处也。迎而夺之者，泻也。追而济之者，补也。

此解《九针十二原》。小针之要，易陈说而难深入，以其难入，是以难着于人也。神乎神，客在门，神之所在，客亦随之，言正邪之共会也。以神者，正气也，客者，邪气也。在门者，邪循正气之所出入也。未睹其疾者，未能先知邪正何经之疾也。恶知其原者，未能先知何经之病所取之处也。粗守关者，守四肢之关节而不知血气正邪之往来也。上守机者，知守气机之动静也。机之动，不离其空中者，知孔穴之中经气之虚实，用针之徐疾也。空中之机，清静以微者，气机之动，难得易失，针以得气，密意守气而勿失也。扣之不发者，言不知补泻之意，血气已至竭尽，而邪气犹不下也。〔下，去也。〕往者为逆者，言气虚而小，往多于来，小者逆也。来者为顺者，言形气之平，来如其往，平者顺也。

所谓虚则实之者，气口虚而当补之也。满则泄之者，气口盛而当泻之也。宛陈则除之者，去血脉也。邪盛则虚之者，言诸经有盛者，皆泻其邪也。徐而疾则实者，言徐内而疾出也。疾而徐则虚者，言疾内而徐出也。言实与虚，若有若无者，言实者有气，虚者无气也。察后与先，若亡若存者，言气之虚实，补泻之先后也，察其气之已下与常存也。为虚与实，若得若失者，言补者佖然若有得也，泻则恍然若有失也。〔佖，音必。〕

《素问·针解》：刺虚则实之者，针下热也，气实乃热也。满而泻之者，针下寒也。宛陈则除之者，去恶血也。邪盛则虚之者，出针勿按。徐而疾则实者，徐出针而疾按之。疾而徐则虚者，疾出针而徐按之。言实与虚者，寒温气多少也。若无若有者，疾不可知也。察后与先者，知病先后也。为虚与实者，工勿失其法，若得若失者，离其法也。〔佖，满也。扬子《校猎赋》：骈衍佖路。佖然有得，得意之貌也。〕

夫气之在脉也，邪气在上者，言邪气之中人也高，故邪气在上也。浊气在中者，言水谷皆入于胃，其精气上注于肺，浊溜于肠胃，言寒温不适，饮食不节，而病生于肠胃，故曰浊气在中也。清气在下者，言清湿地气之中人也，必从足始，故曰清气在下也。针陷脉则邪气出者，取之上。针中脉则浊气出者，取之阳明合也。针太深则邪气反沉者，言浅浮之病，不欲深刺也，深则邪气从之入，故曰反沉也。皮肉筋脉各有所处者，言经络各有所主也。取五脉者死，言病在中，气不足，但用针尽大泻其诸阴之脉也。取三脉者恇，言尽泻三阳之气，令病人恇然不复也，夺阴者死，言取尺之五里，五往者也。夺阳者狂，正言也。

气之在脉也，邪气在上者，言伤于风者，上先受之，邪气之中人也高，故邪气在上也。浊气在中者，言水谷入胃，其精气上注于肺，其浊气溜于肠胃，寒温不适宜，饮食不节俭，病生肠胃，郁满不运，故曰浊气在中也。清气在下者，言清湿地气之中人也，必从足始，故曰清气在下也。诸经孔穴，多在陷中，针陷脉则邪气出者，取之上焦诸穴。针中脉则浊气出者，取之阳明之合穴也，〔三里。〕刺其合穴，以泻阳明胃气之郁，故浊气出，针太深则邪气反沉者，言邪客皮毛，浅浮之病，不欲深刺，深则邪气从之内入，故曰反沉也。皮肉筋脉，各有所处者，言经络浅深，各有所主也。〔浅则及皮肉，深则及筋骨。〕五脉，五脏之五腧。取五脉者死，言病属中，气不足，又以针大泻其诸阴之脉，〔泻五脏五腧也。〕重伤其中气也。三阳，手足三阳经。取三脉者恇，言尽泻三阳之气，令病人恇然怯弱，不能复旧也。五里，尺泽后之五里，夺阴者死，言取尺之五里，五往而气尽者也。〔《玉版》：迎之五里，中道而止，五至而已，五往而脏之气尽矣，故五五二十五，而竭其腧矣，此所谓夺其天气者也。五里，手阳明经穴，禁刺者也。〕夺阳者狂，正言也，狂者恇怯不宁，伤寒汗多阳亡，而生惊狂者也，取三脉者恇，正此谓也，故曰正言。

观其色，察其目，知其散复者，视其目色，以知病之存亡也。所以察其目者，五脏使五色修明，修明则声彰，声彰则言声与平生异也。一其形，听其动静者，言上工知相五色于目，又知调尺寸大小缓急滑涩，以言所病也。持寸口人迎以视其脉，坚且盛且滑者，病日进，脉软者，病将下，诸经实者，病三日已，气口候阴，人迎候阳也。知其邪正者，知论虚邪与正邪之风也。右主推之，左持而御之者，言持针而出入也。气至而去之者，言补泻气调而去之也，调气在于终始。一者，持心也。〔"视其目色"二句，旧误在《四时气》。"持气口人迎"六句，亦误在《四时气》。〕

右主推之，左持而御之者，言持针而出入也，针入则以右手推之，针出则以左手持而御之。〔按其针孔以御之，恐正气泄而邪气入也。〕《终始》，本经篇名。一其形，听其动静，所以调其气也。所谓一者，持其心而不乱也。

所谓五脏之气已绝于内者，脉口气内绝不至，反取其外之病处与阳经之合，又留针以致阳气，阳气至则内重竭，重竭则死矣。其死也，无气以动，故静。所谓五脏之气已绝于外者，脉口气外绝不至，反取其四末之输，又留针以致其阴气，阴气至则阳气反入，入则逆，逆则死矣。其死也，阴气有余，故躁。〔输与腧通。〕

阳气反入，阳气内陷也。

节之交，三百六十五会者，络脉之渗灌诸节者也。

《九针十二原》：所言节者，神气之所游行出入也，非皮肉筋骨也。谓气穴三百六十五也。

九针论三

黄帝曰：余闻九针于夫子，众多博大矣，徐犹不能瘗，敢问九针焉生？何因而有名？岐伯曰：九针者，天地之大数也，始于一而终于九。故曰：一以法天，二以法地，三以法人，四以法时，五以法音，六以法律，七以法星，八以法风，九以法野。

黄帝曰：以针应九之数奈何？岐伯曰：夫圣人之起天地之数也，一而九之，故以立九野；九而九之，九九八十一，以起黄钟数焉，以针应数也。

一者天也，天者阳也，五脏之应天者肺；肺者，五脏六腑之盖也；皮者，肺之合也，人之阳也。故为之治针，必以大其头而锐其末，令无得深入而阳气出。

二者地也，人之所以应土者，肉也。故为之治针，必简其身而员其末，令无得伤肉分，伤则气得竭。

三者人也，人之所以成生者，血脉也。故为之治针，必大其身而员其末，令可以按脉勿陷，以致其气，令邪气独出。

四者时也，时者，四时八风之客于经络之中，为瘤病者也。故为之治针，必简其身而锋其末，令可以泻热出血，而瘤病竭。

五者音也，音者，冬夏之分，分于子午，阴与阳别，寒与热争，两气相搏，合为痈脓者也。故为之治针，必令其末如剑锋，可以取大脓。

六者律也，律者，调阴阳四时而合十二经脉，虚邪客于经络而为暴痹者也。故为之治针，必令尖大如牦，且员且锐，中身微大，以取暴气。

七者星也，星者，人之七窍，邪之所客于经，而为痛痹，舍于经络者也。故为之治针，令尖如蚊虻喙，静以徐往，微以久留，正气因之，真邪俱往，出针而养者也。

八者风也，风者人之股肱八节也，八正之虚风，八风伤人，内舍于骨解腰脊关节腠理之间，为深痹也。故为之治针，必长其身，锋其末，可以取深邪远痹。

九者野也，野者，人之节解皮肤之间也，淫邪流溢于身，如风水之状，而溜不能过于机关大节者也。故为之治针，令尖如挺，其锋微员，以取大气之不能过于关节者也。

骨解，骨节也。

黄帝曰：针之长短有数乎？岐伯曰：一曰镵针者，取法于巾针，去末寸半，卒锐之，长一寸六分，主热在头身也。二曰员针，取法于絮针，简其身而卵其锋，长一寸六分，主治分间气。三曰𬬻针，取法于黍粟之锐，长三寸半，主按脉取气，令邪出。四曰锋针，取法于絮针，简其身，锋其末，长一寸六分，主痈热出血。五曰铍针，取法于剑锋，广二分半，长四寸，主大痈脓，两热争者也。六曰员利针，取法于牦针，微大其末，反小其身，令可深内也，长一寸六分，主取痈痹者也。七曰毫针，取法于毫毛，长一寸六分，主寒热痛痹在络者也。八曰长针，取法于綦针，长七寸，主取深邪远痹者也。九曰大针，取法于锋针，其锋微员，长四寸，主取大气不出关节者也。针形毕矣。此九针大小长短法也。九者，经巽之理，十二经脉阴阳之病也。

巾针、絮针、牦针、綦针、锋针，皆古针名。巽，顺也。九针者，经常巽顺之理，具在于此，所治者，十二经脉阴阳之病也。〔"九者，经巽之理"二句，旧误在《周痹》。〕

官针四

凡刺之要，官针最妙。九针之宜，各有所为，长短大小，各有所施也，不得其用，病弗能移。疾浅针深，内伤良肉，皮肤为痈。病深针浅，病气不泻，支为大脓。病小针大，气泻太甚，疾必为害。病大针小，气不泻泄，亦复为败。失针之宜，大者泻，小者不移，已言其过，请言其所施。

大者泻，小者不移，害之大者，泻其正气，小者，其病仍不移易也。

病在皮肤无常处者，取以镵针于病所，肤白勿取。病在分肉间，取以员针于病所。病在经络痼痹者，取以锋针。病在脉，气少当补之者，取以鍉针于井荥分输。病为大脓者，取以铍针。病痹气暴发者，取以员利针。病痹气痛而不去者，取以毫针。病在中者，取以长针，病水肿而不能通关节者，取以大针。病在五脏固居者，取以锋针，泻于井荥分输，取以四时。

九针名义，见《九针十二原》。

凡刺有九，以应九变。

一曰输刺：输刺者，刺诸经荥输脏腧也。

二曰远道刺：远道刺者，病在上，取之下，刺腑腧也。

三曰经刺：经刺者，刺大经之结络经分也。

四曰络刺：络刺者，刺小络之血脉也。

五曰分刺：分刺者，刺分肉之间也。

六曰大泻刺：大泻刺者，刺大脓以铍针也。

七曰毛刺：毛刺者，刺浮痹皮肤也。

八曰巨刺：巨刺者，左取右，右取左。

九曰焠刺：焠刺者，燔针取痹也。

巨刺，义详《素问·缪刺论》。

凡刺有十二节，以应十二经。

一曰偶刺：偶刺者，以手直心若背，直痛所，一刺前，一刺后，以治心痹，刺此者，傍针之也。

二曰报刺：报刺者，刺痛无常处也，上下行者，直内无拔针，以左手随病所按之，乃出针，复刺之也。

三曰恢刺：恢刺者，直刺傍之举之，前后恢筋急，以治筋痹也。

四曰齐刺：齐刺者，直入一，傍入二，以治寒气小深者。或曰三刺：三刺者，治痹气小深者也。

五曰扬刺：扬刺者，正内一，傍内四，而浮之，以治寒气之博大者也。

六曰直针刺：直针刺者，引皮乃刺之，以治寒气之浅者也。

七曰输刺：输刺者，直入直出，稀发针而深之，以治气盛而热者也。

八曰短刺：短刺者，刺骨痹，稍摇而深之，致针骨所，以上下摩骨也。

九曰浮刺：浮刺者，傍入而浮之，以治肌急而寒者也。

十曰阴刺：阴刺者，左右率刺之，以治寒厥，中寒厥，足踝后少阴也。

十一曰傍针刺：傍针刺者，直刺傍刺各一，以治留痹久居者也。

十二曰赞刺：赞刺者，直入直出，数发针而浅之出血，是谓治痈肿也。

恢，扩也。前后恢筋急者，恢扩其筋，以舒其急也。

凡刺有五，以应五脏。

一曰半刺：半刺者，浅内而疾发针，无针伤肉，如拔毛状，以取皮气，此肺之应也。

二曰豹文刺：豹文刺者，左右前后针之，中脉为故，以取经络之血者，此心之应也。

三曰关刺：关刺者，直刺左右尽筋上，以取筋痹，慎无出血，此肝之应也。或曰渊刺，一曰岂刺。

四曰合谷刺：合谷刺者，左右鸡足，针于分肉之间，以取肌痹，此脾之应也。

五曰输刺：输刺者，直入直出，深内之至骨，以取骨痹，此肾之应也。

合谷者，肉之大会为谷，〔《素问·气穴论》语。〕针于分肉之间，合于肉之大会也。

黄帝问于岐伯曰：余闻九针于夫子，众多矣，不可胜数，余推而论之，以为一纪。余司诵之，子听其理，非则语余，请正其道，令可久传，后世无患，得其人乃传，非其人勿言。岐伯稽首再拜曰：请听圣王之道。

黄帝曰：用针之理，必知形气之所在，左右上下，阴阳表里，血气多少，行之逆顺，出入之合，谋伐有过。知解结，知补虚泻实，上下气门，明通于四海。审其所在，寒热淋露，以输异处。审于调气，明于经隧，左右肢络，尽知其会。

寒与热争，能合而调之，虚与实邻，知决而通之，左右不调，把而行之，明于逆顺，乃知可治，阴阳不奇，故知起时，审于本末，察其寒热，得邪所在，万刺不殆。知官九针，刺道毕矣。

淋，小便淋涩。露，崩漏带下之类。

明于五腧，徐疾所在，屈伸出入，皆有条理。言阴与阳，合于五行，五脏六腑，亦有所藏，四时八风，尽有阴阳，各得其位。合于明堂，各处色部，五脏六腑，察其所痛，左右上下，知其寒温，何经所在。审皮肤之寒温滑涩，知其所苦，膈有上下，知其气所在。先得其道，稀而疏之，稍深以留，故能徐入之。大热在上，推而下之，从下上者，引而去之，视前痛者，常先取之。大寒在外，留而补之，入于中者，从合泻之。针所不为，灸之所宜，上气不足，推而扬之，下气不足，积而从之，阴阳皆虚，火自当之。厥而寒甚，骨廉陷下，寒过于膝，下陵三里，阴络所过，得之留止，寒入于中，推而行之，经陷下者，火则当之，结络坚紧，火所治之。不知所苦，两跷之下，男阴女阳，良工所禁，针论毕矣。

五腧，井、荥、腧、经、合也。徐疾所在，屈伸出入，即《逆顺肥瘦》：出入屈折，行之疾徐之义。明堂，鼻也。面上五色，各处其部，以察脏腑之所痛，经络之寒温也。膈有上下，清浊所分也。下陵，即阳明之三里也。两跷之下，即足太阳之申脉，足少阴之照海也。然跷脉者，男子数其阳，女子数其阴，〔《脉度》语。〕则男宜灸阳，女宜灸阴。若男阴女阳，则为良工之所禁也。

用针之服，必有法则，上视天光，下司八正，以辟奇邪，而观百姓，审于虚实，无犯其邪。是得天之露，遇岁之虚，救而不胜，反受其殃。故曰：必知天忌，乃言针意。法于往古，验于来今，观于窈冥，通于无穷，粗之所不见，良工之所贵，莫知其形，若神仿佛。虚邪之中人也，洒淅动形。正邪之中人也微，先见于色，不知于其身，若有若无，若亡若存，有形无形，莫知其情。是故上工之取气，乃救其萌芽；下工守其已成，因败其形。是故工之用针也，知气之所在，而守其门户，明于调气，补泻所在，徐疾之意，所取之处。泻必用员，切而转之，其气乃行，疾入徐出，邪气乃出，伸而迎之，摇大其穴，气出乃疾。补必用方，外引其皮，令当其门，左引其枢，右推其肤，微旋而徐推之，必端以正，安以静，坚心无解，欲微以留，气下而疾出之，推其皮，盖其外门，真气乃存。用针之要，无忘其神。〔以上三段，旧误在《官能》。〕

上视天光，下司八正，《素问·八正神明论》：合以天光，必合日月星辰，四时八正之气也。〔合天光者，月生无泻，月满无补也。司八正者，所以候八风之虚邪也。〕得天之露，遇岁之虚，义见《岁露论》。法于往古，验于来今，至守其门户，解见《八正神明论》。泻必用员，补必用方，《八正神明论》作泻必用方，补必用员，文异而义通。

终始五

凡刺之道，毕于终始，明知终始，五脏为纪，阴阳定矣。阴者主脏，阳者主腑，阳受气于四末，阴受气于五脏，故泻者迎之，补者随之。知迎知随，气可令和，和气之方，必通阴阳，五脏为阴，六腑为阳。传之后世，以血为盟，敬之者昌，慢之者亡，无道行私，必得天殃。谨奉天道，请言终始。

四末，手足之端也。

终始者，经脉为纪，持其脉口人迎，以知阴阳有余不足，平与不平，天道毕矣。所谓平人者不病，不病者，脉口人迎应四时也，上下相应而俱往来也，六经之脉不结动也，本末寒温相守司也，形肉血气必相称也，是谓平人。少气者，脉口人迎俱少而不称尺寸也。如是者，则阴阳俱不足，补阳则阴竭，泻阴则阳脱。如是者，可将以甘药，不可饮以至剂，如此者弗灸，不已者因而泻之，则五脏气坏矣。

经脉为纪，经脉为纲纪也。

人迎一盛，病在足少阳，一盛而躁，在手少阳。人迎二盛，病在足太阳，二盛而躁，在手太阳。人迎三盛，病在足阳阴，三盛而燥，在手阳明。人迎四盛，且大且数，名曰溢阳，溢阳为外格，外格不通，死不治。

外格，阴盛而格阳，阳盛于外而绝于内也。

脉口一盛，病在足厥阴，一盛而躁，在手心主。脉口二盛，病在足少阴，二盛而躁，在手少阴。脉口三盛，病在足太阴，三盛而躁，在手太阴。脉口四盛，且大且数，名曰溢阴，溢阴为内关，内关不通，死不治。

内关，阳盛而关阴，阴盛于外而绝于内也。

人迎与太阴脉口俱盛四倍以上，命曰关格，关格者，与之短期。

必死不治也。

人迎一盛，泻足少阳而补足厥阴，二泻一补，日一取之，必切而验之，疏而取之，上气和乃止。人迎二盛，泻足太阳而补足少阴，二泻一补，二日一取之，必切而验之，疏而取之，上气和乃止。人迎三盛，泻足阳明而补足太阴，二泻一补，日二取之，必切而验之，疏而取之，上气和乃止。

上气和者，手经之气和也。此泻阳补阴之法也。

脉口一盛，泻足厥阴而补足少阳，二补一泻，日一取之，必切而验之，疏而取之，上气和乃止。脉口二盛，泻足少阴而补足太阳，二补一泻，二日一取之，必切而验之，疏而取之，上气和乃止。脉口三盛，泻足太阴而补足阳明，二补一泻，日二取之，必切而验之，疏而取之，上气和乃止。

此泻阴补阳之法也。

所以日二取之者，太阴主脾，阳明主胃，大富于谷气，故可日二取之也。人迎与脉口俱盛三倍以上，命曰阴阳俱溢，如是者不开，则血脉闭塞，气无所行，流淫于中，五脏内伤。如此者，因而灸之，则变易而为他病矣。

人迎脉口俱盛三倍以上，命曰阴阳俱溢，不俟已至四倍也。此不开泻，则气血闭塞，淫伤五脏，再以灸助其邪，则他病丛生矣。

凡刺之道，气调而止，补阴泻阳，音气益彰，耳目聪明。反此者，血气不行。所谓气至而有效者，泻则益虚，虚则脉大如其故而不坚也，坚如其故者，适虽言效，病未去也。补则益实，实者脉大如其故而益坚也，如其故而不坚者，适虽言快，病未去也。故补则实，泻则虚，痛虽不随针，病必衰去。故阴阳不相移，虚实不相倾，取之其经，必先通十二经脉之所生病，而后可得传于终始矣。

补阴泻阳，补里气而泻表气也。实者泻之则益虚，故脉不坚，坚者，病未去也；虚者补之则益实，故脉坚，不坚者，病未去也。故补则实，泻则虚，痛虽不随针减，而病必衰去矣。阴阳不相移者，有一定补泻之阴阳也。虚实不相倾者，有一定补泻之虚实也。取之其经者，取之其经之阴阳之虚实也。故必先通夫十二经脉之所生病，阴阳虚实之不同，而后可得传于终始矣。

凡刺之属，三刺至谷气。邪僻妄合，阴阳易居，逆顺相反，浮沉异处，四时不得，稽留淫泆，须针而去。故一刺则阳邪出，再刺则阴邪出，三刺则谷气至，谷气至而止。所谓谷气至者，已补而实，已泻而虚，故以知谷气至也。邪气独去者，阴与阳未能调，而病知愈也。故曰补则实，泻则虚，痛虽不随针，病必衰去矣。

凡刺之属，三刺则至谷气。病之邪僻妄合，阴阳异居，逆顺相反，浮沉异处，四时不得，稽留淫泆，此等颠倒悖乱，失政乖常，无不须针而去。故一刺则阳分之邪出，再刺则阴分之邪出，三刺则谷气至。谷气者，正气也，谷气至而止。所谓谷气至者，已补而成实，已泻而成虚，故以知谷气至也。谷气既至，邪气必去，邪气独去者，虽阴与阳未即能调，而病可知愈也。故曰补则实，泻则虚，痛虽不随针，病必衰去矣。

阴盛而阳虚，先补其阳，后泻其阴而和之。阴虚而阳盛，先补其阴，后泻其阳而和之。三脉动于足大趾之间，其动也，阳明在上，厥阴在中，太阴在下。必审其实虚，虚而泻之，是谓重虚，重虚病益甚。凡刺此者，以指按之。脉动而实且疾者疾泻之，虚而徐者则补之。反此者，病益甚。

和之，令其均平也。三脉动于足大趾之间，其动也，阳明在上，冲阳也，厥阴在中，太冲也，太阴在下，大都也。

泻须一方实，深取之，稀按其痏，以极出其邪气；补须一方虚，浅刺之，以养其脉，疾按其痏，无使邪气得入。邪气来也紧而疾，谷气来也徐而和。脉实者，深刺之，以泻其气，脉虚者，浅刺之，使精气无得出，以养其脉，独出其邪气。

痏，针孔也。

脉之所居，深不见者刺之，微内针而久留之，以致其空脉气也。脉浅者勿刺，按绝其脉乃刺之，无令精出，独出其邪气耳。所谓三刺则谷气至者，先浅刺绝皮，以出阳邪，再刺少益深，绝皮致肌肉，则阴邪出，未入分肉间也，已入分肉之间，则谷气出。故《刺法》曰：始刺浅之，以逐邪气，而来血气；后刺深之，以致阴气之邪，最后刺极深之，以下谷气，此之谓也。〔此段旧误在《官针》。〕

致其空脉气，致其空中之脉气也。〔空与孔同，针孔也。〕无令精出，无令精气出也。〔精气即正气。〕以逐邪气，阳邪也。

刺诸痛者，其脉皆实。痛者阴也，深刺之。痒者阳也，浅刺之。痛而以手按之不得者，阴也。病在上者，阳也。病在下者，阴也。病先起阳者，先治其阳而后治其阴。病先起阴者，先治其阴而后治其阳。故曰从腰以上者，手太阴、阳明皆主之；从腰以下者，足太阴、阳明皆主之。病在上者下取之，病在下者高取之，病在头者取之足，病在腰者取之腘。病生于头者头重，生于手者臂重，生于足者足重。手屈而不伸者，其病在筋，伸而不屈者，其病在骨。在骨守骨，在筋守筋。膺腧中膺，背腧中背。肩膊虚者，取之上。重舌，刺舌柱，以铍针。治病者，先刺其病所从生者也。

痛者，气阻而不行也，故深在阴分。痒者，气行而不畅也，故浅在阳分。

刺热厥者，留针反为寒；刺寒厥者，留针反为热。刺热厥者，二阴一阳；刺寒厥者，二阳一阴。所谓二阴者，二刺阴也；一阳者，一刺阳也。久病者，邪气入深，刺此病者，深内而久留之，间日而复刺之，必先调其左右，去其血脉。刺道毕矣。

厥病阴阳偏盛，故生寒热。此非旦夕所成，故宜留针，以去其偏。凡诸久病根深，皆宜久留其针，去其病根也。

凡刺之法，必察其形气。形肉未脱，少气而脉又躁，躁厥者，必为缪刺之，散气可收，聚气可布。深居静处，占神往来，闭户塞牖，魂魄不散，专意一神，精气之分，毋闻人声，以收其精，必一其神，令志在针，浅而留之，微而浮之，以移其神，气至乃休。男内女外，坚拒勿出，谨守勿内，是谓得气。

男子不足于内，故坚拒勿出；女子不足于外，故谨守勿内。〔音纳。〕

凡刺之禁，新内勿刺，新刺勿内。已醉勿刺，已刺勿醉。新怒勿刺，已刺勿怒。新劳勿刺，已刺勿劳。已饱勿刺，已刺勿饱。已饥勿刺，已刺勿饥。已渴勿刺，已刺勿渴。大惊大恐，必定其气，乃刺之。乘车来者，卧而休之，如食顷，乃刺之。出行来者，坐而休之，如行十里顷，乃刺之。凡此十二禁者，其脉乱气散，逆其营卫，经脉不次。因而刺之，则阳病入于阴，阴病出为阳，邪气复生。粗工勿察，是谓伐身，形体淫泆，乃消脑髓，津液不化，脱其五味，是谓失气也。

脑髓津液，化于五味，脱其五味，脱其化生精液之源也。

太阳之脉，其终也，戴眼反折瘛疭，其色白，绝汗乃出，出则终矣。少阳终者，耳聋，百节尽纵，目系绝，目系绝一日半则死矣，其死也，色先青白，乃死。阳明终者，口目动作，喜惊，妄言，色黄，其上下之经盛而不行则终矣。少阴终者，面黑，齿长而垢，腹胀闭塞，上下不通而终矣。厥阴终者，中热，嗌干，喜溺，心烦，甚则舌卷卵上缩而终矣。太阴终者，腹胀闭，不得息，气噫善呕，呕则逆，逆则面赤，不逆则上下不通，上下不通则面黑皮毛焦而终矣。

此段与《素问·诊要经终论》同。《难经》：终始者，脉之纪也。寸口人迎，阴阳之气，通于朝使，如环无端，故曰始也。终者，三阴三阳之脉绝，绝则死，死各有形，故曰终也。

卷二

刺法

刺节真邪七

黄帝问于岐伯曰：余闻刺有五节奈何？岐伯曰：固有五节，一曰振埃，二曰发蒙，三曰去爪，四曰彻衣，五曰解惑。黄帝曰：夫子言五节，余未知其意。

岐伯曰：振埃者，刺外经，去阳病也。发蒙者，刺腑输，去腑病也。去爪者，刺关节肢络也。彻衣者，尽刺诸阳之奇输也。解惑者，尽知调阴阳，补泻有余不足，相倾移也。

义详下文。

黄帝曰：刺节言振埃，夫子乃言刺外经，去阳病，余不知其所谓也，愿卒闻之。岐伯曰：振埃者，阳气大逆，上满于胸中，愤膜肩息，大气逆上，喘喝坐伏，病恶埃烟，餉不得息，请言振埃，尚疾于振埃。帝曰：善。取之何如？岐伯曰：取之天容。黄帝曰：其咳上气，穷讪胸痛者，取之奈何？岐伯曰：取之廉泉。黄帝曰：取之有数乎？岐伯曰：取天容者，无过一里，取廉泉者，血变而止。

愤膜肩息，胸满气阻，喘气肩摇也。病恶埃烟，恶见烟尘也。餉不得息，咽喉噎塞，不得布息也。天容，手太阳穴。里，针刺之数。

黄帝曰：善哉！刺节言发蒙，余不得其意。夫发蒙者，耳无所闻，目无所见，夫子乃言刺腑输，去腑病，何输使然？愿闻其故。岐伯曰：妙乎哉问也！此刺之大约，针之极也，神明之类也，口说书卷，犹不能及也，请言发蒙，尚疾于发蒙也。黄帝曰：善。愿卒闻之。岐伯曰：刺此者，必于日中，刺其听宫，中其眸子，声闻于耳，此其输也。黄帝曰：善。何谓声闻于耳？岐伯曰：刺邪，以手坚按其两鼻窍而疾偃其声，必应于针也。

夫发蒙者，耳无所闻，目无所见，是以发其蒙蔽，使之见闻也。乃言刺腑输，去腑病，此何腑之输使之聋聩如此也？听宫，手太阳穴。眸子，当是足少阳之童子髎也。〔童与瞳通。〕邪气在经，刺之以手坚按其两鼻之窍而疾偃卧，

灵枢悬解（节选）

卷二

气不下通而鼓动于针孔之内，静而听之，其声必应于针下也。

黄帝曰：善。此所谓弗见为之，而无目视，见而取之，神明相得者也。刺节言去爪，夫子乃言刺关节肢络，愿卒闻之。岐伯曰：腰脊者，身之大关节也。肢胫者，人之管以趋翔也。茎垂者，身中之机，阴精之候，津液之道也。故饮食不节，喜怒不时，津液内溢，乃下留于睾，血道不通，日大不休，俯仰不便，趋翔不能。此病荥然有水，不上不下，铍石所取，形不可匿，常不得蔽，故命曰去爪。

腰脊者，一身之大关节也。四肢膝胫者，人之管以趋翔也。管，主也。茎垂者，宗筋之聚，身中之机，〔宗筋，所以束骨而利机关。〕阴精输泄之候，津液流注之道也。故饮食不节，喜怒不时，伤其脾肝，疏泄失政，津液内溢，乃下流于睾丸。经络堙瘀，血道不通，睾丸日大不休，以致腰脊俯仰不便，肢胫趋翔不能。此病荥然内有积水，不上不下，停伫阴囊。铍石所取，形不可匿，常不得蔽，取之则去，易如去爪，故命曰去爪。

黄帝曰：善。刺节言彻衣，夫子乃言尽刺诸阳之奇输，未有常处也，愿卒闻之。岐伯曰：是阳气有余，而阴气不足。阴气不足则内热，阳气有余则外热，内外相抟，热如怀炭，外畏绵帛近，不可近身，又不可近席。腠理闭塞，则汗不出，舌焦唇槁，腊干嗌燥，饮食不让美恶。黄帝曰：善。取之奈何？岐伯曰：取之于其天府、大杼三痏，又刺中膂以去其热，补足手太阴以出其汗，热去汗稀，疾如彻衣。〔腊，音昔。〕

腊干，胸干之讹。〔干肉曰腊，于义无当。〕饮食不让美恶，不识美恶也。天府，手太阴穴。大杼、中膂，足太阳也。

黄帝曰：善。刺节言解惑，夫子乃言尽知调阴阳，补泻有余不足，相倾移也，惑何以解之？岐伯曰：大风在身，血脉偏虚，应者不足，实者有余，轻重不得，倾侧宛伏，不知东西，不知南北，乍上乍下，乍反乍复，颠倒无常，甚于迷惑。黄帝曰：善。取之奈何？岐伯曰：泻其有余，补其不足，阴阳平复，用针若此，疾于解惑。〔宛、菀同。〕

大风在身，闭其营卫，营卫郁遏，则血脉偏实，其风所未闭之经，则血脉偏虚。虚者不足，实乃有余，轻重不相得，是以倾侧宛伏，不知东西南北，自觉上下反复，颠倒无常，此真甚于迷惑也。

黄帝曰：余闻刺有五邪，何谓五邪？岐伯曰：病有持痈者，有容大者，有狭小者，有热者，有寒者，是谓五邪。黄帝曰：刺五邪奈何？岐伯曰：凡刺五邪之方，不过五章，瘅热消灭，肿聚散亡，寒痹益温，小者益阳，大者必去，请道其方。

凡刺痈邪，无迎陇，易俗移性不得脓，诡道更行，去其向，不安处所乃散亡。诸阴阳过痈者，取之其输泻之。

凡刺大邪，日以小，泄夺其有余，乃益虚，剽其通，针其邪，肌肉亲视之，毋有反其真。刺诸阳分肉间。

凡刺小邪，日以大，补其不足乃无害，视其所在迎之界，远近尽至，其不得外侵而行之，乃自费。刺分肉间。

凡刺热邪，越而苍，出游不归，乃无病，为开通辟门户，使邪得出，病乃已。

凡刺寒邪，日以温，徐往徐来致其神，门户已闭气不分，虚实得调其气存也。

持痈，蓄积痈脓也。容大，宽容广大也。狭小，窄狭微小也。热，瘅热也。寒，寒痹也。五章，五条也。瘅热消灭，〔热。〕肿聚散亡，〔持痈。〕寒痹益温〔寒。〕小者益阳，〔狭小。〕大者必去，〔容大。〕此刺五邪之五章也。

凡刺痈邪，无迎其隆盛之势，〔陇与隆同。〕若易俗移性，违其自然之宜，必不得脓，宜诡道更行，使肿聚去其向，而不安处所，乃能散亡，诸阴阳经络之有过而成痈者，取之其腧而泻之，此刺持痈之方也。

凡刺大邪，日以渐小，泻夺其有余，乃始益虚，剽其通达之路，〔剽，即刺也。〕以针其邪，肌肉亲视之，毋有反其真，刺诸阳分肉之间，此刺容大之方也。

凡刺小邪，日以渐大，补其不足，乃可无害，视其所在，而迎之于界，远近之气尽至，其不得外，侵而行之，乃自费，〔侵，当作浸，渐也。费，大也。〕宜刺分肉之间，此刺狭小之方也。

凡刺热邪，越而苍，〔越，潝越也。苍，当作沧，热气潝越。则交为沧凉。〕出游不归，乃无病，〔热气游散。〕为开通，辟门户，使邪得出，病乃已，此刺热邪之方也。

凡刺寒邪，日以温，〔日以渐温。〕徐往徐来，致其神，门户已闭，气不分，〔气不分散。〕虚实得调，其气存，此刺寒邪之方也。

黄帝曰：官针奈何？

岐伯曰：刺痈者用铍针，刺大者用锋针，刺小者用员利针，刺热者用镵针，刺寒者用毫针也。请言解论，与天地相应，与四时相副，人参天地，故可为解。下有渐洳，上生苇蒲，此所以知形气之多少也。阴阳者，寒暑也，热则滋雨而在上，根荄少汁。人气在外，皮肤致，腠理闭，汗不出，血气强，肉坚涩。当是之时，善行水者，不能往冰；善穿地者，不能凿冻；善用针者，亦不能取四厥；血脉凝结，坚搏不往来者，亦未可即柔。故行水者，必待天温冰释冻解，而水可行，地可穿也。人脉犹是也，治厥者，必先熨调和其经，掌与腋、肘与脚、项与脊以调之，火气已通，血脉乃行。然后视其病，脉淖泽者，刺而平之；坚紧者，破而散之，气下乃止，此所谓解结也。

官针奈何，于九针中当用何针也？解论，解结之论也。下有渐洳之水，则上生苇蒲，形气多少，必有外验，亦如是也。

用针之类，在于调气，气积于胃，以通营卫，各行其道。宗气留于海，其下者注于气街，其上者走于息道。故厥在于足，宗气不下，脉中之血，凝而留止，弗之火调，不能取之。用针者，必先察其经络之实虚，切而循之，按而弹之，视其应动者，乃后取而下之。六经调者，谓之不病，虽病，谓之自已也。一经上实下虚而不通者，此必有横络盛加于大经，令之不通，视而泻之，此所谓解结也。

宗气，肺中之大气，一身诸气之宗也。

上寒下热，先刺其项太阳，久留之，已刺则熨项与肩胛，令热下合乃止，此所谓推而上之者也。上热下寒，视其虚脉而陷之于经络者取之，气下乃止，此所谓引而下之者也。大热遍身，狂而妄见、妄闻、妄言，视足阳明及大络取之，虚者补之，血而实者泻之。因其偃卧，居其头前，以两手四指挟按颈动脉，久持之，卷而切推，下至缺盆中，而复止如前，热去乃止，此所谓推而散之者也。

刺项太阳，足太阳之天柱、大杼也。令热下合乃止，令上热与下相合也。居其头前，医居病者之头前也。按颈动脉，足阳明之人迎也。按之卷手而切推之，下至缺盆中，而复止如前，所以推其经热而使之下也，热去乃止而不推。此推而散之之法也。

黄帝曰：有一脉生数十病者，或痛，或痈，或热，或寒，或痒，或痹，或不仁，变化无穷，其故何也？岐伯曰：此皆邪气之所生也。

黄帝曰：余闻气者，有真气，有正气，有邪气，何谓真气？

岐伯曰：真气者，所受于天，与谷气并而充身者也。正气者，正风也，从一方来，非实风，又非虚风也。邪气者，虚风之贼伤人也，其中人也深，不能自去。正风者，其中人也浅，合而自去，其气来柔弱，不能胜真气，故自去。虚邪之中人也，洒淅动形，起毫毛而发腠理。其入深，内搏于骨，则为骨痹。搏于筋，则为筋挛。搏于脉中，则为血闭不通，则为痛。搏于肉，与卫气相搏，阳胜者则为热，阴胜者则为寒，寒则真气去，去则虚，虚则寒。搏于皮肤之间，其气外发，腠理开，毫毛摇，气往来行，则为痒。留而不去，则为痹。卫气不行，则为不仁。

此答帝问痛、痹、寒、热、痒、痹、不仁之义。

虚邪偏客于身半，其入深，内居荣卫，荣卫稍衰，则真气去，邪气独留，发为偏枯。其邪气浅者，脉偏痛。虚邪之入于身也深，寒与热相搏，久留而内著，寒胜其热，则骨疼肉枯，热胜其寒，则烂肉腐肌为脓，内伤骨，内伤骨为骨蚀。有所疾前筋，筋屈不伸，邪气居其间而不反，发为筋溜。有所结，气归之，卫气留之，不得反，津液久留，合而为肠溜，久者数岁乃成，以手按之柔，已有所结，气归之，津液留之，邪气中之，凝结日以益甚，连以聚居，为昔瘤，以手按之坚。有所结，深中骨，气因于骨，骨与气并，日以益大，则为骨疽。有所结，中于肉，宗气归之，邪留而不去，有热则化而为脓，无热则肉疽。凡此数气者，其发无常处，而有常名也。

黄帝曰：善。请藏之灵兰之室，不敢妄出也。

此推明黄帝未问之义。溜与瘤通。昔瘤，瘤成于夙昔，非旦暮所结者。骨疽，气郁于骨中而突起者。肉疽，气郁于肉中，无热无脓，坚硬而突起者。

行针九

黄帝问于岐伯曰：余闻九针于夫子，而行之于百姓，百姓之血气，各不同形。或神动而气先针行，或气与针相逢，或针已出气独行，或数刺乃知，或发针而气逆，或数刺病益剧。凡此六者，各不同形，愿闻其方。

岐伯曰：重阳之人，其神易动，其气易往也。黄帝曰：何谓重阳之人？岐伯曰：重阳之人，熇熇高高，言语善疾，举足善高，心肺之脏气有余，阳气滑盛而扬，故神动而气先行。黄帝曰：重阳之人而神不先行者何也？岐伯曰：此人颇有阴者也。黄帝曰：何以知颇有阴也？岐伯曰：多阳者多喜，多阴者多怒，数怒而易解，故曰颇有阴，其阴阳之离合难，故其神不能先行也。

黄帝曰：其气与针相逢奈何？岐伯曰：阴阳和调而血气淖泽滑利，故针入而气出，疾而相逢也。

黄帝曰：针已出而气独行者，何气使然？岐伯曰：其阴气多而阳气少，阴气沉而阳气浮者内藏，针已出，气乃随其后，故独行也。

黄帝曰：数刺乃知，何气使然？岐伯曰：此人之多阴而少阳，其气沉而气往难，故数刺乃知也。

黄帝曰：刺入而气逆者，何气使然？岐伯曰：其气逆与其数刺病益甚者，非阴阳之气浮沉之势也，此皆粗之所败，上之所失，其形气无过焉。〔熇，音柯。〕

熇熇高高，气高而扬也。数怒而易解，数怒而易消也。易解是其阳多，数怒是其有阴，故曰颇有阴也。粗之所败，上之所失，粗工之所败，上工之所失也。

血络论十

黄帝曰：愿闻其奇邪而不在经者。岐伯曰：血络是也。黄帝曰：刺血络而仆者，何也？血出而射者，何也？血少黑而浊者，何也？血出清而半为汁者，何也？发针而肿者，何也？血出若多若少而面色苍苍者，何也？发针而面色不变而烦悗者，何也？多出血而不动摇者，何也？愿闻其故。

血络，邪中于络，气阻而血壅者也。

岐伯曰：脉气盛而血虚者，刺之则脱气，脱气则仆。血气俱盛而阴气多者，其血滑，刺之则射。阳气蓄积，久留而不泻者，其血黑以浊，故不能射。新饮而液渗于络，而未合和于血也，故血出而汁别焉。其不新饮者，身中有水，久而为肿。阴气积于阳，其气因于络，刺之血未出而气先行，故肿。阴阳之气，其新相得而未合和，因而泻之，则阴阳俱脱，表里相离，故脱色而苍苍然。刺之血出多，色不变而烦悗者，刺络而虚经，虚经之属于阴者，阴脱，故烦悗。阴阳相得而合为痹者，此为内溢于经，外注于络，如是者，阴阳俱有余，虽多出血而弗能虚也。

脉之气盛而血虚者，刺之则脱其气，脱气则身仆。血气俱盛而阴气多者，阴气逼束，其血滑利，刺之则射，见窍而奔也。阳气蓄积，经血久留而不泻者，埋瘀腐败，其血黑以浊，胶而莫流，故不能射。新饮水而液渗于络，未经和合于血，故血出而清汁别焉。其不新饮者，身中宿有积水，久则流溢经络，而为肿胀。水中阴气积于阳分，其气因于络脉，已将作肿，刺之血未出而阴气先行，充塞络中，故发肿满，不俟日久而四溢也。阴阳之气，其新相得而未和合，彼此环抱不坚，因而泻之，则阴阳俱脱，无以荣华皮肤，故脱色而面苍苍然。刺之血出多，色不变而烦悗者，刺其络而虚其经。经为阴，虚其经之属于阴者，阴脱，故生烦悗。阴阳相合而为痹者，隧道堙阴，此为气血内溢于经，外注于络，如是者，阴阳俱有余，虽多出血，而弗能虚也，故不动摇。

黄帝曰：相之奈何？岐伯曰：血脉者，盛坚横以赤，上下无常处，小者如针，大者如箸，则而泻之，万全也，故无失数矣，失数而反，各如其度。

黄帝曰：针入而肉著者，何也？岐伯曰：热气因于针则针热，热则肉著于针，故坚焉。

失数而反，各如其度，苟失其数则反其道，而各如其度也。

论痛十二

黄帝问于少俞曰：筋骨之强弱，肌肉之坚脆，皮肤之厚薄，腠理之疏密，各不同，其于针石火焫之痛何如？肠胃之厚薄坚脆亦不等，其于毒药何如？愿尽闻之。少俞曰：人之骨强、筋弱、肉缓皮肤厚者耐痛，其于针石之痛、火焫亦然。黄帝曰：其耐火焫者，何以知之？少俞曰：加以黑色而美骨者，耐火焫。黄帝曰：其不耐针石之痛者，何以知之？少俞曰：坚肉薄皮者，不耐针石之痛，于火焫亦然。

黄帝曰：人之胜毒，何以知之？少俞曰：胃厚色黑大骨及肥者，皆胜毒，其瘦而薄胃者，皆不胜毒也。黄帝曰：人之病，或同时而伤，或易已，或难已，其故何如？少俞曰：同时而伤，其身多热者易已，多寒者难已。

其身多热者，阳盛而气通，故易已；多寒者，阴盛而气滞，故难已。

五邪十三

邪在肺，则病皮肤痛，寒热，上气喘，汗出，咳动肩背。取之膺中外腧，背三节、五脏之傍，以手疾按之，快然，乃刺之，取之缺盆中以越之。

肺藏气而主皮毛，故邪在肺，则皮肤痛，寒热汗出，上气喘咳。膺中外腧，手太阴之云门、中府也。背三节之旁，肺腧也；五脏之傍，心腧也，〔皆足太阳经穴。〕按之快然，即是其穴，乃刺之。缺盆，足阳明经穴。《经脉》：肺手太阴之脉，是动则病肺胀满膨膨而喘咳，缺盆中痛。故取之缺盆中以越之。越，散也。

邪在肝，则两胁中痛，寒中，恶血在内，行善掣节，时脚肿，取之行间，以引胁下，补三里以温胃中，取血脉以散恶血，取耳间青脉，以去其掣。

肝藏血而主筋，筋聚关节，脉行两胁，故两胁中痛，恶血在内，行善掣节。

〔掣，牵也。〕脾主四肢，木刑土败，脾气不能下达，关节壅阻，故时脚肿。寒中者，土被木贼，则寒水侮土也。取之厥阴之行间，〔穴名。〕以引胁下之痛。补阳明之三里，以温胃中之寒。取血脉之结瘀，以散恶血。取耳间之青脉，以去其牵掣。足少阳之脉循耳间，厥阴与少阳为表里也。

邪在脾胃，则病肌肉痛。阳气有余，阴气不足，则热中善饥；阳气不足，阴气有余，则寒中肠鸣腹痛。阴阳俱有余，若俱不足，则有寒有热，皆调于三里。

脾胃同主肌肉，故邪在脾胃，则病肌肉痛。阳盛阴虚，则热中善饥；阳虚阴盛，则寒中肠鸣腹痛；阴阳俱盛，若俱虚，则有寒有热，阴盛则下寒，阴虚则下热，阳盛则上热，阳虚则下寒也。皆调于足阳明之三里，以均其寒热。

邪在肾，则病骨痛阴痹。阴痹者，按之而不得，腹胀腰痛，大便难，肩背颈项痛，时眩。取之涌泉、昆仑，视有血者尽取之。

肾主骨，故邪在肾，则病骨痛。肾为阴，阴旺则凝涩不行，故病阴痹；〔阴分痹着。〕阴痹者，病在隐微，故按之而不得；水旺则土湿木陷，疏泄不行，故腹胀腰痛，大便难；少阴不升，则太阳不降，太阳行身之背，浊气上逆，故肩背颈项痛；寒水主藏，时眩者，寒水失藏而胆火升浮也。〔胆木化气相火。〕涌泉，足少阴穴。昆仑，足太阳穴。

邪在心，则病心痛喜悲，时眩仆，视有余不足，而调之其输也。

心痛，水贼火也。心主喜，肺主悲，喜悲，金侮火也。时眩仆，君火失根而升浮也。调之其输，手厥阴心主之输也。〔少阴无输。〕

五禁十五

黄帝问于岐伯曰：余闻刺有五禁，何谓五禁？岐伯曰：禁其不可刺也。黄帝曰：余闻刺有五夺。岐伯曰：无泻其不可夺者也。黄帝曰：余闻刺有五过。岐伯曰：补泻无过其度。黄帝曰：余闻刺有五逆。岐伯曰：病与脉相逆，故命曰五逆。黄帝曰：余闻刺有九宜。岐伯曰：明知九针之论，是谓九宜。

义详下文。

黄帝曰：何谓五禁？愿闻其不可刺之时。岐伯曰：甲乙日自乘，无刺头，无发蒙于耳内。丙丁日自乘，无振埃于肩喉廉泉。戊己日自乘四季，无刺腹去爪泻水。庚辛日自乘，无刺关节于股膝。壬癸日自乘，无刺足胫。是谓五禁。

自乘者，日之乘时当令也。发蒙，发其蒙蔽也。振埃，振其尘埃也。

黄帝曰：何谓五夺？岐伯曰：形肉已夺，是一夺也；大夺血之后，是二夺也；大汗出之后，是三夺也；大泄之后，是四夺也；新产及大血之后，是五夺也。此皆不可泻。

五夺皆大虚症，故不可泻。

黄帝曰：何谓五逆？岐伯曰：热病脉静，汗已出，脉盛躁，是一逆也；病泄，脉洪大，是二逆也；著痹不移，䐃肉破，身热，脉偏绝，是三逆也；淫而夺形，身热，色夭然白，及后下血衃，血衃笃重，是谓四逆也；寒热夺形，脉坚搏，是谓五逆也。

著痹不移，䐃肉破，气偏痹塞不移，身难反侧，臂肉磨伤也。淫而夺形，病气浸淫不已，渐至形脱也。

卷三

经络

经脉二十

雷公问于黄帝曰：《禁脉》之言，凡刺之理，经脉为始，营其所行，制其度量，内次五脏，外别六腑，愿尽闻其道。

黄帝曰：经脉者，所以能决死生，处百病，调虚实，不可不通。

凡刺之理，经脉为始，营其所行，〔营其所行之道路。〕制其度量，〔制其度量之长短。〕内次五脏，〔内次五脏之部。〕外别六腑，〔外别六腑之分。〕六语，《禁脉》之言。

肺手太阴之脉，起于中焦，下络大肠，还循胃口，上膈属肺，从肺系横出腋下，下循臑内，行少阴心主之前，下肘中，循臂内上骨下廉，入寸口，上鱼，循鱼际，出大指之端；其支者，从腕后直出次指内廉，出其端。

是动则病肺胀满膨膨而喘咳，缺盆中痛，甚则交两手而瞀，此为臂厥。是主肺所生病者，咳，上气，喘喝，烦心胸满，臑臂内前廉痛厥，掌中热。气有余则肩背痛风寒，汗出中风，小便数而欠。气虚则肩背痛寒，少气不足以息，溺色变。为此诸病，盛则泻之，虚则补之，热则疾之，寒则留之，陷下则灸之，不盛不虚，以经取之。盛者寸口大三倍于人迎，虚者则寸口反小于人迎也。

手之三阴，自胸走手。肺手太阴之脉，起于中焦，下络大肠，太阴阳明为表里也。还循胃口，上膈属肺，从肺系横出腋下，中府之分也。下循臑内，〔臂内嫩肉曰臑。〕行少阴厥阴二经之前，〔手三阴行于臂内，太阴在前。〕下肘中，循臂内上骨下廉，〔掌后高骨。〕入寸口而成尺寸，上鱼，〔大指根肥肉曰鱼。〕循鱼际，〔穴名，即寸口脉。〕出大指之端，手太阴之少商也；其支者，从腕后直出次指内廉，出其端，而交于手阳明经。人迎，足阳明之动脉，在喉旁。

大肠手阳明之脉，起于大指次指之端，循指上廉，出合谷两骨之间，上入两筋之中，循臂上廉，入肘外廉，上臑外前廉，上肩，出髃骨之前廉，上出于柱骨之会上，下入缺盆络肺，下膈属大肠；其支者，从缺盆上颈贯颊，入下齿中，还出挟口，交人中，左之右，右之左，上挟鼻孔。

是动则病齿痛颈肿。是主津液所生病者，目黄口干，鼽衄，喉痹，肩前臑痛，大指次指痛不用。气有余则当脉所过者热肿，虚则寒栗不复。为此诸病，盛则泻之，虚则补之，热则疾之，寒则留之，陷下则灸之，不盛不虚，以经取之。盛者人迎大三倍于寸口，虚者人迎反小于寸口也。

手之三阳，自手走头。大肠手阳明之脉，起于大指次指之端，〔大指之次指。〕手阳明之商阳也，循指上廉，出合谷〔穴名，在大指次指两岐，手阳明动脉。〕两骨之间，〔大指次指两岐骨间。〕上入两筋之中，循臂上廉，〔手三阳行于臂外，阳明在前。〕入肘外廉，〔髃骨，肩上巨骨。〕上出于柱骨之会上，〔柱骨，项后大柱骨，即督脉之大椎，六阳所会。〕下入缺盆，络肺，阳明太阴为表里也，下膈，属大肠；其支者，从缺盆上颈，贯颊，入下齿中，还出挟口，交人中，左之右，右之左，〔之，至也。〕上挟鼻孔，手阳明之迎香也，自迎香而交于足阳明经。热则疾之，疾出其针也。寒则留之，久留其针也。

胃足阳明之脉，起于鼻之交頞中，旁纳太阳之脉，下循鼻外，入上齿中，还出挟口环唇，下交承浆，却循颐后下廉，出大迎，循颊车，上耳前，过客主人，循发际，至额颅；其支者，从大迎前下人迎，循喉咙，入缺盆，下膈属胃络脾；其直者，从缺盆下乳内廉，下挟脐，入气街中；其支者，起于胃口，下循腹里，下至气街中而合，以下髀关，抵伏兔，下膝膑中，下循胫外廉，下足跗，入中趾内间；其支者，下廉三寸而别，下入中趾外间；其支者，别跗上，入大趾间，出其端。

是动则病洒洒振寒，善呻数欠颜黑，病至则恶人与火，闻木音则惕然而惊，独闭户塞牖而处，甚则欲上高而歌，弃衣而走，贲响腹胀，是谓骭厥。是主血所生病者，狂，疟，温淫汗出，鼽衄，口喎唇胗，颈肿喉痹，大腹水肿，膝膑肿痛，循膺、乳、气街、股、伏兔、骭外廉、足跗上皆痛，中趾不用。气盛则身以前皆热，其有余于胃，则消谷善饥，溺色黄。气不足则身以前皆寒栗，胃中寒则胀满。为此诸病，盛则泻之，虚则补之，热则疾之，寒则留之，陷下则灸之，不盛不虚，以经取之。盛者人迎大三倍于寸口，虚者人迎反小于寸口也。

足之三阳，自头走足。胃足阳明之脉，起于鼻之交頞中，〔頞，鼻茎，即山根。〕旁纳太阳之脉，〔足太阳脉起目内眦，足阳明脉由此下行。〕下循鼻外，足阳明之承泣也。〔穴在目下。〕入上齿中，还出挟口环唇，下交承浆，〔任脉穴名。〕却循颐后下廉，出大迎，〔阳明穴名。〕循颊车，〔阳明穴名。〕上耳前，过客主人，〔足少阳穴名。〕循发际，至额颅；其支者，从大迎前下人迎，〔阳明穴名，喉旁动脉。〕循喉咙，入缺盆，〔阳明穴名。〕下膈，属胃，络脾，阳明与太阴为表里也；其直者，从缺盆下乳内廉，下挟脐，入气街中；〔阳明穴名，毛际两旁动脉。〕其支者，起于胃口，下循腹里，下至气街中而合，以下髀关，〔穴名。〕抵伏兔，〔穴名。〕下膝膑中，〔膝盖曰膑〕，下循胫外廉，〔骱骨曰胫。足三阳行于腿外，阳明在前。〕下足跗，〔足背。〕入中趾内间，〔大趾之次趾。〕足阳明之厉兑也；其支者，下廉三寸而别，下入中趾外间；其支者，别跗上，入大趾间，出其端，而交于足太阴经。恶人与火，闻木音惕然而惊，独闭户塞牖而处，上高而歌，弃衣而走，义详《素问·脉解、阳明脉解》。骭，胫骨也，足阳明自膝膑而下胫外，故病骭厥。中趾不用，即大趾之次趾也。

脾足太阴之脉，起于大趾之端，循趾内侧白肉际，过核骨后，上内踝前廉，上踹内，循胫骨后，交出厥阴之前，上膝股内前廉，入腹属脾络胃，上膈，挟咽，连舌本，散舌下；其支者，复从胃，别上膈，注心中。

是动则病舌本强，食则呕，胃脘痛，腹胀善噫，得后与气则快然如衰，身体皆重。是主脾所生病者，舌本痛，体不能动摇，食不下，烦心，心下急痛，溏、瘕、泄、水闭、黄疸，不能卧，强立，股膝内肿厥，足大趾不用。为此诸病，盛则泻之，虚则补之，热则疾之，寒则留之，陷下则灸之，不盛不虚，以经取之。盛者寸口大三倍于人迎，虚者寸口反小于人迎也。〔踹，音篆。〕

足之三阴，自足走胸。脾足太阴之脉，起于大趾之端，足太阴之隐白也，循趾内侧白肉际，过核骨后，〔大趾后圆骨。〕上内踝前廉，〔足三阴行于腿内，太阴在前。〕上踹内，〔腿肚。〕循胫骨后，交出厥阴之前，〔足太阴厥阴同起大趾，其于踹下，厥阴在太阴之前，厥阴自中都上行，方出太阴之后，太阴自漏谷上行，方出厥阴之前。〕上膝股内前廉，入腹，属脾，络胃，太阴与阳明为表里也。上膈，挟咽，连舌本，散舌下；其支者，复从胃别上膈，注心中，而交于手少阴经。得后与气则快然如衰，义见《素问·脉解》。

心手少阴之脉，起于心中，出属心系，下膈络小肠；其支者，从心系上挟咽，系目系；其直者，复从心系却上肺，下出腋下，下循臑内后廉，行太阴心主之后，下肘内，循臂内后廉，抵掌后锐骨之端，入掌内后廉，循小指之内出其端。

是动则病嗌干心痛，渴而欲饮，是为臂厥。是主心所生病者，目黄胁痛，臑臂内后廉痛厥，掌中热痛。为此诸病，盛则泻之，虚则补之，热则疾之，寒则留之，陷下则灸之，不盛不虚，以经取之。盛者寸口大再倍于人迎，虚者寸口反小于人迎也。

心手少阴之脉，起于心中，出属心系，下膈，络小肠，少阴与太阳为表里也；其支者，从心系上挟咽，系目系；其直者，复从心系却上肺，下出腋下，手少阴之极泉也。下循臑内后廉，〔少阴在后。〕行太阴心主二脉之后，下肘内，循臂内后廉，抵掌后锐骨之端，〔少阴神门，手外踝上动脉。〕入掌内后廉，循小指之内，出其端，手少阴之少冲也。

小肠手太阳之脉，起于小指之端，循手外侧上腕，出踝中，直上循臂骨下廉，出肘内侧两筋之间，上循臑外后廉，出肩解，绕肩胛，交肩上，入缺盆络心，循咽下膈，抵胃属小肠；其支者，从缺盆循颈上颊，至目锐眦，却入耳中；其支者，别颊，上𫚈，抵鼻，至目内眦，斜络于颧。

是动则病嗌痛颔肿，不可以顾，肩似拔，臑似折。是主液所生病者，耳聋目黄颊肿，颈颔肩臑肘臂外后廉痛。为此诸病，盛则泻之，虚则补之，热则疾之，寒则留之，陷下则灸之，不盛不虚，以经取之。盛者人迎大再倍于寸口，虚者人迎反小于寸口也。

小肠手太阳之脉，起于小指之端，手太阳之少泽也。循手外侧，上腕，出踝中，直上循臂骨下廉，〔太阳在后。〕出肘内侧两筋之间，上循臑外后廉，出肩解，〔肩后骨缝。〕绕肩胛，〔肩膊。〕交肩上，会于督脉之大椎。入缺盆，络心，太阳与少阴为表里也。循咽，下膈，抵胃，属小肠；其支者，从缺盆循颈，上颊，至目锐眦，却入耳中，手太阳之听宫也；其支者，别颊，上𫚈，抵鼻，至目内眦，而交于足太阳经，斜络于颧。

膀胱足太阳之脉，起于目内眦，上额交巅；其支者，从巅至耳上角；其直者，从巅入络脑，还出别下项，循肩髆内，挟脊，抵腰中，入循膂，络肾属膀胱；其支者，从腰中下挟脊贯臀，入腘中；其支者，从髆内左右，别下贯胛，挟脊内，过髀枢，循髀外从后廉下合腘中，以下贯踹内，出外踝之后，循京骨，至小趾外侧。

是动则病冲头痛，目似脱，项似拔，脊痛腰似折，髀不可以曲，腘如结，踹如裂，是为踝厥。是主筋所生病者，痔疟狂癫疾，头囟项痛，目黄泪出鼽衄，项背腰尻腘踹脚皆痛，小趾不用。为此诸病，盛则泻之，虚则补之，热则疾之，寒则留之，陷下则灸之，不盛不虚，以经取之。盛者人迎大再倍于寸口，虚者人迎反小于寸口也。

膀胱足太阳之脉，起于目内眦，足太阳之睛明也。上额，交巅；其支者，从巅至耳上角；其直者，从巅入络脑，还出别下项，循肩膊内，挟脊，抵腰中，入循膂，〔脊两旁肉。〕络肾，太阳与少阴为表里也，属膀胱。其支者，从腰中下挟脊，贯臀，〔尻旁大肉，〕入腘中；〔膝后曲处。〕其支者，从膊内左右别，下贯胛，〔此太阳经挟脊之外行。〕挟脊内，过髀枢，〔髀骨枢机。〕循髀外，从后廉下合腘中，〔太阳在后。〕以下贯腨内，出外踝之后，循京骨，〔穴名。〕至小趾外侧，足太阳之至阴也。

肾足少阴之脉，起于小趾之下，邪走足心，出于然谷之下，循内踝之后，别入跟中，以上腨内，出腘内廉，上股内后廉，贯脊，属肾，络膀胱；其直者，从肾上贯肝膈，入肺中，循喉咙，挟舌本；其支者，从肺出络心，注胸中。

是动则病饥不欲食，面如漆柴，咳唾则有血，喝喝而喘，坐而欲起，目䀮䀮如无所见，心如悬若饥状，气不足则善恐，心惕惕如人将捕之，是为骨厥。是主肾所生病者，口热舌干，咽肿上气，嗌干及痛，烦心心痛，黄疸肠澼，脊股内后廉痛，痿厥嗜卧，足下热而痛。为此诸病，盛则泻之，虚则补之，热则疾之，寒则留之，陷下则灸之，不盛不虚，以经取之。灸则强食生肉，缓带披发，大杖重履而步。盛者寸口大再倍于人迎，虚者寸口反小于人迎也。

肾足少阴之脉，起于小趾之下，邪走足心，足少阴之涌泉也。出于然谷之下，〔穴名。〕循内踝之后，〔太溪，少阴动脉。〕别入跟中，〔脚跟。〕以上腨内，出腘内廉，上股内后廉，〔少阴在后。〕贯脊，属肾，络膀胱，少阴与太阳为表里也；其直者，从肾上贯肝膈，入肺中，循喉咙，挟舌本；其支者，从肺出络心，注胸中，足少阴之俞府也。陷下，肾气虚也，虚故灸之。灸则强食生肉，令其难消，缓带披发，大杖重履而步，令其用力，所以使脾土困乏，不至刑伤肾水也。

心主手厥阴心包络之脉，起于胸中，出属心包络，下膈，历络三焦；其支者，循胸出胁，下腋三寸，上抵腋，下循臑内，行太阴少阴之间，入肘中，下臂行两筋之间，入掌中，循中指出其端；其支者，别掌中，循小指次指出其端。

是动则病手心热，臂肘挛急，腋肿，甚则胸胁支满，心中憺憺大动，面赤目黄，喜笑不休。是主脉所生病者，烦心心痛，掌中热。为此诸病，盛则泻之，虚则补之，热则疾之，寒则留之，陷下则灸之，不盛不虚，以经取之。盛者寸口大一倍于人迎，虚者寸口反小于人迎也。

心主手厥阴心包络之脉，起于胸中，出属心包络，下膈，历络三焦，〔三焦有上、中、下三部，故曰历络。〕厥阴与少阳为表里也；其支者，循胸出胁，下腋三寸，手厥阴之天池也，上抵腋下，循臑内，行太阴少阴之间，〔厥阴在中。〕入肘中，下臂，行两筋之间，入掌中，循小指次指，出其端，〔小指之次指。〕而交于手少阳经。

三焦手少阳之脉，起于小指次指之端，上出两指之间，循手表腕，出臂外两骨之间，上贯肘，循臑外上肩，而交出足少阳之后，入缺盆，布膻中，散络心包，下膈，循属三焦；其支者，从膻中上出缺盆，上项，系耳后，直上出耳上角，以屈下颊至𬐚；其支者，从耳后入耳中，出走耳前，过客主人前，交颊，至目锐眦。

是动则病耳聋浑浑淳淳，嗌肿喉痹。是主气所生病者，汗出，目锐眦痛，颊痛，耳后肩臑肘臂外皆痛，小指次指不用。为此诸病，盛则泻之，虚则补之，热则疾之，寒则留之，陷下则灸之，不盛不虚，以经取之。盛者人迎大一倍于寸口，虚者人迎反小于寸口也。

三焦手少阳之脉，起于小指次指之端，〔小指之次指。〕手少阳之关冲也，上出两指之间，〔小指次指之间。〕循手表腕，出臂外两骨之间，上贯肘，〔少阳在中。〕循臑外，上肩，而交出足少阳之后，〔自天髎出足少阳后。〕入缺盆，布膻中，〔膻中者，心主之宫城也。〕散络心包，少阳与厥阴为表里也。下膈，循属三焦；〔三焦部大，循其部而属之。〕其支者，从膻中上出缺盆，上项，系耳后，直上出耳上角，以屈下颊至𬐚；〔目下。〕其支者，从耳后入耳中，出走耳前，过客主人〔足少阳穴。〕前，交颊，至目锐眦，而交于足少阳经。

胆足少阳之脉，起于目锐眦，上抵头角，下耳后，循颈，行手少阳之前，至肩上，却交出手少阳之后，入缺盆；其支者，从耳后入耳中，出走耳前，至目锐眦后；其支者，别锐眦，下大迎，合于手少阳，抵于𬐚，下加颊车，下颈合缺盆，以下胸中，贯膈络肝属胆，循胁里，出气街，绕毛际，横入髀厌中；其直者，从缺盆下腋，循胸过季胁，下合髀厌中，以下循髀阳，出膝外廉，下外辅骨之前，直下抵绝骨之端，下出外踝之前，循足跗上，入小趾次趾之间；其支者，别跗上，入大趾之间，循大趾岐骨内出其端，还贯爪甲，出三毛。

是动则病口苦，善太息，心胁痛不能转侧，甚则面微有尘，体无膏泽，足外反热，是为阳厥。是主骨所生病者，头痛颔痛，目锐眦痛，缺盆中肿痛，腋下肿，马刀侠瘿汗出振寒，疟，胸胁肋髀膝外至胫绝骨外踝前及诸节皆痛，小趾次趾不用。为此诸病，盛则泻之，虚则补之，热则疾之，寒则留之，陷下则灸之，不盛不虚，以经取之。盛者人迎大一倍于寸口，虚者人迎反小于寸口也。

胆足少阳之脉，起于目锐眦，足少阳之瞳子髎也，上抵头角，下耳后，循颈，行手少阳之前，至肩上，却交出手少阳之后，入缺盆；其支者，从耳后入耳中，出走耳前，至目锐眦后；其支者，别锐眦，下大迎，〔足阳明穴。〕合于手少阳，抵于𬱟，下加颊车，〔足阳明穴。〕下颈，合缺盆，以下胸中，贯膈，络肝，少阳与厥阴为表里也，属胆，循胁里，〔足三阳自头走足，阳明行身之前，太阳行身之后，少阳行身之侧。〕出气街，〔足阳明穴。〕绕毛际，横入髀厌中，〔即髀枢。〕其直者，从缺盆下腋，循胸，过季胁，下合髀厌中，以下循髀阳，出膝外廉，下外辅骨之前，〔少阳在中。外辅骨，膝外高骨。〕直下抵绝骨之端，〔外踝上骨际。〕下出外踝之前，循足跗上，入小趾次趾之间，足少阳之窍阴也；其支者，别跗上，入大趾之间，循大趾岐骨内，出其端，还贯爪甲，出三毛，而交于足厥阴经。马刀侠瘿，瘰疬肿硬，如瘿瘤历络累生，旁挟胸胁，弯如马刀，少阳上逆之病也。经气壅塞，故生此症。

肝足厥阴之脉，起于大趾丛毛之际，上循足跗上廉，去内踝一寸，上踝八寸，交出太阴之后，上腘内廉，循股阴入毛中，过阴器，抵少腹，挟胃属肝络胆，上贯膈，布胁肋，循喉咙之后，上入颃颡，连目系，上出额，与督脉会于巅；其支者，从目系下颊里，环唇内；其支者，复从肝别贯膈，上注肺。

是动则病腰痛不可以俛仰，丈夫㿗疝，妇人少腹肿，甚则嗌干，面尘脱色。是主肝所生病者，胸满呕逆飧泄，狐疝遗溺闭癃。为此诸病，盛则泻之，虚则补之，热则疾之，寒则留之，陷下则灸之，不盛不虚，以经取之。盛者寸口大一倍于人迎，虚者寸口反小于人迎也。

肝足厥阴之脉，起于大趾丛毛之际，〔丛毛即三毛。〕足厥阴之大敦也，上循足跗上廉，去内踝一寸，上踝八寸，〔中都之上。〕交出太阴之后，〔厥阴在中。〕上腘内廉，循股阴，入毛中，过阴器，抵少腹，挟胃，属肝，络胆，厥阴与少阳为表里也。上贯膈，布胁肋，〔足三阴自足走胸，太阴行身之前，少阴行身之后，厥阴行身之侧。〕循喉咙之后，上入颃颡，连目系，上出额，与督脉会于巅；其支者，从目系下颊里，环唇内；其支者，复从肝别贯膈，上注肺，而交于手太阴经。

此十二经之一周也，是即营气所行之次。十二经孔穴，详见《素问·气穴论、气府论》诸篇。

经脉十二者，伏行分肉之间，深不可见，其可见者，手太阴过于外踝之上，无所隐故也。诸脉之浮而常见者，皆络脉也。经脉为里，支而横者为络，络之别者为孙。盛而血者疾诛之，盛者泻之，虚者饮药以补之。

手太阴过于外踝之上，即寸口也。〔"经脉为里"至末，旧误在《脉度》。〕

雷公曰：何以知经脉之与络脉异也？黄帝曰：经脉者，常不可见也，其虚实也，以气口知之，脉之见者，皆络脉也。诸络脉皆不能经大节之间，必行绝道而出，入复合于皮中，其会皆见于外。雷公曰：细子无以明其然也。黄帝曰：六经络，手阳明少阳之大络，起于五指间，上合肘中。饮酒者，卫气先行皮肤，先充络脉，络脉先盛，故卫气已平，营气乃满，而经脉大盛。脉之卒然动者，皆邪气居之，留于本末，不动则热，不坚则陷且空，不与众同，是以知其何脉之动也。故诸刺络脉者，必刺其结上甚血者。虽无结，急取之，以泻其邪而出其血，留之发为痹也。

大节，大关节也，经脉必由大节而行，络脉不能经大节之间，必行经脉之绝道而出入，〔绝道，经脉不行之处。〕周络一身，复合于皮肤之中，其所会合，皆现于外也。六经络脉，手阳明少阳之大络，起于五指间，上合于肘中。〔手阳明之络，名偏历，分络于大指食指，出合谷之次，别走太阴；手少阳之络，名外关，散络于中指名指小指，出阳池之次，别走厥阴，是起于五指间也，即手背之青筋外露也。二脉上行，总于肘中，厥阴经曲泽之次相合。〕饮酒者，酒气慓悍，直走卫气，卫气先行皮肤，先充络脉，络脉先盛。故卫气已平，〔盛极而平。〕然后内灌于经，营气乃满，而经脉大盛。凡脉之卒然动者，皆邪气居之，留于经络之本末，不动则热，不坚则陷且空，不与众同，是以知其何脉之动也。故诸刺络脉者，必刺其结上盛血者。虽无结，亦急取之，以泻其邪而出其血，留之则发为痹病也。

凡诊络脉，脉色青则寒且痛，赤则有热。胃中寒，手鱼之络多青矣；胃中有热，鱼际络赤；其暴黑者，留久痹也；其有赤、有黑、有青者，寒热气也；其青短者，少气也。凡刺寒热者，皆多血络，必间日而一取之，血尽而止，乃调其虚实；其小而短者少气，甚者泻之则闷，闷甚则仆不得言，闷则急坐之也。

皆多血络，皆多蓄血之络也。

雷公曰：愿卒闻经脉之始生。黄帝曰：人始生，先成精，精成而脑髓生，骨为干，脉为营，筋为刚，肉为墙，皮肤坚而毛发长，谷入于胃，脉道乃通，血气乃行。

人之初生，爰有祖气，祖气一分，精神皆化，而形质初兆，则先成其精，精者，官骸之始基也。肾藏精而主骨，脑髓者，肾精所结，故精成而脑髓生。脑髓生则骨立，骨为之干，脉为之营，筋为之刚，肉为之墙，皮肤以生，毛发续长，形完胎落，谷入于胃，脉道乃通，血气乃行，此经脉所由生也。

经别二十一

黄帝问于岐伯曰：余闻人之合于天道也，内有五脏，以应五音、五味、五时、五位也；外有六腑，以应六律，六律建阴阳诸经，而合之十二月、十二辰、十二节、十二时、十二经水。十二经脉者，此五脏六腑之所以应天道。夫十二经脉者，人之所以生，病之所以成，人之所以治，病之所以起，学之所始，工之所止也，粗之所易，上之所难也。请问其离合出入奈何？岐伯稽首再拜曰：明乎哉问也！此粗之所过，上之所息也，请卒言之。

六律建阴阳诸经，以六律建立阴阳十二经也。上，上工。过，忽而过之。息，谓止而究之也。

足太阳之正，别入于腘中，其一道下尻五寸，别入于肛，属于膀胱，散之肾，循膂，当心入散；直者从膂上出于项，复属于太阳，此为一经也。

此足太阳之经别入者。

足少阴之正，至腘中，别走太阳而合，上至肾，当十四椎，出属带脉；直者系舌本，复出于项，合于太阳，此为一合。成以诸阴之别，皆为正也。

足少阴与足太阳为表里，足少阴之正，至腘中而合太阳，此为一合也。诸阳经之正，成以诸阴之别道相合，皆为正脉，非支络也。

足少阳之正，绕髀入毛际，合于厥阴；别者，入季胁之间，循胸里属胆，散之上肝贯心，以上挟咽，出颐颌中，散于面，系目系，合少阳于外眦也。

此足少阳之经别入者。

足厥阴之正，别跗上，上至毛际，合于少阳，与别俱行，此为二合也。

足厥阴与足少阳为表里，足厥阴之正，至毛际而合少阳，此为二合也。

足阳明之正，上至髀，入于腹里，属胃，散之脾，上通于心，上循咽出于口，上頞䪼，还系目系，合于阳明也。

此足阳明之经别入者。

足太阴之正，上至髀，合于阳明，与别俱行，上结于咽，贯舌中，此为三合也。

足太阴与足阳明为表里，至髀上而合阳明，此为三合也。

手太阳之正，指地，别于肩解，入腋走心，系小肠也。

此手太阳之经别入者。指地者，在外而内行也。

手少阴之正，别入于渊腋两筋之间，属于心，上走喉咙，出于面，合目内眦，此为四合也。

手少阴与手太阳为表里，至内眦而合太阳，此为四合也。渊腋，穴名。

手少阳之正，指天，别于巅，入缺盆，下走三焦，散于胸中也。

此手少阳之经别入者。指天，在内而外行也。

手心主之正，别下渊腋三寸，入胸中，别属三焦，出循喉咙，出耳后，合少阳完骨之下，此为五合也。

手心主与手少阳为表里，至完骨而合少阳，此为五合也。完骨，耳后骨。

手阳明之正，从手循膺乳，别于肩髃，入柱骨，下走大肠，属于肺，上循喉咙，出缺盆，合于阳明也。

此手阳明之经别入者。

手太阴之正，别入渊腋少阴之前，入走肺，散之大肠，上出缺盆，循喉咙，复合于阳明，此为六合也。

手太阴与手阳明为表里，至喉咙而合阳明，此为六合也。渊腋，足少阳穴。少阴，手少阴经。

手太阴之别，名曰列缺，起于腕上分间，并太阴之经，直入掌中，散入于鱼际。其病实则手锐掌热，虚则欠㰦，小便遗数，取之去腕半寸，别走阳明也。

列缺，穴名，在经渠后，手太阴自此别走于阳明。并太阴之经，太阴之正经也。手阳明起于手指，故实则手锐掌热。〔锐掌，掌之尽处。〕欠㰦，伸腰开口，以舒郁闷也。取之去腕半寸，别走阳明之穴，即列缺也。

手少阴之别，名曰通里，去腕一寸半，别而上行，循经入于心中，系舌本，属目系。其实则支膈，虚则不能言，取之掌后一寸，别走太阳也。

通里，穴名，在阴郄后，手少阴自此别走手太阳。支膈，膈上偏支作满，金被火刑，肺气不降也。不能言，心主言也。〔《难经》：肺主声，入心为言。〕掌后一寸，别走太阳，即通里也。

手心主之别，名曰内关，去腕二寸，出于两筋之间，循经以上，系于心，包络心系。实则心痛，虚则为头强，取之两筋间也。

内关，穴名，手心主自此别走手少阳。取之两筋间，即内关也。

手阳明之别，名曰偏历，去腕三寸，别入太阴；其别者，上循臂，乘肩髃，上曲颊偏齿；其别者，入耳合于宗脉。实则龋聋，虚则齿寒痹隔，取之所别也。

偏历，穴名，手阳明自此别走手太阴。偏齿，半边之齿也。合于宗脉，耳者，宗脉之所聚也。龋，齿病也。痹隔，经络痹塞不通也。取之所别，即偏历也。后仿此。

手太阳之别，名曰支正，上腕五寸，内注少阴；其别者，上走肘，络肩髃。实则节弛肘废，虚则生疣，小者如指痂疥，取之所别也。〔疣，音尤。〕

支正，穴名，手太阳自此别走手少阴。疣，赘瘤也。小者如指痂疥，如指上所生之疥粒也。

手少阳之别，名曰外关，去腕二寸，外绕臂，注胸中，合心主。病实则肘挛，虚则不收，取之所别也。

外关，穴名，手少阳自此别走手心主。

足阳明之别，名曰丰隆，去踝八寸，别走太阴；其别者，循胫骨外廉，上络头项，合诸经之气，下络喉嗌。其病气逆则喉痹瘁喑，实则狂癫，虚则足不收胫枯，取之所别也。

丰隆，穴名，足阳明自此别走足太阴。瘁，憔悴也。

足太阳之别，名曰飞扬，去踝七寸，别走少阴。实则鼽窒头背痛，虚则鼽衄，取之所别也。

飞扬，穴名，足太阳自此别走足少阴。

足少阳之别，名曰光明，去踝五寸，别走厥阴，下络足跗。实则厥，虚则痿躄，坐不能起，取之所别也。

光明，穴名，足少阳自此别走足厥阴。

足太阴之别，名曰公孙，去本节之后一寸，别走阳明；其别者，入络肠胃。厥气上逆则霍乱，实则肠中切痛，虚则鼓胀，取之所别也。

公孙，穴名，足太阴自此别走足阳明。

足少阴之别，名曰大钟，当踝后绕跟，别走太阳；其别者，并经上走于心包，下外贯腰脊。其病气逆则烦闷，实则闭癃，虚则腰痛，取之所别也。

大钟，穴名，足少阴自此别走足太阳。

足厥阴之别，名曰蠡沟，去内踝五寸，别走少阳；其别者，循胫上睾，结于茎。其病气逆则睾肿卒疝，实则挺长，虚则暴痒，取之所别也。〔睾，音高。〕

蠡沟，穴名，足厥阴自此别走足少阳。睾，丸，阴囊也。

任脉之别，名曰尾翳，下鸠尾，散于腹。实则腹皮痛，虚则痒搔，取之所别也。

尾翳，穴名，任脉自此别走冲、督。鸠尾，蔽心骨，穴名。详尾翳，当是中庭别名，中庭在鸠尾之上，故曰下鸠尾，散于腹。旧注谓为会阴，非。

督脉之别，名曰长强，挟膂上项，散头上，下当肩胛左右，别走太阳，入贯膂。实则脊强，虚则头重，高摇之，挟脊之有过者，取之所别也。

长强，穴名，督脉自此别走任、冲。下当肩胛左右，又别走太阳。高摇之，头之高也。

脾之大络，名曰大包，出渊腋下三寸，布胸胁。实则身尽痛，虚则百节尽皆纵，此脉若罗络之血者，皆取之脾之大络脉也。

大包，穴名，脾为五脏之长，故另有大络罗列也。此脉所部，若有络血罗列可见者，皆取之大包。《素问·玉机真脏论》：胃之大络，名曰虚里，脾胃皆有大络也。

凡此十五络者，实则必见，虚则必下，视之不见，求之上下，人经不同。络脉异所别也。〔自手太阴之别以下十六段，旧误在《经脉》。〕

诸经之别，皆络脉也，共十五络。实则必见于外，虚则必下，不可见也。视之而不见，当求之上下之间，盖以人经虚实不同，络脉异于其所别走之处故也。

经筋二十二

足少阳之筋，起于小趾次趾，上结外踝，上循胫外廉，结于膝外廉；其支者，别走外辅骨，上走髀，前者结于伏兔之上，后者结于尻；其直者，上乘䏚季胁，上走腋前廉，系于膺乳，结于缺盆；直者，上出腋，贯缺盆，出太阳之前，循耳后，上额角，交巅上，下走颔，上结于頄；支者，结于目眦为外维。

其病小趾次趾支转筋，引膝外转筋，不可屈伸，腘筋急，前引髀，后引尻，即上乘䏚季胁痛，上引缺盆膺乳，颈维筋急，从左之右，右目不开，上过右角，并跷脉而行，左络于右，故伤左角，右足不用，命曰维筋相交。

治在燔针劫刺，以知为数，以痛为输，名曰孟春痹也。

伏兔，膝上六寸股外高肉。尻，尾，尾骶骨。䏚胁，季胁尽处软肋骨。頄，颧颊间骨。维筋，维络头项胸膺之筋。少阳甲木从左右行，故右目不开，右足不用，以其维筋自左而右交也，故命曰维筋相交。以知为数，知，觉也。以痛为输，痛者，是其腧穴也。孟春痹者，足少阳应正月之气也，义见《阴阳系日月》中。

足太阳之筋，起于足小趾，上结于踝，邪上结于膝，其下循足外踝，结于

踵，上循跟，结于腘；其别者，结于踹外，上腘中内廉，与腘中并上结于臀，上挟脊上项；其支者，别入结于舌本；其直者，结于枕骨，上头下颜，结于鼻；其支者，为目上网，下结于頄；其支者，从腋后外廉，结于肩髃；其支者，入腋下，上出缺盆，上结于完骨；其支者，出缺盆，邪上出于頄。

其病小趾支跟肿痛，腘挛，脊反折，项筋急，肩不举，腋支缺盆中纽痛，不可左右摇。

治在燔针劫刺，以知为数，以痛为输，名曰仲春痹也。

颜，额上也。完骨，耳后骨。小趾支跟肿痛，痛连脚跟也。腋支缺盆中纽痛，纽折作痛，如物支拄也。仲春痹，足太阳应二月之气也。

足阳明之筋，起于中三趾，结于跗上，邪外上加于辅骨，上结于膝外廉，直上结于髀枢，上循胁，属脊；其直者，上循骬，结于膝；其支者，结于外辅骨，合少阳；其直者，上循伏兔，上结于髀，聚于阴器，上腹而布，至缺盆而结，上颈，上挟口，合于頄，下结于鼻，上合于太阳，太阳为目上网，阳明为目下网；其支者，从颊结于耳前。

其病足中趾支，胫转筋，脚跳坚，伏兔转筋，髀前肿，㿉疝，腹筋急，引缺盆及颊，卒口僻，急者目不合，热则筋纵，目不开。颊筋有寒，则急引颊移口；有热则筋弛纵，缓不胜收，故僻。

治之以马膏，膏其急者，以白酒和桂，以涂其缓者，以桑钩钩之，即以生桑灰置之坎中，高下以坐等，以膏熨急颊，且饮美酒，啖美炙肉，不饮酒者，自强也，为之三拊而已。治在燔针劫刺，以知为数，以痛为输，名曰季春痹也。

骬，胫骨也。伏兔，股外丰肉，足阳明经脉所行，故穴名伏兔。聚于阴器，阴阳总宗筋之会，会于气街，而阳明为之长也。〔《素问·痿论》语。〕脚跳坚，脚筋跳动而坚硬也。桑钩钩之，使口正而不僻也。高下以坐等，令坎中高下与人坐相等也。三拊而已，熨后拊摩病上，三次而愈也。季春痹，足阳明应三月之气也。

手阳明之筋，起于大指次指之端，结于腕，上循臂，上结于肘外，上臑，结于髃；其支者，绕肩胛，挟脊；直者，从肩髃上颈；其支者，上颊，结于頄；直者，上出手太阳之前，上左角，络头，下右颔。

其病当所过者支痛及转筋，肩不举，颈不可左右视。

治在燔针劫刺，以知为数，以痛为输，名曰孟夏痹也。

上左角，络头，下右颔，左手之筋也。右手之筋，上右角，络头，下左颔。

阳明之脉，左之右，右之左，筋亦如是。孟夏痹，手阳明应四月之气也。

手太阳之筋，起于小指之上，结于腕，上循臂内廉，结于肘内锐骨之后，弹之应小指之上，入结于腋下；其支者，后走腋后廉，上绕肩胛，循颈出走太阳之前，结于耳后完骨；其支者，入耳中；直者，出耳上，下结于颔，上属目外眦。

其病小指支肘内锐骨后廉痛，循臂阴，入腋下，腋下痛，腋后廉痛，绕肩胛引颈而痛，应耳中鸣痛，引颔目瞑，良久乃得视，颈筋急则为筋瘘颈肿，寒热在颈，其为肿者，复而锐之，本支者，上曲牙，循耳前，属目外眦，上颔，结于角，其痛当所过者支转筋。

治在燔针劫刺，以知为数，以痛为输，名曰仲夏痹也。

弹之应小指之上，弹之酸麻，应于小指之上也。颈筋急，则为筋瘘颈肿，瘰疬病也。复而锐之，复刺而用锐针，即小针也。仲夏痹，手太阳应五月之气也。

手少阳之筋，起于小指次指之端，结于腕，上循臂，结于肘，上绕臑外廉，上肩走颈，合手太阳；其支者，当曲颊，入系舌本；其支者，上曲牙，循耳前，属目外眦，上乘颔，结于角。

其病当所过者即支转筋，舌卷。

治在燔针劫刺，以知为数，以痛为输，名曰季夏痹也。

季夏痹，手少阳应六月之气也。

足太阴之筋，起于大趾之端内侧，上结于内踝；其直者，络于膝内辅骨，上循阴股，结于髀，聚于阴器，上腹，结于脐，循腹里，结于肋，散于胸中；其内者，著于脊。

其病足大趾支，内踝痛，转筋痛，膝内辅骨痛，阴股引髀而痛，阴器纽痛，下引脐两胁痛，引膺中脊内痛。

治在燔针劫刺，以知为数，以痛为输，名曰孟秋痹也。

孟秋痹，足太阴应七月之气也。

足少阴之筋，起于小趾之下，并足太阴之筋邪走内踝之下，结于踵，与太阳之筋合而上结于内辅之下，并太阴之筋而上循阴股，结于阴器，循脊内挟膂，上至项，结于枕骨，与足太阳之筋合。

其病足下转筋，及所过而结者皆痛及转筋。病在此者，主痫瘛及痉，在外者不能俛，在内者不能仰。故阳病者腰反折不能俛，阴病者不能仰。

治在燔针劫刺，以知为数，以痛为输，在内者熨引饮药。此筋折纽，纽发数甚者，死不治，名曰仲秋痹也。

痛，惊也。瘛，筋急而抽引也。痉，筋短而身劲也。筋脉短急，其在外者，即不能俯；〔外，身后也。〕其在内者，即不能仰，故太阳病者，腰反折，不能俯，其经行身之后也；少阴病者，身伛偻，不能仰，其经行身之前也。〔少阴自前而行于后。〕此筋折纽，折其枢纽也。纽发数甚，折纽数发而数甚也。仲秋痹，足少阴应八月之气也。

足厥阴之筋，起于大趾之上，上结于内踝之前，上循胫，上结内辅之下，上循阴股，结于阴器，络诸筋。

其病足大趾支，内踝之前痛，内辅痛，阴股痛转筋，阴器不用，伤于内则不起，伤于寒则阴缩入，伤于热则纵挺不收。

治在行水清阴气，其病转筋者，治在燔针劫刺，以知为数，以痛为输，名曰季秋痹也。

结于阴器，肝主筋，前阴者，宗筋之所聚也。络诸筋，前阴皆联络于诸筋也。伤于内则不起，纵欲伤精，则阴痿也。伤于寒则阴缩入，寒则筋急也。伤于热则纵挺不收，热则筋松也。治在行水清阴气，热则补肾水，以清阴分之热也。季秋痹，足厥阴应九月之气也。

手厥阴之筋，起于中指，与太阴之筋并行，结于肘内廉，上臂阴，结腋下，下散前后挟胁；其支者，入腋，散胸中，结于贲。

其病当所过者支转筋，前及胸痛息贲。

治在燔针劫刺，以知为数，以痛为输，名曰孟冬痹也。

息贲，喘息贲逆。孟冬痹，手厥阴应十月之气也。

手少阴之筋，起于小指之内侧，结于锐骨，上结肘内廉，上入腋，交太阴，挟乳里，结于胸中，循胸，下系于脐。

其病内急，心承伏梁，下为肘网，当所过者支转筋，筋痛。

治在燔针劫刺，以知为数，以痛为输。其成伏梁唾脓血者，死不治，名曰仲冬痹也。

锐骨，掌后锐骨。肘网，肘如网罗牵引。仲冬痹，手少阴应十一月之气也。

手太阴之筋，起于大指之上，循指上行，结于鱼后，行寸口外侧，上循臂，结肘中，上臑内廉，入腋下，出缺盆，结肩前髃，上结缺盆，下结胸里，散贯贲，合贲下，抵季胁。

其病当所过者支转筋痛，甚成息贲，胁急吐血。

治在燔针劫刺，以知为数，以痛为输，名曰季冬痹也。

贲，贲门。《难经》：胃为贲门。〔胃之上口。〕季冬痹，手太阴应十二月之气也。

经筋之病，寒则反折筋急，热则筋弛纵不收，阴痿不用。阳急则反折，阴急则俯不伸。焠刺者，刺寒急也，热则筋纵不收，无用燔针。足之阳明，手之太阳，筋急则口目为僻，眦急不能卒视，治皆如右方也。

焠针，即燔针，以火烧其针也。燔针治寒而筋急者，热而筋纵者，不可用也。

阴阳清浊二十四

黄帝曰：余闻十二经脉以应十二经水者，其五色各异，清浊不同，人之血气若一，应之奈何？岐伯曰：人之血气，苟能若一，则天下为一矣，恶有乱者乎？黄帝曰：余问一人，非问天下之众。岐伯曰：夫一人者，亦有乱气，天下之众，亦有乱人，其合为一耳。黄帝曰：愿闻人气之清浊。岐伯曰：受谷者浊，受气者清。清者注阴，浊者注阳。浊而清者，上出于咽；清而浊者，则下行。清浊相干，命曰乱气。

干，犯也。

黄帝曰：夫阴清而阳浊，浊者有清，清者有浊，清浊别之奈何？岐伯曰：气之大别，清者上注于肺，浊者下走于胃。胃之清气，上出于口；肺之浊气，下注于经，内积于海。

胃之清气，上出于口，所谓浊而清者，上出于咽也。肺之浊气，下注于经，内积于海，所谓清而浊者，则下行也。海，胃也。

黄帝曰：诸阳皆浊，何阳独甚乎？岐伯曰：手太阳独受阳之浊，手太阴独受阴之清。其清者上走空窍，其浊者下行诸经。诸阴皆清，足太阴独受其浊。

空窍，上焦诸官窍也。

黄帝曰：治之奈何？岐伯曰：清者其气滑，浊者其气涩，此气之常也。故刺阴者，深而留之；刺阳者，浅而疾之；清浊相干者，以数调之也。

数，法也。

卷四

经络

本输二十五

黄帝问于岐伯曰：凡刺之道，必通十二经络之所终始，络脉之所别处，五脏之所留，六腑之所与合，四时之所出入，五脏之所溜处，阔数之度，浅深之状，高下所至。愿闻其解。岐伯曰：请言其次也。

十二经络之所终始，十二经之起止也。络脉之所别处，经别之十五络脉也。五脏之所留，井、荥、腧、经、合五穴之所在也。六腑之所与合，六腑与五脏表里相配合也。四时之所出入，四时阴阳之出入也。五脏之所溜处，五脏之荥穴，经气之所溜也。〔所溜为荥。〕阔数之度，言其远近。浅深之状，言其浮沉。高下所至，言其上下也。

肺出于少商，少商者，手大指端内侧也，为井木；溜于鱼际，鱼际者，手鱼也，为荥；注于太渊，太渊，鱼后一寸陷者中也，为腧；行于经渠，经渠，寸口中也，动而不居，为经；入于尺泽，尺泽，肘中之动脉也，为合，手太阴经也。〔荥，音营。〕

此手太阴肺经之五腧。手鱼，手大指根丰肉，其形如鱼。际，边也。动而不居，不止也。

心出于中冲，中冲，手中指之端也，为井木；溜于劳宫，劳宫，掌中中指本节之内间也，为荥；注于大陵，大陵，掌后两骨之间方下者也，为腧；行于间使，间使之道，两筋之间，三寸之中也，有过则至，无过则止，为经；入于曲泽，曲泽，肘内廉下陷者之中也，屈而得之，为合，手少阴经也。

此手少阴心经之五腧。五腧皆手厥阴之穴，《逆顺肥瘦》：手少阴之脉独无腧，诸邪之在于心者，皆在于心之包络是也。

肝出于大敦，大敦者，足大趾之端及三毛之中也，为井木；溜于行间，行间，足大趾间也，为荥；注于太冲，太冲行间上二寸陷者之中也，为腧；行于中封，中封，内踝之前一寸半，陷者之中，使逆则宛，使和则通，摇足而得之，为经；入于曲泉，曲泉，辅骨之下，大筋之上也，屈膝而得之，为合，足厥阴经也。

此足厥阴肝经之五腧。使，使道也。〔《素问·十二脏相使》：使道闭塞而不通。〕使逆则宛，使道逆则郁塞，肝木下陷，则经脉阻闭也。

脾出于隐白，隐白者，足大趾之端内侧也，为井木；溜于大都，大都，本节之后，下陷者之中也，为荥；注于太白，太白，腕骨之下也，为腧；行于商丘，商丘，内踝之下陷者之中也，为经；入于阴之陵泉，阴之陵泉，辅骨之下，陷者之中也，伸而得之，为合，足太阴经也。

此足太阴脾经之五腧。

肾出于涌泉，涌泉者，足心也，为井木；溜于然谷，然谷，然骨之下者也，为荥；注于太溪，太溪，内踝之后，跟骨之上，陷者中也，为腧；行于复留，复留，上内踝二寸，动而不休，为经；入于阴谷，阴谷，辅骨之后，大筋之下，小筋之上也，按之应手，屈膝而得之，为合，足少阴经也。

此足少阴肾经之五腧。

膀胱出于至阴，至阴者，足小趾之端也，为井金；溜于通谷，通谷，本节之前外侧也，为荥；注于束骨，束骨，本节之后陷者中也，为腧；过于京骨，京骨，足外侧大骨之下也，为原；行于昆仑，昆仑，外踝之后，跟骨之上也，为经；入于委中，委中，腘中央也，为合，委而取之，足太阳经也。

此足太阳膀胱经之六腧。

胆出于窍阴，窍阴者，足小趾次趾之端也，为井金；溜于侠溪，侠溪，足小趾次趾之间也，为荥；注于临泣，临泣，上行一寸半陷者中也，为腧；过于丘墟，丘墟，外踝之前下，陷者中也，为原；行于阳辅，阳辅，外踝之上，辅骨之前，及绝骨之端也，为经；入于阳之陵泉，阳之陵泉，膝外陷者中也，为合，伸而得之，足少阳经也。

此足少阳胆经之六腧。

胃出于厉兑，厉兑者，足大趾次趾之端也，为井金；溜于内庭，内庭，次趾外间也，为荥；注于陷谷，陷谷，上中趾内间上行二寸陷者中也，为腧；过于冲阳，冲阳，足跗上五寸陷者中也，为原，摇足而得之；行于解溪，解溪，上冲阳一寸半陷者中也，为经；入于下陵，下陵，膝下三寸，胻骨外三里也，为合；复下三里三寸为巨虚上廉，复下上廉三寸为巨虚下廉，大肠属上，小肠属下，足阳明胃脉也，大肠小肠，皆属于胃，足阳明经也。

此足阳明胃经之六腧。大肠属上，巨虚上廉也；小肠属下，巨虚下廉也。此总是足阳明胃脉，以胃为六腑之长，故大肠小肠皆属于胃。

大肠者，上合手阳明，出于商阳，商阳，大指次指之端也，为井金；溜于本节之前二间，为荥；注于本节之后三间，为腧；过于合谷，合谷，在大指歧骨之间，为原，行于阳溪，阳溪在两筋间陷者中也，为经；入于曲池，曲池，在肘外辅骨陷者中也，为合，屈臂而得之。手阳明经也。

此手阳明大肠经之六腧。

小肠者，上合手太阳，出于少泽，少泽，小指之端也，为井金；溜于前谷，前谷，在手外廉本节前陷者中也，为荥；注于后溪，后溪，在手外侧本节之后也，为腧；过于腕骨，腕骨，在手外侧腕骨之前也，为原；行于阳谷，阳谷，在锐骨之下陷者中也，为经；入于小海，小海，在肘内大骨之外，去端半寸陷者中也，为合，伸臂而得之，手太阳经也。

此手太阳小肠经之六腧。

三焦者，上合于手少阳，出于关冲，关冲，手小指次指之端也，为井金；溜于液门，液门，小指次指之间也，为荥；注于中渚，中渚，本节之后陷者中也，为腧；过于阳池，阳池，在腕上陷者之中也，为原；行于支沟，支沟，上腕上三寸，两骨之间陷者中也，为经；入于天井，天井，在肘外大骨之上陷者中也，为合，屈肘乃得之；三焦下俞，在于足太阳之前，少阳之后，出于腘中外廉，名曰委阳，是太阳络也，手少阳经也。

此手少阳三焦经之六腧。委阳，足太阳穴。

是谓五脏六腑之腧，五五二十五腧，六六三十六腧也。六腑皆出足之三阳，上合于手者也。

脏腑之脉，虽分手足，其实本是同经，以六阴之经，升于足而降于手，六阳之经，升于手而降于足。故六腑之经，皆出足之三阳，而上合于手，手之三阳，即足三阳之上半也。五脏五腧，井木、荥火、腧土、经金、合水；六腑六腧，井金、荥水、腧木、经火、合土。义详《六十四难》，六腑多一原穴，当与腧穴俱属木也。

三焦者，足太阳少阴之所将，太阳之别也，上踝五寸，别入贯腨肠，出于之委阳，并太阳之正，入络膀胱，约下焦。实而闭癃，虚则遗溺，遗溺则补之，闭癃则泻之。

三焦者，足太阳少阴之所将领，是太阳之别也。上外踝五寸，别太阳而入贯腨肠，〔腿肚〕。出于太阳之委阳，并太阳之正经，入络膀胱，约束下焦。相火实则膀胱闭癃，相火虚则小便遗溺，三焦为少阳相火。遗溺则补之益其相火，闭癃则泻之泄其相火也。

肺合大肠，大肠者，传道之腑；心合小肠，小肠者，受盛之腑；肝合胆，胆者，中正之腑；脾合胃，胃者，五谷之腑；肾合膀胱，膀胱者，津液之腑。少阳属肾，肾上连肺，故将两脏。三焦者，中渎之腑也，水道出焉，属膀胱，是孤之腑也。是六腑之所与合者。

《素问·灵兰秘典论》：大肠者，传道之官，变化出焉；小肠者，受盛之官，化物出焉；胆者，中正之官，决断出焉；膀胱者，州都之官，津液藏焉；三焦者，决渎之官，水道出焉。少阳三焦属肾，肾上连肺，以辛金而生癸水，故兼将两脏。缘三焦者，中渎之腑也，水道出焉，属于膀胱，是以并将于肾。盖水善藏，火善泄，膀胱以州都之官，津液藏焉，不能出也，得三焦之经并太阳之正，入络膀胱，泄以相火之力，则州都冲决，水道出矣，故曰决渎之官，此曰中渎之腑，以其下行于川渎之中也。其所以决渎而出水者，相火在肾，温生风木，以疏泄之也。心主者，心之包络，非脏也。三焦虽与心主表里，而心主无脏，是三焦为孤之腑也。脏腑相合，是六腑之所与合者。〔答帝问"六腑之所与合"语。〕

缺盆之中，任脉也，名曰天突，一次任脉侧之动脉，足阳明也，名曰人迎；二次脉手阳明也，名曰扶突；三次脉手太阳也，名曰天窗；四次脉足少阳也，名曰天容；五次脉手少阳也，名曰天牖；六次脉足太阳也，名曰天柱；七次脉颈中央之脉，督脉也，名曰风府。腋内动脉，手太阴也，名曰天府。腋下三寸，手心主也，名曰天池。

手足六阳，皆行于颈，其位次如此。手之三阴，自胸走手，脉在腋内与腋下。

足阳明挟喉之动脉，其腧在膺中。手阳明次在其腧外，不至曲颊一寸。手太阳当曲颊。足少阳在耳下曲颊之后。手少阳出耳后，上加完骨之上。足太阳挟项大筋之中发际。阴尺动脉在五里。五腧之禁也。

足阳明，挟喉之动脉，即人迎也。其腧在膺中，气户、库房之穴也。手阳明，次在其腧外，不至曲颊一寸，即扶突也。手太阳，当曲颊，即天窗也。足少阳，在耳下曲颊之后，即天容也。〔足少阳颈中无穴，天容是手太阳经穴。〕手少阳，出耳后，上加完骨之上，即天牖也。足太阳，挟项大筋之中发际，即天柱也。阴尺动脉，在五里，手太阴尺泽之后，手阳明之五里也。《小针解》：夺阴者死，言取尺之五里，五往者也。《玉版》：迎之五里，五往而脏之气尽矣。以上诸穴，是五腧之禁也。〔禁，不可刺。〕

刺上关者，呿不能欠；刺下关者，欠不能呿。刺犊鼻者，屈不能伸；刺两关者，伸不能屈。

上关，足少阳之客主人，开口取之，刺之则呿不能欠。〔呿，开口也。《庄子》：公孙龙口呿不合。欠，开口而即合也。〕下关，足阳明经穴，闭口取之，刺之则欠不能呿。犊鼻，足阳明经穴，却足取之，刺之则屈不能伸。两关，手厥阴之内关、手少阳之外关，伸手取之，刺之则伸不能屈。此皆禁刺之穴也。

春取络脉诸荥大经分肉之间，甚者深取之，间者浅取之。夏取孙络诸腧肌肉皮肤之上。秋取诸合，余如春法。冬取诸井诸腧之分，欲深而留之。此四时之序，气之所处，病之所舍，脏之所宜。

背腧二十九

黄帝问于岐伯曰：愿闻五脏之腧，出于背者。岐伯曰：胸中大腧在杼骨之端，肺腧在三椎之间，心腧在五椎之间，膈腧在七椎之间，肝腧在九椎之间，脾腧在十一椎之间，肾腧在十四推之间，皆挟脊相去三寸所。则欲得而验之，按其处，应在中而痛解，乃其腧也。

背者，胸之府也。〔《素问·脉要精微论》语。〕故胸中大腧，在背上杼骨之端，足太阳之大杼穴也。自大杼而下，肺腧在三椎之间，〔脊骨一节为一椎，俗本皆作焦，非。〕心腧在五椎之间，膈腧在七椎之间，肝腧在九椎之间，脾腧在十一椎之间，肾腧在十四椎之间。皆挟脊骨两旁相去三寸所，在足太阳经之里行。则欲得而验之，试按其处，应在于中而痛解，〔解，松懈也。〕乃其腧也。

灸之则可，刺之则不可。气盛则泻之，虚则补之。以火补者，毋吹其火，须自灭也。以火泻者，疾吹其火，传其艾，须其火灭也。

背腧可灸不可刺，气盛则以火泻之，虚则以火补之。以火补者，毋吹其火，须自灭也，以火泻者，疾吹其火，乃传其艾，须其火之自灭，而后易艾也。

四时气三十

黄帝问于岐伯曰：夫四时之气，各不同形，百病之起，皆有所生，灸刺之道，何者为定？岐伯答曰：四时之气，各有所在，灸刺之道，得气穴而定。故春取经血脉分肉之间，甚者深刺之，间者浅刺之。夏取盛经孙络，取分间绝皮肤。秋取经腧，邪在腑，取之合，冬取井荥，必深以留之。

春取经、血脉、分肉之间，甚者深刺之，间者浅刺之，〔本输：春取络脉诸荥大经分肉之间，甚者深取之，间者浅取之。〕《素问·刺志》：春取络脉分肉间，春者经脉长深，其气少，不能深入，故取络脉分肉间。夏取盛经孙络，取分肉间，绝皮肤，〔《本输》：夏取诸腧孙络肌肉皮肤之上。〕《刺志》：夏取盛经分腠，所谓盛经者，阳脉也，绝肤而病去者，邪居浅也。秋取经腧，邪在腑，取之合，〔《本输》：秋取诸合。〕《刺志》：秋取经腧，阳气在合，阴气初盛，故取腧以泻阴邪，取合以虚阳邪。冬取井荥，必深以留之，〔《本输》：冬取诸井、诸腧之分，欲深而留之。〕《刺志》：冬取井荥，阳气衰少，阴气盛坚，故取井以下阴逆，取荥以实阳气。

黄帝曰：余闻刺有五变，以主五腧，愿闻其故。岐伯曰：人有五脏，五脏有五变，五变有五腧，故五五二十五腧，以应五时。

黄帝曰：愿闻五变。岐伯曰：肝为牡脏，其色青，其时春，其日甲乙，其音角，其味酸；心为牡脏，其色赤，其时夏，其日丙丁，其音徵，其味苦；脾为牝脏，其色黄，其时长夏，其日戊己，其音宫，其味甘；肺为牝脏，其色白，其时秋，其日庚辛，其音商，其味辛；肾为牝脏，其色黑，其时冬，其日壬癸，其音羽，其味咸。是为五变。

黄帝曰：以主五腧奈何？岐伯曰：脏主冬，冬刺井；色主春，春刺荥；时主夏，夏刺腧；音主长夏，长夏刺经；味主秋，秋刺合。是谓五变以主五腧。

黄帝曰：诸原安合？以致六腧？岐伯曰：原独不应五时，以经合之，以应其数，故六六三十六腧。

黄帝曰：何谓脏主冬，时主夏，音主长夏，味主秋，色主春？愿闻其故。岐伯曰：病在脏者，取之井；病变于色者，取之荥；病时间时甚者，取之腧；病变于阴者，取之经；经满而血者，病在胃及以饮食不节得病者，取之于合。故命曰味主合。是谓五变也。

五脏五腧，井、荥、腧、经、合，故命曰味主合，是谓五变也。原独不应五时，以经合之，并主长夏，以应其数，故六腑之六六三十六腧，合于五脏之五五二十五腧也。长夏为至阴，故病变于阴者，取之经。〔此段旧误在《顺气一日分为四时》。〕

黄帝曰：余闻五脏六腑之气，荥腧所入为合，令何道从入？入安连过。愿闻其故。岐伯答曰：此阳脉之别入于内，属于腑者也。黄帝曰：荥腧与合，各有名乎？岐伯答曰：荥腧治外经，合治内腑。黄帝曰：治内腑奈何？岐伯答曰：取之于合。黄帝曰：合各有名乎？岐伯答曰：胃合入于三里，大肠合入于巨虚上廉，小肠合入于巨虚下廉，三焦合入于委阳，膀胱合入于委中央，胆合入于阳陵泉。黄帝曰：取之奈何？岐伯答曰：取之三里者，低跗；取之巨虚者，举足；取之委阳者，屈伸而取之；委中者，屈而取之；阳陵泉者，正竖膝予之齐，下至委中之阳取之；取诸外经者，揄申而从之。

脏腑之腧，所出为井，所溜为荥，所注为腧，所行为经，所入为合。五脏六腑之气，荥、腧所入为合，是令何道从入？入而安所连属？安所过往？此阳脉之别入于内，属于腑者，是从别道而入，连属于腑，过往于其本腑之所合者也。故荥腧治外经，合治内腑，治内腑者，取之于合，以其入属于腑也。胃合入于三里，足阳明之穴也；大肠之合在曲池，巨虚上廉，足阳明穴；〔手三阳下合足三阳。〕小肠之合在小海，巨虚下廉，足阳明穴；三焦之合在天井，委阳，足太阳穴；膀胱合入于委中央，足太阳穴；胆合入于阳陵泉，足少阳穴。正竖膝予之齐，正竖两膝，使与之齐也。下至委中之阳，谓委中之前，阳关之下，即阳陵泉之分也。取诸外经，谓取荥腧诸穴。揄申而取之，舒展伸布而取之也。

黄帝曰：愿闻六腑之病。

岐伯答曰：胃病者，腹膜胀，胃脘当心而痛，上肢两胁，膈咽不通，饮食不下，面热，两跗之上脉竖陷者，足阳明病，此胃脉也，取之三里。

阳明行身之前，下于面而行足跗，故面热及跗上脉陷为足阳明病，此胃之脉也。

大肠病者，肠中切痛而鸣濯濯，冬月重感于寒即泄，当脐而痛，不能久立，与胃同候，鱼络血者，手阳明病，取之巨虚上廉。

鱼络，鱼际之络，手阳明脉，起大指旁鱼际也。

小肠病者，小腹痛，腰脊控睾而痛，时窘之后，当耳前热，若寒甚，若独肩上热甚，及手小指次指之间热，若脉陷者，手太阳病，此其候也，取之巨虚下廉。

手太阳起小指，绕肩胛，交肩上，循颈，上颊，却入耳中，故耳前肩上及手小指热，为手太阳病。

三焦病者，腹气满，小腹尤坚，不得小便，窘急，溢则水，留即为胀，候在足太阳之外大络，大络在太阳少阳之间，亦见于脉，取委阳。

不得小便，窘急，溢则水，留即为胀，三焦者，决渎之官，水道出焉，水道不通，故小便窘急，水留为胀也。〔小肠病时，窘急在后，三焦病则窘急在前。〕其候在足太阳之外大络，大络在太阳少阳之间，是其位也，故亦见于大络之脉，见于脉，手少阳经病也。

膀胱病者，小腹偏肿而痛，以手按之，即欲小便而不得，肩上热若脉陷，及足小趾外廉及胫踝后皆热，取委中央。

足太阳脉循肩膊，贯腨内，出踝外，至小趾外侧，故肩上胫踝及小趾外廉皆热，此亦足太阳经病也。

胆病者，善太息，口苦，呕宿汁，心下澹澹，恐人将捕之，嗌中吤吤然，数唾，候在足少阳之本末，亦视其脉之陷下者灸之，其寒热者取阳陵泉。

足少阳之本末，其本在头，其末在足。其经之本末有陷下者，亦少阳经之病也。

黄帝曰：刺之有道乎？岐伯答曰：刺此者，必中气穴，毋中肉节，中气穴则针游于巷，中肉节即皮肤痛，补泻反则病益笃。中筋则筋缓，邪气不出，与其真气相搏，乱而不去，反还内着，用针不审，以顺为逆也。

必中气穴，所谓得气穴为定也。巷，隧道也。反还内着，反还于内，着而不去也。〔以上八段，旧误在《邪气脏腑病形》。〕

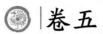

卷五

营卫

营气三十四

黄帝曰：**营气之道，纳谷为宝。谷入于胃，乃传之肺，流溢于中，布散于外，精专者行于经隧，常营无已，终而复始，是谓天地之纪。**

营卫者，经络之气血，气行脉外曰卫，血行脉中曰营。营卫二气，皆水谷所化，故营气之道，以纳谷为宝也。营气，血脉中之气也。谷入于胃，消化于脾，脾气散精，乃传之于肺。肺主气，气化津，津则流溢于中，气则布散于外。慓悍者，行于脉外，是为卫气；精专者，行于经隧，是谓营气。〔地道曰隧。《左传》曰：晋候请隧。注：隧为地道，以葬也。经隧，经中之道也〕。常营无已，〔营，行也。《诗》：营营青绳。注：营营，往来貌。〕终而复始，是谓天地之纪也。

故气从手太阴出，注手阳明，上行注足阳明，下行至跗上，注大指间，与足太阴合，上行抵脾。

营气从手太阴肺经出，注手阳明大肠经，上行注足阳明胃经，下行至跗上，与足太阴脾经相合，上行抵脾。手之三阴，自胸走手，交手三阳，手之三阳，自手走头，交足三阳；足之三阳，自头走足，交足三阴；足之三阴，自足走胸，交手三阴，营气之行度如此。手太阴传于手阳明，足阳明传于足太阴，是太阴阳明之行度也。

从脾注心中，循手少阴出腋下臂，注小指，合手太阳，上行乘腋出颐内，注目内眦，上巅下项，合足太阳，循脊下尻，下行注小趾之端，循足心注足少阴，上行注肾。

从脾注心中，循手少阴心经，出腋，下臂，注于小指，合于手太阳小肠经，上行乘腋，出颐内，〔目下曰颐。〕注目内眦，〔足太阳之睛明。〕上巅，下项，合于足太阳膀胱经，循脊，下尻，〔尾骶。〕下行注小趾之端，循足心，注足少阴肾经，上行注肾。手少阴传于手太阳，足太阳传于足少阴，是少阴太阳之行度也。

从肾注心，外散于胸中，循心主脉出腋下臂，出两筋之间，入掌中，出中指之端，还注小指次指之端，合手少阳，上行注膻中，散于三焦，从三焦注胆，出胁注足少阳，下行至跗上，复从跗注大指间，合足厥阴，上行至肝。

从肾注心，外散于胸中，循手厥阴心主脉，出腋，下臂，出于两筋之间，入掌中，出中指之端，还注小指次指之端，合于手少阳三焦经；上行注膻中，散于三焦，从三焦注于胆，出胁，注于足少阳胆经；下行至跗上，复从跗上注大趾间，合于足厥阴肝经，上行至肝。手厥阴传于手少阳，足少阳传于足厥阴，此厥阴少阳之行度也。

从肝上注肺，上循喉咙，入颃颡之窍，究于畜门。其支别者，上额循巅下项中，循脊入骶，是督脉也，络阴器，上过毛中，入脐中，上循腹里，入缺盆，下注肺中，复出手太阴。此营气之所行也，逆顺之常也。

从肝上注肺，上循喉咙，入颃颡之窍，究于畜门。〔究，竟也。畜门，喉上通鼻之门也。〕其支别者，上额，循巅，下项中，循脊骨，入尾骶，是督脉也；由尾骶入，前行，络阴器，上过毛中，入脐中，上循腹里，入于缺盆，是任脉也；自缺盆下注肺中，复出于手太阴。此营气之所行也，是经脉逆顺之常也。

卫气失常三十六

黄帝曰：余闻刺有三变，何谓三变？伯高曰：有刺营者，有刺卫者，有刺寒痹之留经者。黄帝曰：刺三变者奈何？伯高曰：刺营者出血，刺卫者出气，刺寒痹者内热。黄帝曰：营卫寒痹之为病奈何？伯高答曰：营之生病也，寒热少气，血上下行。卫之生病也，气痛时来时去，怫忾贲响，风寒客于肠胃之中。寒痹之为病也，留而不去，时痛而皮不仁。〔此段旧误在《寿夭刚柔》。〕

怫忾，气郁而不畅也。贲响，奔冲而鸣转也。

黄帝曰：卫气之留于腹中，蓄积不行，苑蕴不得常所，使人支胁胃中满，喘呼逆息者，何以去之？伯高曰：其气积于胸中者，上取之；积于腹中者，下取之；上下皆满者，旁取之。黄帝曰：取之奈何？伯高答曰：积于上者，泻人迎、天突、喉中；积于下者，泻三里与气街；上下皆满者，上下取之，与季胁之下一寸；重者，鸡足取之。诊视其脉大而弦急，及绝不至者，及腹皮急甚者，不可刺也。

卫气之留于腹者，蓄积不行，苑蕴不得常所，支胁，胃满，喘呼逆息，即卫之生病，气痛时来时去，怫忾贲响，风寒客于肠胃之中也，帝复述其义，而词不同耳。人迎，足阳明穴；天突、喉中，任脉穴；〔喉中，即廉泉也。〕三里、气街，足阳明穴；季胁之下一寸，足厥阴之章门也；鸡足取之，攒刺其处，参布如鸡足也。

黄帝曰：刺寒痹内热奈何？伯高答曰：刺布衣者，以药熨、火焠之；刺大人者，以药熨之。黄帝曰：药熨奈何？伯高答曰：用淳酒二十斤，蜀椒一升，干姜一斤，桂心一斤。凡四种，皆㕮咀，渍酒中。用绵絮一斤，细白布四丈，并入酒内，置酒马矢煴中，盖封涂，勿使泄。五日五夜，出布绵絮，曝干之，干复渍，以尽其汁。每渍必晬其日，乃出干。干，并用滓与绵絮，复布为复巾，长六七尺，为六七巾。用生桑炭炙巾，以熨寒痹所刺之处，令热入至于病所，寒复炙巾以熨之，三十遍而止。汗出以巾拭身，亦三十遍止。起步内中，无见风。每刺必熨，如此病已矣。此所谓内热也。〔此段旧误在《寿夭刚柔》。〕

马矢煴中，马粪火中煨之也。晬日，周日也。生桑炭炙巾者，桑炭能去风寒湿痹也。令热入至于病所，汗出寒消，则痹通矣。内热，内寒化而为内热也。

营卫生会三十七

黄帝问于岐伯曰：人焉受气？阴阳焉会？何气为营？何气为卫？营安从生？卫于焉会？老壮不同气，阴阳异位，愿闻其会。岐伯答曰：人气受于谷，谷入于胃，以传于肺，五脏六腑皆以受气，其清者为营，浊者为卫，营在脉中，卫在脉外，营周不休，五十而复大会，阴阳相贯，如环无端。卫气行于阴二十五度，行于阳二十五度，分为昼夜，气至阳而起，至阴而止。故曰：日中为阳陇，为重阳；夜半为阴陇，为重阴。太阴主内，太阳主外，各行二十五度，分为昼夜。夜半为阴陇，夜半后而阴衰，平旦阴尽而阳受气矣。日中为阳陇，日西而阳衰，日入阳尽而阴受气矣。夜半而大会，万民皆卧，命曰合阴，平旦阴尽而阳受气，如是无已，与天地同纪。

陇，盛也，与隆同。太阴，三阴之长，故主内。太阳，三阳之长，故主外。夜半而大会，万民皆卧，卫气大会于五脏，阳入之阴则静，故万民皆卧，纯阴主事，故命曰合阴。

黄帝曰：营卫之行也，上下相贯，如环之无端，今有其卒然遇邪气，及逢大寒，手足懈惰，其脉阴阳之道，相输之会，行相失也，气何由还？岐伯曰：夫四末阴阳之会者，此气之大络也。四街者，气之径路也。故络绝则径通，四末解则气从合，相输如环。黄帝曰：善。此所谓如环无端，莫知其纪，终而复始，此之谓也。

四末阴阳之会者，此气之大络也，大络十五，皆自本经而走其所合，〔表里相合。〕是阴阳之所会也。〔义详《经别》。〕街，衢也。四街者，气之径路，是四肢经气之所通达也。四末解则气从合，合者，诸经之所合，如十二经之合穴也。〔此段旧误在《动输》。〕

黄帝曰：老人之不夜瞑者，何气使然？少壮之不昼瞑者，何气使然？岐伯答曰：壮者之气血盛，其肌肉滑，气道通，荣卫之行，不失其常，故昼精而夜瞑。老者之气血衰，其肌肉枯，气道涩，五脏之气相搏，其营气衰少而卫气内伐，故昼不精，夜不瞑。

五脏之气相搏，脏气失常，彼此相争，鼓搏不宁也。卫气内伐，阳根伐削，卫气夜失收藏而昼不生长，是以寤寐反常也。

黄帝曰：愿闻营卫之所行，皆何道从来？岐伯曰：营出于中焦，卫出于下焦。黄帝曰：愿闻三焦之所出。岐伯答曰：上焦出于胃上口，并咽以上贯膈而布胸中，走腋，循太阴之分而行，还至阳明，上至舌，下足阳明，常与营俱行于阳二十五度，行于阴亦二十五度，一周也，故五十度而复大会于手太阴矣。

营出于中焦，中焦受气取汁，变化而赤，是谓血也。〔《决气》语。〕卫出于下焦，阳根于下也。卫出下焦，而中焦受谷，泌糟粕，蒸津液，出其精微，上注于肺，化而为血，以奉生身，则营亦出于上焦也。其实营卫皆出于中焦，无非水谷之所化也。上焦出于胃之上口，并咽喉，以上贯胸膈而布胸中，此上焦之部，宗气之所在也。其旁行者，外走两腋，循手太阴肺经之分而行，还至手阳明经，上至于舌，下交足阳明经，常与营气俱行于阳二十五度，行于阴亦二十五度，此昼夜之一周也。故五十度毕，明旦寅时而复大会于手太阴矣。以营气者，宗气之行于经脉者也，宗气位居上焦，故与营气俱行也。

黄帝曰：愿闻中焦之所出。岐伯答曰：中焦亦并胃中，出上焦之后，此所受气者，泌糟粕，蒸津液，化其精微，上注于肺脉，乃化而为血，以奉生身，莫贵乎此，故独得行于经隧，命曰营气。

中焦亦并胃中，出于上焦之后，后，下也。此中焦之部，中脘之分也。此所受于中宫之气者，泌其糟粕，〔泌，分也，泌糟粕者，犹酒既酿熟，与糟粕分别之也。〕蒸为津液，出其精微，上注于肺脉，化而为血，以奉生身，莫贵乎此，所谓中焦受气取汁，变化而赤，是谓血也，故独得行于经隧之中，命曰营气。

黄帝曰：夫血之与气，异名同类，何谓也？岐伯答曰：营卫者，精气也，血者，神气也，血之与气，异名同类焉。故夺血者无汗，夺汗者无血，人生有

两死而无两生。

营化于谷精，卫化于谷气，营卫者，人之精气也。血藏魂，魂生神，神者，血中温气所化也。温气西行，肺金收之，温变为凉，化成肺气。气盛于肺，而究其根本，实原于血，是血者，人之神气所由来也。故血温而升则化气，气清而降则化血，血之与气，其名虽异，其类本同。汗者，卫气之蒸泄，而亦营气所酝酿，是以夺血者无发其汗，夺汗者无出其血。汗脱亦死，血脱亦死，人生有两死而无两生也。

黄帝曰：愿闻下焦之所出。岐伯答曰：下焦者，别回肠，注于膀胱而渗入焉。故水谷者，常并居于胃中，成糟粕，而俱下于小肠，而成下焦。渗而俱下，济泌别汁，循下焦而渗入于膀胱焉。

下焦者，州都之会，水别回肠，注于膀胱，而渗入焉，此下焦之部，州都之会所也。故水谷者，常并居于胃中，既成糟粕，俱下于小肠，而成下焦。水谷齐下，谷滓传于大肠，水滓别于大肠，渗而俱下，济泌别汁，〔济，齐；泌，分也。言水谷自此齐分而别汁也。〕循下焦而渗入膀胱焉。

黄帝曰：人饮酒，酒亦入胃，谷未熟而小便独先下，何也？岐伯答曰：酒者，熟谷之液也，其气悍以清，故后谷而入，先谷而液出也。

酒者，熟谷之津液也，其气悍以清，较之谷尤为易化，故后谷而入，先谷而出也。

黄帝曰：人有热，饮食下胃，其气未定，汗则出，或出于面，或出于背，或出于身半，其不循卫气之道而出，何也？岐伯曰：此外伤于风，内开腠理，毛蒸理泄，卫气走之。此气慓悍滑疾，见开而出，故不得从其道，命曰漏泄。

风性疏泄，外伤于风，内开腠理，毛蒸理泄，卫气因而走之。此气慓悍滑疾，见其窍开，顺流而出，故不得从其隧道，命曰漏泄。

黄帝曰：善。余闻上焦如雾，中焦如沤，下焦如渎，此之谓也。

上焦如雾，气盛于上也。下焦如渎，水盛于下也。中焦如沤，气水之交，水欲化气，气欲化水，泡波起灭，象如水沤也。

神气

本神三十八

黄帝问于岐伯曰：凡刺之法，必先本于神。血、脉、营、气、精、神，此五脏之所藏也，至其淫泆离脏则精神散失，魂魄飞扬，志意恍乱，智虑去身者，何因而然乎？天之罪与？人之过乎？何谓德、气、生、精、神、魂、魄、心、意、志、思、智、虑？请问其故。

精、神、魂、魄、意，是谓五神。本于神者，本于五神也。

岐伯答曰：天之在我者德也，地之在我者气也，德流气薄而生者也。故生之来谓之精，两精相搏谓之神，随神往来者谓之魂，并精出入者谓之魄，所以任物者谓之心，心有所忆谓之意，意之所存谓之志，因志而存变谓之思，因思而远慕谓之虑，因虑而处物谓之智。

人秉天地之中气而生，天之在我者，五行之德也，地之在我者，五行之气也。五神者，德流于上，气薄于下而生者也。精者，生化之始基也，故生之方来谓之精，人身形象之根源，神气之室宅也。而阴阳之理，本自互生，其所以化精者，以其中有神也。此神之来，不在精后，当其男女交时，两精相搏，凝此一段祖气，清虚灵妙，是谓之神。神者，阳气之灵者也，而究其由来，实化于魂，魂以半阳而化纯阳，则神发焉，故随神往来者谓之魂。精者，阴液之粹者也，而究其根本，实生于魄，魄以半阴而生纯阴，则精盈焉，故并精出入者谓之魄。神藏于心，众理皆备，所以载任万物者，谓之心；心有所忆念，谓之意；意之所存注，谓之志；因志而存其变化，谓之思；因思而加以远慕，谓之虑；因虑而善于处物，谓之智也。

肝藏血，血舍魂，肝气虚则恐，实则怒。心藏脉，脉舍神，心气虚则悲，实则笑不休。脾藏营，营舍意，脾气虚则四肢不用，五脏不安，实则腹胀泾溲不利。肺藏气，气舍魄，肺气虚则鼻塞不利少气，实则喘喝胸盈仰息。肾藏精，精舍志，肾气虚则厥，实则胀，五脏不安。必审五脏之病形，以知其气之虚实，谨而调之也。

肝藏血，血舍魂，〔魂以血为宅舍也。〕魂者，血中之温气所化，神之母也。肝木主怒，生于肾水，肾水主恐，肝气虚则生意不遂，陷于肾水而为恐。实则生气勃发而为怒，怒者，生气虽旺而未能茂长也。心藏脉，脉舍神，神者，脉中之阳灵，魂之子也。肺金主悲，克于心火，心火主笑，心气虚则长令不遂，侮于肺金而为悲，实则长令畅茂而笑不休，笑者，阳气升达而心神醋适也。脾藏营，营舍意，营血虽藏于肝，而实化于脾。肾水温升，则生肝血，而非脾土左旋，则水不温升，故脾主藏营。〔营者，脉中之血。〕神藏于心，志藏于肾，意者，神志之中气也。以水火交济，全赖二土，水升火降，会于中宫，神志相感，则化而为意。脾主四肢，四肢之动转者，意使之也，脾气虚则中气不运，四肢失秉，故废而不用。土者，四维之母，母病子馁，故五脏不安。脾为太阴湿土，实则湿旺土郁而腹胀。肝为风木，主疏泄水道，土湿木遏，升气不达，则疏泄失政，故泾溲不利。〔小便淋涩。〕肺藏气，气舍魄，魄者，气中之清汁所结，精之父也。肺窍于鼻，宗气统焉，肺气虚则鼻塞不利而少气，实则宗气郁满，喘喝不宁，胸盈而仰息。肾藏精，精舍志，志者，精中之阴灵，魄之子也。肾主蛰藏，肾气虚则阳根升泄，寒水上逆而为厥，〔四肢寒冷，昏愦无知。〕实则水旺土湿，腹满作胀，寒水侮土，四维皆病，故五脏不安。五脏虚实，化生诸病，必审五脏之病形，以知其气之虚实，谨而调剂之也。

故智者之养生也，必顺四时而适寒暑，和喜怒而安居处，节阴阳而调刚柔，如是则邪僻不至，长生久视。

智者养生，五神和平，不实不虚，故病去而年永。

是故怵惕思虑者则伤神，神伤则恐惧流淫而不止。因悲哀动中者，竭绝而失生。盛怒者，迷惑而不治。喜乐者，神惮散而不藏。恐惧者，神荡惮而不收。愁忧者，气闭塞而不行。

悲哀伤肺，肺金刑克肝木，故木气竭绝而失生。盛怒伤肝，肝胆同气，甲木刑克戊土，胃气上逆，神魂失归，故心君迷惑而不治。肺金主敛，肾水主藏，喜乐伤心，君火升泄，故神明惮散而不藏。恐惧伤肾，水陷金浮，肺气失根，收敛不行，故神志荡惮而不收。愁忧伤脾，中气不运，故土气闭塞而不行，脾为四脏之母，病则不能行气于四旁故也。

心怵惕思虑则伤神，神伤则恐惧自失，破䐃脱肉，毛悴色夭，死于冬。

恐惧自失，水胜火也。脾主肉，破䐃脱肉，火死土败也；肺主皮毛，毛悴，肺金败也；肝主色，色夭，肝木败也。死于冬，水灭火也。

肺喜乐无极则伤魄，魄伤则狂，狂者意不存人，皮革焦，毛悴色夭，死于夏。

死于夏，火刑金也。

肝悲哀动中则伤魂，魂伤则狂妄不精，不精则不正当人，阴缩而挛筋，两胁骨不举，毛悴色夭，死于秋。

肝主筋，前阴，宗筋之聚，脉循阴器而行两胁，故阴缩而挛筋，两胁骨不举。死于秋，金克木也。

脾愁忧而不解则伤意，意伤则悗乱，四肢不举，毛悴色夭，死于春。〔悗，

音闷。〕

死于春，木贼土也。

肾盛怒而不止则伤志，志伤则喜忘其前言，腰脊不可以俯仰屈伸，毛悴色夭，死于季夏。恐惧而不解则伤精，精伤则骨酸痿厥，精时自下。

肾水失藏，故喜忘。其位在腰，其脉贯脊，故腰脊不可俯仰屈伸。死于季夏，土刑水也。精伤髓败，故不能养骨而生乙木，骨枯木陷，故酸软而痿厥。蛰藏失政，风木陷泄，故精时自下。

是故五脏主藏精者也，不可伤，伤则失守而阴虚，阴虚则无气，无气则死矣。是故用针者，察观病人之态，以知精神魂魄之存亡得失之意，五者以伤，针不可治之也。

阳气根于阴精，阴虚则阳根散乱而无气，无气则人死矣。

决气三十九

黄帝曰：余闻人有精、气、津、液、血、脉，余意以为一气耳，今乃辨为六名，余不知其所以然？岐伯曰：两神相搏，合而成形，常先身生，是谓精。

男女交感，两神相搏，合而成形，化生一滴神水，常先此身而生，以立官骸之基，是谓精。阴者，阳之宅也。胎之初生，先结祖气，祖气在中，含抱阴阳。阳升则化火，阴降则化水，火旺则神发，水旺则精凝。神根于精，故精暖而不驰走，精根于神，故神清而不飞扬。精神俱先身生，实阳倡而阴随，非阴先而阳后也。

黄帝曰：何谓气？岐伯曰：上焦开发，宣五谷味，熏肤，充身泽毛，若雾露之溉，是谓气。

脾肺同经而共气，〔脾肺皆为太阴，是谓同经；肺以辛金而化湿土，是谓同气。〕水谷消化，脾气散精，上归于肺，肺居上焦，宗气统之。上焦开发，宣五谷之味，熏于皮肤，充于周身，泽于毛发，若雾露之滋溉，是谓气。脾主五味，肺主五气，五气者，五味之所化，所谓土生金也。物之润泽，莫过于气，气如雾露，氤氲洒扬，化而为水，故熏泽皮肉，充灌筋骨，不病枯槁。所谓上焦如雾者，是下焦如渎之上源也。

黄帝曰：何谓津？岐伯曰：腠理发泄，汗出溱溱，是谓津。

溱溱，涣然流漓之象。

黄帝曰：何谓液？岐伯曰：谷入气满，淖泽注于骨，骨属屈伸，泄泽，补益脑髓，皮肤润泽，是谓液。

气降则生水，谷入气满，化为淖泽，注于骨节，骨节联属之处，屈伸泄泽，因以补益脑髓，润泽皮肤，是谓液。津属阳在外者，液属阴在内者也。

黄帝曰：何谓血？岐伯曰：中焦受气取汁，变化而赤，是谓血。

中焦脾土，受谷气而化阴汁，是谓脾精。取此阴汁，输之于肝经，木中火胎，温养熏蒸，变化而赤，是谓血也。

黄帝曰：何谓脉？岐伯曰：壅遏营气，令无所避，是谓脉。

血行脉中，故不流溢。

黄帝曰：六气者，有余不足，精气之多少，脑髓之虚实，血脉之清浊，何以知之？岐伯曰：精脱者，耳聋；气脱者，目不明；津脱者，腠理开，汗大泄；液脱者，骨属屈伸不利，色夭，脑髓消，胫酸，耳数鸣；血脱者，色白，夭然不泽；脉脱者，其脉空虚。此其候也。

肾窍于耳，精脱则阳根下拔，浊气升塞，是以耳聋。气化于金，其性收敛，气脱则收敛失政，阳光散乱，故目不明。

黄帝曰：六气者，贵贱何如？岐伯曰：六气者，各有部主也，其贵贱善恶，可为常主，然五谷与胃为大海也。

当令为贵，退气为贱，守正则善，化邪则恶，虽有贵贱善恶，实皆可为常主，〔经常之主气。〕各当其部，不可少也。然六气皆化于土，五谷与胃，为其大海，六气者，大海之支流耳。

卷六

藏象

五味四十四

黄帝曰：愿闻谷有五味，其入五脏，分别奈何？伯高曰：胃者，五脏六腑之海也，水谷皆入于胃，五脏六腑皆禀气于胃。五味各走其所喜，谷味酸，先走肝；谷味苦，先走心；谷味甘，先走脾；谷味辛，先走肺；谷味咸，先走肾。谷气津液以行，营卫大通，乃化糟粕，以次传下。

谷气化津，津液以行，灌注营卫，营卫大通。清者已化精气，浊者乃化糟粕，以次传下。

黄帝曰：营卫之行奈何？伯高曰：谷始入于胃，其精微者，先出于胃之两焦，以溉五脏，别出两行，营卫之道。其大气之抟而不行者，积于胸中，命曰气海，出于肺，循喉咽，故呼则出，吸则入。天地之精气，其大数常出三入一，故谷不入，半日则气衰，一日则气少矣。

谷入于胃，消化之后，其精微者，先糟粕而出于胃腑，之于上下两焦，以溉五脏，之，至也。然后分别而出，两行营卫之道。精专者，行于脉中，慓悍者，行于脉外，异道别出，此营卫之所以行也。其大气之抟而不行者，不行于经络。积于胸中，命曰气海，出于肺部，循喉咽而行呼吸，故呼则气出，吸则气入。此气虽积于胸中，不行经络，而经络之气，实与此通，呼则无经而不升，吸则无经而不降，即下降之经，呼亦小升，上升之经，吸亦小降。经脉之动，全因于此，不动则不行也。天地之精气，其大数常出多而入少，出者三分，伐泄之途，随处皆是，入者一分，惟赖水谷滋养而已，故谷不入，半日则气衰，一日则气少矣。

黄帝曰：谷之五味，可得闻乎？

伯高曰：请尽言之。

五谷：粳米甘，麻酸，大豆咸，麦苦，黄黍辛。

五果：枣甘，李酸，栗咸，杏苦，桃辛。

五畜：牛甘，犬酸，猪咸，羊苦，鸡辛。

五菜：葵甘，韭酸，藿咸，薤苦，葱辛。

五色：黄色宜甘，青色宜酸，黑色宜咸，赤色宜苦，白色宜辛。凡此五者，各有所宜。

五宜：所言五色者，脾病者，宜食粳米饭、牛肉、枣、葵；心病者，宜食麦、羊肉、杏、薤；肾病者，宜食大豆黄卷、猪肉、栗、藿；肝病者，宜食麻、犬肉、李、韭；肺病者，宜食黄黍、鸡肉、桃、葱。肝色青，宜食甘，粳米饭、牛肉、枣、葵皆甘；心色赤，宜食酸，犬肉、麻、李、韭皆酸；脾色黄，宜食咸，大豆、豕肉、栗、藿皆咸。肺色白，宜食苦，麦、杏、羊肉、薤皆苦。肾色黑，宜食辛，黄黍、鸡肉、桃、葱皆辛。

五禁：肝病禁辛，心病禁咸，脾病禁酸，肾病禁甘，肺病禁苦。〔粳，音庚。〕

五宜者，合其所宜也。五禁者，犯其所禁也。大豆黄卷，大豆芽也。〔芽生一寸，干为黄卷。〕

五味论四十五

黄帝问于少俞曰：五味入于口也，各有所走，各有所病。酸走筋，多食之，令人癃；咸走血，多食之，令人渴；辛走气，多食之，令人洞心；苦走骨，多食之，令人变呕；甘走肉，多食之，令人悗心。余知其然也，不知其何由？愿闻其故。

洞心，心中空洞也。悗心，心中郁悗也。

少俞答曰：酸入于胃，其气涩以收，上之两焦，弗能出入也，不出即留于胃中，胃中和温，则下注膀胱。膀胱之胞薄以懦，得酸则缩绻，约而不通，水道不行，故癃。阴者，积筋之所终也，故酸入而走筋矣。

酸入于胃，其气收涩，故上走二焦，〔上中二焦。〕弗能出入。不出即留于胃中，胃中阳气得此酸收，生其和温，郁满莫容，则传其所胜，下注膀胱。膀胱之胞薄以懦弱，最易收敛，一得酸气，缩绻不伸，上下之窍皆闭，约结不通，水道不利，故小便癃。前阴者，积筋之所终也，肝木主筋而味酸，故酸入而走筋矣。木主疏泄，喜辛散而恶酸收，癃者，木气酸收，疏泄之令不行也。

黄帝曰：咸走血，多食之，令人渴，何也？少俞曰：咸入于胃，其气上走中焦，注于脉，则血气走之，血与咸相得则凝，凝则胃中汁注之，注之则胃中竭，竭则咽路焦，故舌本干而善渴。血脉者，中焦之道也，故咸入而走血矣。

咸入于胃，其气上走中焦而注于脉，以肾味咸，心主脉，水性克火，传其所胜也。脉者，血之府也，咸注于脉则血气走之，得咸而凝，血凝则胃汁注之，注之则胃中汁竭，汁竭则咽路焦涸，故舌本干燥而善渴。血脉者，中焦之隧道也，〔中焦受气取汁，变化而赤，是谓血，行于脉中，以为道路。〕咸入于脉，与血相逢，故咸入而走血矣。

黄帝曰：辛走气，多食之，令人洞心，何也？少俞曰：辛入于胃，其气走于上焦，上焦者，受气而营诸阳者也。姜韭之气熏之，营卫之气不时受之，久留心下，故洞心。辛与气俱行，故辛入而与汗俱出。

辛入于胃，其气走于上焦，以辛性升散也。上焦者，受谷气而营于诸阳之经者也，姜韭辛烈之气熏之，营卫之气不时受之，发泄不藏。心者，宗脉之所聚也，气泄脉空，心宫虚豁，故久留心下，而成洞心。辛与气俱行，气得辛散而发泄，故辛入而与汗俱出，是辛入而走气也。

黄帝曰：苦走骨，多食之，令人变呕，何也？少俞曰：苦入于胃，五谷之气，皆不能胜苦，苦入下脘，三焦之道皆闭而不通，故变呕。齿者，骨之所终也，入而复出，知其走骨也，故苦入而走骨矣。

苦入于胃，五谷之气皆不能胜之，直入下脘，三焦之道得此苦味，皆闭而不通，不得下泄，则逆而上涌，故变呕吐。齿居上部，骨之所终也，入而复出，经历齿牙，知其走骨，故苦入而走骨矣。

黄帝曰：甘走肉，多食之，令人悗心，何也？少俞曰：甘入于胃，其气弱小，不能上至于上焦，而与谷留于胃中，令人柔润者也。胃柔则缓，缓则虫动，虫动则令人悗心。其气外通于肉，故甘走肉。

甘入于胃，其气弱小，以得土气之冲和，其性不烈也。弱小，故不能上至于上焦，而与谷气留于胃中，气滞津凝，令人柔润。胃柔则缓，缓则虫动，〔虫生于木，土郁木遏，虫不舒畅，是以动也。〕虫动气阻，故令人悗心。其气外通于肉，故甘走肉也。

外候

五色四十九

雷公问于黄帝曰：五色独决于明堂乎？小子未知其所谓也。

黄帝曰：明堂者，鼻也；阙者，眉间也；庭者，颜也；蕃者，颊侧也；蔽者，耳门也。其间欲方大，去之十步，皆见于外，如是者，寿必中百岁。

此解上篇五官以辨，阙庭必张一段。所谓色见于明堂者，鼻为五官之长，其实五官皆不可略也。

雷公曰：五官之辨奈何？黄帝曰：明堂骨高以起，平以直，五脏次于中央，六腑挟其两侧，首面上于阙庭，王宫在于下极，五脏安于胸中，正色以致，病色不见，明堂润泽以清，五官恶得无辨乎！雷公曰：其不辨者，可得闻乎？黄帝曰：五色之见也，各出其色部。部骨陷者，必不免于病矣。其色部乘袭者，虽病甚，不死矣。雷公曰：官五色奈何？黄帝曰：青黑为痛，黄赤为热，白为寒，是谓五官。

此申明上篇五官以辨之义。明堂骨高以起，平以直，此面部之最要者，然后以次察其余官，则纲举而目张矣。五脏之色，次于中央，六腑之色，挟其两侧，首面之色，见于阙庭，王宫之色，〔心为君主，心之所在，是谓王宫。〕在于下极。〔下极，山根。〕若五脏皆安于胸腹之中，则正色以致，病色不见，明堂必润泽以清，此五官之辨也。其不辨者，五色之见，各出其部，部骨陷者，必不免于病，而色见克贼则死，其色部生旺乘袭，而不见克贼者，虽病甚，不死矣。官五色者，相五官之色也。是谓五官，是谓官五色之法也。

雷公曰：病之益甚，与其方衰如何？黄帝曰：外内皆在焉。切其脉口滑小紧以沉者，病益甚，在中；人迎气大紧以浮者，病日甚，在外。其脉口浮滑者，病日进；人迎沉滑者，病日损。其脉口滑以沉者，病日进，在内；其人迎滑盛以浮者，病日进，在外。脉之浮沉及人迎与寸口气小大等者，病难已。病之在脏，沉而大者，易已，小为逆；病在腑，浮而大者，其病易已。人迎盛坚者，伤于寒；寸口盛坚者，伤于食。

外内皆在者，寸口主中，人迎主外，皆当察之也。人迎主表，故盛坚则伤于寒；寸口主里，故盛坚则伤于食。

雷公曰：以色言病之间甚奈何？黄帝曰：其色粗以明，沉夭者为甚，其色上行者，病日甚；其色下行，如云彻散者，病方已。五色各有脏部，有外部，有内部也。色从外部走内部者，其病从外走内；其色从内走外者，其病从内走外。病生于内者，先治其阴，后治其阳，反者益甚；其病生于阳者，先治其外，后治其内，反者益甚。其脉滑大以代而长者，病从外来，目有所见，志有所恶，此阳气之并也，可变而已。

色粗以明，沉夭者为甚，言色之粗明及沉夭者，皆为甚也。五色各有脏部，各有五脏发现之部也。目有所见，志有所恶，神志之异常也。并，合也。

雷公曰：小子闻风者，百病之始也；厥逆者，寒湿之起也，别之奈何？黄帝曰：常候阙中，薄泽为风，冲浊为痹，在地为厥，此其常也。各以其色言其病。雷公曰：人不病卒死，何以知之？黄帝曰：大气入于脏腑者，不病而卒死矣。雷公曰：病小愈而卒死者，何以知之？黄帝曰：赤色出两颧，大如拇指者，病虽小愈，必卒死。黑色出于庭，大如拇指，必不病而卒死。

地，面之下部也。大气，邪气之大者也。

雷公再拜曰：善哉！其死有期乎？黄帝曰：察色以言其时。雷公曰：善乎！愿卒闻之。黄帝曰：庭者，首面也；阙上者，咽喉也；阙中者，肺也；下极者，心也；直下者，肝也；肝左者，胆也；下者，脾也；方上者，胃也；中央者，大肠也；挟大肠者，肾也；当肾者，脐也；面王以上者，小肠也；面王以下者，膀胱子处也。

此五脏六腑所见之部，所谓五脏次于中央，六腑挟其两侧也。庭者，颜也，所以候首面也；阙者，眉间；阙上者，咽喉也；阙中者，肺也；下极者，山根，心也；直下者，鼻柱，肝也；肝左者，鼻柱之左，胆也；下者，鼻准，是为面王，脾也；方上者，鼻准两旁，胃也；中央者，侧面之中，颧骨之下，大肠也；挟大肠者，颊上，肾也；当肾之下者，脐也；面王以上者，颧骨之上，小肠也；面王以下者，人中，膀胱、子处也。〔子处，子宫。〕

颧者，肩也；颧后者，臂也；臂下者，手也；目内眦上者，膺乳也；挟绳而上者，背也；循牙车以下者，股也；中央者，膝也；膝以下者，胫也；当胫以下者，足也；巨分者，股里也；巨屈者，膝膑也。此五脏六腑肢节之部也。

颧者，肩也；颧后者，臂也；臂下者，手也；目内眦上者，阙下两旁，膺乳也；挟绳而上者，颊外，〔颊外曰绳。〕背也；循牙车以下者，〔牙床。〕股也；中央者，两牙车之中央，膝也；膝下者，胫也；当胫以下者，足也；巨分者，口旁大纹，股里也；巨屈者，颊下曲骨，膝膑也。此五脏六腑肢节之部也。〔上段，脏腑之部；此段，肢节之部。〕

各有部分，用阴和阳，用阳和阴，当明部分，万举万当。能别左右，是谓大道，男女异位，故曰阴阳，审察泽夭，谓之良工。沉浊为内，浮泽为外，黄赤为风，青黑为痛，白为寒，黄为膏润为脓，赤甚者为血，痛甚为挛，寒甚为皮不仁。五色各见其部，察其浮沉，以知浅深；察其泽夭，以观成败；察其散抟，以知远近；视色上下，以知病处；积神于心，以知往今。故相气不微，不知是非，属意勿去，乃知新故。

男女异位，男左女右也。

色明不粗，沉夭为甚；不明不泽，其病不甚。其色散，驹驹然未有聚，其病散而气痛，聚未成也。男子色在于面王，为小腹痛，下为卵痛，其圜直为茎痛，高为本，下为首，狐疝癞阴之属也。女子在于面王，为膀胱子处之病，散为痛，抟为聚，方圆左右，各如其色形。其随而下至胝为淫，有润如膏状，为暴食不洁。左为左，右为右，其色有邪，聚散而不端，面色所指者也。色者，青黑赤白黄，皆端满有别乡。别向赤者，其色亦大如榆荚，在面王为不月。其色上锐，首空上向，下锐下向，在左右如法。以五色命脏，青为肝，赤为心，黄为脾，白为肺，黑为肾。肝合筋，心合脉，脾合肉，肺合皮，肾合骨。肾乘心，心先病，肾为应，色皆如是。

驹驹，散貌。〔如马驹散乱。〕方圆左右，各如其色形，其聚之之方圆，左右各如其色之形也。其随而下，至胝为淫，色随面王而下，当应至尾骶而为淫泆带浊之证也。有润如膏状，为暴食不洁，暴食不消，泄利不洁也。左为左，右为右，其色有邪，聚散而不端，面色所指者也，色之左右所在，即病之左右所在，其色有邪，或聚或散，而不端正，皆随其面色所指之方，左右求之也。端满有别向，本部端满，而必有别走之向。假如别向赤者，其色亦大如榆荚，若在面王，则女子为不月。其色上锐，则首空而上向〔首空者，乘虚而至也。〕下锐则首空而下向，在左在右，皆如此法，此即其别走之向也。

天年五十

黄帝问于岐伯曰：愿闻人之始生，何气筑为基？何立而为楯？何失而死？何得而生？岐伯曰：以母为基，以父为楯，失神者死，得神者生也。黄帝曰：何者为神？岐伯曰：血气已和，荣卫已通，五脏已成，神气舍心，魂魄毕具，乃成为人。黄帝曰：人之寿夭各不同，或夭寿，或卒死，或病久，愿闻其道。岐伯曰：五脏坚固，血脉和调，肌肉解利，皮肤致密，营卫之行，不失其常，呼吸微徐，气以度行，六腑化谷，津液布扬，各如其常，故能长久。

基，址也。楯，干也。

黄帝曰：人之寿百岁而死，何以致之？岐伯曰：使道隧以长，基墙高以方，通调营卫，三部三里起，高骨肉满，百岁乃得终。

使道，七窍也。隧，地道也。隧以长，言孔窍之深长也。基墙，面部之骨肉也。〔骨骼为基，蕃蔽为墙。〕三部，人上中下三部。三里，穴名，手阳明三

里在肘下，足阳明三里在膝下。起，丰起也。〔肘膝臂胫之间，关节之大者，故欲其丰起也。〕

黄帝曰：其气之盛衰，以至其死，可得闻乎？岐伯曰：人生十岁，五脏始定，血气已通，其气在下，故好走；二十岁，血气始盛，肌肉方长，故好趋；三十岁，五脏大定，肌肉坚固，血脉盛满，故好步；四十岁，五脏六腑十二经脉，皆大盛以平定，腠理始疏，荣华颓落，发颇斑白，平盛不摇，故好坐；五十岁，肝气始衰，肝叶始薄，胆汁始减，目始不明；六十岁，心气始衰，苦忧悲，血气懈惰，故好卧；七十岁，脾气虚，皮肤枯；八十岁，肺气衰，魄离，故言善误；九十岁，肾气焦，四脏经脉空虚；百岁，五脏皆虚，神气皆去，形骸独居而终矣。

其气在下，阳盛于下也。

黄帝曰：其不能终寿而死者何如？岐伯曰：其五脏皆不坚，使道不长，空外以张，喘息暴疾，又卑基墙，薄脉少血，其肉不石，数中风寒，血气虚，脉不通，真邪相攻，乱而相引，故中寿而尽也。

空外以张，孔窍外露也。其肉不石，不坚也。乱而相引，邪气逆乱而相牵引也。

寿夭刚柔五十一

黄帝问于少师曰：余闻人之生也，有刚有柔，有弱有强，有长有短，有阴有阳，愿闻其方。少师答曰：阴中有阴，阳中有阳，审知阴阳，刺之有方，得病所始，刺之有理，谨度病端，与时相应，内合于五脏六腑，外合于筋骨皮肤。是故内有阴阳，外亦有阴阳。在内者，五脏为阴，六腑为阳；在外者，筋骨为阴，皮肤为阳。故曰病在阴之阴者，刺阴之荥腧；病在阳之阳者，刺阳之合；病在阳之阴者，刺阴之经；病在阴之阳者，刺络脉。故曰病在阳者命曰风，病在阴者命曰痹，阴阳俱病命曰风痹。病有形而不痛者，阳之类也；无形而痛者，阴之类也。无形而痛者，其阳完而阴伤之也，急治其阴，无攻其阳；有形而不痛者，其阴完而阳伤之也，急治其阳，无攻其阴。阴阳俱动，乍有形，乍无形，加以烦心，命曰阴胜其阳，此谓不表不里，其形不久。

不表不里，阴阳俱败，难分表里也，故其形不久。

黄帝问于伯高曰：余闻形气病之先后，外内之应奈何？伯高答曰：风寒伤形，忧恐忿怒伤气。气伤脏，乃病脏；寒伤形，乃病形；风伤筋脉，筋脉乃应。此形气外内之相应也。黄帝曰：刺之奈何？伯高答曰：病九日者，三刺而已。

病一月者，十刺而已。多少远近，以此衰之。久痹不去身者，视其血络，尽出其血。黄帝曰：外内之应，难易之治奈何？伯高答曰：形先病而未入脏者，刺之半其日；脏先病而形乃应者，刺之倍其日，此外内难易之应也。

形病易治，故刺之半其日；脏病难治，故刺之倍其日。

黄帝问于伯高曰：余闻形有缓急，气有盛衰，骨有大小，肉有坚脆，皮有厚薄，其以立寿夭奈何？伯高曰：形与气相任则寿，不相任则夭。皮与肉相果则寿，不相裹则夭。血气经络胜形则寿，不胜形则夭。

任者，形气相敌也。裹者，皮肉坚固也。

黄帝曰：何谓形之缓急？伯高曰：形充而皮肤缓者则寿，形充而皮肤急者则夭。形充而脉坚大者顺也，形充而脉小以弱者气衰，衰则危矣。若形充而颧不起者骨小，骨小则夭矣。形充而大肉䐃坚而有分者肉坚，肉坚则寿矣，形充而大肉无分理不坚者肉脆，肉脆则夭矣。此天之生命，所以立形定气而视寿夭者。必明乎此立形定气，而后以临病人，决生死。

颧者，骨之本也，故颧小则骨小。大肉，臀肉。䐃者，肉所结聚之处也。坚而有分者，有分理也。

黄帝曰：余闻寿夭，无以度之。伯高曰：墙基卑，高不及其地者，不及三十而死；其有因加疾者，不及二十而死也。

墙基，面部之骨也。地者，面部之肉也。

黄帝曰：形气之相胜，以立寿夭奈何？伯高曰：平人而气胜形者寿，病而形肉脱，气胜形者死，形胜气者危矣。

病而形肉脱，气胜形者，喘息肩摇而身动也。

黄帝问于伯高曰：何以知皮肉、血气、筋骨之病也？伯高曰：色起两眉薄泽者，病在皮；唇色青黄赤白黑者，病在肌肉；营气濡然者，病在血气；目色青黄赤白黑者，病在筋；耳焦枯受尘垢，病在骨。

两眉，阙中，其应在肺，肺主皮，故应在皮。脾窍于口，其主肌肉，口唇者，肌肉之本，故唇见五色，病在肌肉。营气濡然者，窍开汗泄，此缘血气郁蒸，故病在血气。肝窍于目，其主筋，故目现五色，病在筋。肾窍于耳，其主骨，故耳焦枯，受尘垢，病在骨。

黄帝曰：病形何如？取之奈何？伯高曰：夫百病变化，不可胜数，然皮有部，肉有柱，血气有输，骨有属。黄帝曰：愿闻其故。伯高曰：皮之部，输于四末。肉之柱，在臂胫诸阳分肉之间，与足少阴分间。血气之输，输于诸络，气血留居，则盛而起。筋部无阴无阳，无左无右，候病所在。骨之属者，骨空之所以受益而益脑髓者也。

皮之部，在阳分，阳受气于四末，故皮之部，输于四末。肉之柱，肉䐃之坚厚者，皆在手足三阳分肉之间与足少阴之分间，如肘膝上下肌肉丰满之处。脾主肌肉，又主四肢，故大肉皆在臂胫。而骺上肉䐃，如臑，如股，如臀，皆足少阴之所经历。分间者，其分部。血气之传输，输于诸络，气血留居不行，则诸络盛满而起也。筋部无阴阳左右，候其病之所在而调之，以十二经筋无处不在也。骨之属者，谷入气满，而化津液，淖泽注于骨孔，骨孔之所以受益，而补益脑髓者也。骨之属者，骨节连属之处也。

黄帝曰：取之奈何？伯高曰：夫病变化，浮沉深浅，不可胜穷，各在其处，病间者浅之，甚者深之；间者少之，甚者众之，随变而调气，故曰上工。

黄帝问于伯高曰：人之肥瘦、大小、寒温，有老壮少小，别之奈何？

人之肥瘦、大小、寒温，有老壮少小，其肥瘦大小寒温，有老壮少小之殊也。

伯高对曰：人年五十以上为老，三十以上为壮，十八以上为少，六岁以上为小。黄帝曰：何以度知肥瘦？伯高曰：人有肥、有膏、有肉。

黄帝曰：别此奈何？伯高曰：䐃肉坚，皮满者，肥。䐃肉不坚，皮缓者，膏。皮肉不相离者，肉。

黄帝曰：身之寒温奈何？伯高曰：膏者其肉淖，而粗理者身寒，细理者身热。脂者其肉坚，细理者热，粗理者寒。

黄帝曰：其肥瘦大小奈何？伯高曰：膏者，多气而皮纵缓，故能纵腹垂腴。肉者，身体容大。脂者，其身收小。

黄帝曰：三者之气血多少何如？伯高曰：膏者多气，多气者热，热者耐寒。肉者多血则充形，充形则平。脂者，其血清，气滑少，故不能大。此别于众人者也。

黄帝曰：众人奈何？伯高曰：众人皮肉脂膏不相加也，血与气不能相多，故其形不小不大，各自称其形，命曰众人。

黄帝曰：善。治之奈何？伯高曰：必先别其三形，血之多少，气之清浊，而后调之，治无失常经。是故膏人者，纵腹垂腴；肉人者，上下容大；脂人者，虽脂不能大也。〔以上二段，旧误在《卫气失常》。〕

纵腹垂腴，其腹皮丰腴，纵缓而下垂也。身体容大，容者，从容舒泰之象也。

卷七

外候

阴阳二十五人五十六

黄帝曰：余问阴阳之人何如？伯高曰：天地之间，六合之内，不离于五，人亦应之。故五五二十五人之政，而阴阳之人不与焉。黄帝曰：其态又不合于众者五，余已知之矣。愿闻二十五人之形，血气之所生，别而以候，从外知内何如？岐伯曰：悉乎哉问也！此先师之秘也，伯高犹不能明之也。黄帝避席遵循而却曰：余闻之，得其人弗教，是谓重失，得而泄之，天将厌之。余愿得而明之，金柜藏之，不敢扬。岐伯曰：先立五形金木水火土，别其五色，异其五形之人，而二十五人具矣。黄帝曰：愿卒闻之。岐伯曰：慎之慎之，臣请言之。

伯高答词，在《通天》篇。遵循，与逡巡同。

木形之人，比于上角，似于苍帝，其为人苍色，小头，长面，大肩背，直身，小手足，好有才，劳心，少力，多忧劳于事。能春夏不能秋冬，秋冬感而病生，足厥阴佗佗然；太角之人，比于左足少阳，少阳之上遗遗然；左角之人，比于右足少阳，少阳之下随随然；钛角之人，比于右足少阳，少阳之上推推然；判角之人，比于左足少阳，少阳之下栝栝然。〔能，音耐，下同。佗，音驼。钛，音代。〕

足厥阴，肝经，属木。佗佗，筋力松懈，足膝迟重之意。上角，木形之全者，左之上为太角，右之下为左角，右之上为钛角，左之下为判角，〔判，半也。〕于上角而分左右，于左右而分上下，是木形之五人也。比于足少阳者，少阳与厥阴为表里，皆属木也。遗遗、随随、推推、栝栝，形容其象也。下四段，皆仿此。

火形之人，比于上徵，似于赤帝。其为人赤色，广䏖，锐面，小头，好肩背髀腹，小手足，行安地，疾心，行摇，肩背肉满，有气轻财，少信，多虑，见事明，好颜，急心，不寿暴死。能春夏不能秋冬，秋冬感而病生，手少阴核核然；质徵之人，比于左手太阳，太阳之上肌肌然；少徵之人，比于右手太阳，

太阳之下愮愮然；右徵之人，比于右手太阳，太阳之上鲛鲛然；质判之人，比于左手太阳，太阳之下支支颐颐然。〔胭，音引。〕

胭，脊肉也。此火形之五人。质徵亦作太徵。质判，太徵之半也。

土形之人，比于上宫，似于上古黄帝。其为人黄色，圆面，大头，美肩背，大腹，美股胫，小手足，多肉，上下相称，行安地，举足浮，安心，好利人，不喜权势，善附人也。能秋冬不能春夏，春夏感而病生，足太阴敦敦然；太宫之人，比于左足阳明，阳明之上婉婉然；加宫之人，比于左足阳明，阳明之下坎坎然；少宫之人，比于右足阳明，阳明之上枢枢然；左宫之人，比于右足阳明，阳明之下兀兀然。

此土形之五人。

金形之人，比于上商，似于白帝。其为人方面，白色，小头，小肩背，小腹，小手足，如骨发踵外，骨轻，身清廉，急心，静悍，善为吏。能秋冬不能春夏，春夏感而病生，手太阴敦敦然；钛商之人，比于左手阳明，阳明之上廉廉然；右商之人，比于左手阳明，阳明之下脱脱然；太商之人，比于右手阳明，阳明之上监监然；少商之人，比于右手阳明，阳明之下严严然。

此金形之五人。

水形之人，比于上羽，似于黑帝。其为人黑色，面不平，大头，廉颐，小肩，大腹，动手足，发行摇身，下尻长，背延延然，不敬畏，善欺给人，戮死。能秋冬不能春夏，春夏感而病生，足少阴汗汗然；大羽之人，比于右足太阳，太阳之上颊颊然；少羽之人，比于左足太阳，太阳之下纡纡然；众之为人，比于右足太阳，太阳之下洁洁然；桎之为人，比于左足太阳，太阳之上安安然。

此水形之五人。众，众羽。桎，桎羽。

是故五形之人二十五变者，众之所以相欺者是也。黄帝曰：得其形，不得其色何如？岐伯曰：形胜色，色胜形者，至其胜时年加，感则病行，失则忧矣。形色相得者，富贵大乐。黄帝曰：其形色相胜之时，年加可知乎？岐伯曰：凡年忌下上之人，大忌常加七岁、十六岁、二十五岁、三十四岁、四十三岁、五十二岁、六十一岁，皆人之大忌，不可不自安也，感则病行，失则忧矣。当此之时，无为奸事，是谓年忌。

众之所以相欺者，众人疑惑而不能辨也。形胜色者，如木形而黄色。色胜形者，如白色而木形也。失则忧者，既病而又有所失也。加可知乎，加以感伤，可推而知也。

黄帝曰：夫子之言，脉之上下，气血之候，以知形气奈何？岐伯曰：足阳明之上，血气盛则髯美长；血少气多则髯短；气少血多则髯少；气血皆少则无髯，两吻多画。足阳明之下，血气盛则下毛美长至胸；血多气少则下毛美短至脐；行则善高举足，足指少肉，足善寒；血少气多则肉而善瘃；血气皆少则无毛，有则稀枯悴，善痿厥足痹。〔瘃，音竹。〕

足阳明之上者，挟口，环唇，而为髯。〔口旁须。〕足阳明之下者，会于气街，而为下毛。瘃，足寒裂也。

足少阳之上，气血盛则通髯美长；血多气少则通髯美短；血少气多则少髯；气血皆少则无须，感于寒湿则善痹，骨痛爪枯也。足少阳之下，血气盛则胫毛美长，外踝肥；血多气少则胫毛美短，外踝皮坚而厚；血少气多则胻毛少，外踝皮薄而软；血气皆少则无毛，外踝瘦无肉。

足少阳之上者，下大迎，加颊车，而为须髯。〔在颐曰须，在颊曰髯。〕足少阳之下者，出膝外，抵绝骨，而为胫毛。

足太阳之上，血气盛则美眉，眉有毫毛；血多气少则恶眉，面多少理；血少气多则面多肉；血气和则美色。足太阳之下，血气盛则跟肉满，踵坚；气少血多则瘦，跟空；血气皆少则喜转筋，踵下痛。

足太阳之上者，起目眦，上额颅，而为眉。足太阳之下者，贯腨肠，出外踝，而为循踵。

手阳明之上，血气盛则髭美；血少气多则髭恶；血气皆少则无髭。手阳明之下，血气盛则腋下毛美，手鱼肉以温；血气皆少则手瘦以寒。

手阳明之上者，挟口，交人中，而为髭。〔口上曰髭，口下曰须。〕手阳明之下者，从臑外上肩，而为腋毛。

手少阳之上，血气盛则眉美以长，耳色美；血气皆少则耳焦恶色。手少阳之下，血气盛则手卷多肉以温；血气皆少则寒以瘦；气少血多则瘦以多脉。

手少阳之上者，出耳前，交锐眦，而为眉。手少阳之下者，起名指，循手表，而走腕。

手太阳之上，血气盛则口多须，面多肉以平；血气皆少则面瘦恶色。手太阳之下，血气盛则掌肉充满，血气皆少则掌瘦以寒。

手太阳之上者，循颈，上颊，而为须。手太阳之下者，起小指，循外踝，而上臂。

黄帝曰：二十五人者，刺之有约乎？岐伯曰：美眉者，足太阳之脉，气血多；恶眉者，气血少；其肥而泽者，血气有余；肥而不泽者，气有余，血不足；瘦而不泽者，气血俱不足。审察其形气有余不足而调之，可以知逆顺矣。黄帝曰：刺阴阳逆顺奈何？岐伯曰：按其寸口人迎，以调阴阳，切循其经络之凝涩，结而不通者，此于身皆为痛痹，甚则不行，故凝涩。凝涩者，致气以温之，血和乃止。其结络者，脉结血不和，决之乃行。故曰：气有余于上者，导而下之；气不足于上者，推而休之；其稽留不至者，因而迎之；寒与热争者，导而行之；其宛陈血不结者，则而予之。必明于经隧，乃能持之，必先明知二十五人，则血气之所在，左右上下，刺约毕矣。

必明于经隧，乃能持之，明于经隧之滑涩行止，乃能维持之，而得其平也。

黄帝曰：妇人无须者，无气无血乎？岐伯曰：冲脉、任脉，皆起于胞中，上循背里，为经络之海。其浮而外者，循腹右上行，会于咽喉，别而络唇口。血气盛则充肤热肉，血独盛则澹渗皮肤，生毫毛。今妇人之生，有余于气，不足于血，以其数脱血也，冲任之脉，不荣口唇，故须不生焉。黄帝曰：士人有伤于阴，阴气绝而不起，阴不用，然其须不去，其故何也？宦者独去何也？愿闻其故。岐伯曰：宦者去其宗筋，伤其冲脉，血泻不复，皮肤内结，唇口不荣，故须不生。黄帝曰：其天宦者，未尝被伤，不脱于血，然其须不生，其故何也？岐伯曰：此天之所不足也，其任冲不盛，宗筋不成，有气无血，唇口不荣，故须不生。

天宦，生而宦者也。

黄帝曰：善乎哉！圣人之通万物也，若日月之光影，音声鼓响，闻其声而知其形，其非夫子，孰能明万物之精。是故圣人视其颜色，黄赤者多热气，青白者少热气，黑色者多血少气。美眉者，太阳多血，通髯极须者少阳多血，美须者阳明多血，此其时然也。夫人之常数，太阳常多血少气，少阳常多气少血，阳明常多气多血，厥阴常多血少气，少阴常少血多气，太阴常多血少气，此天之常数也。〔以上二段，旧误在《五音五味》。〕

通髯极须，其髯上下相通，而至于须也。

病论

口问五十八

黄帝闲居，辟左右而问于岐伯曰：余已闻九针之经，论阴阳逆顺六经已毕，愿得口问。岐伯避席再拜曰：善乎哉问也，此先师之所口传也。黄帝曰：愿闻口传。岐伯答曰：夫百病之始生也，皆生于风雨寒暑，阴阳喜怒，饮食居处，大惊卒恐。则血气分离，阴阳破散，经络厥绝，脉道不通，阴阳相逆，卫气稽留，经脉虚空，血气不次，乃失其常。论不在经者，请道其方。

血气不次，错乱不循次序也。

黄帝曰：人之欠者，何气使然？岐伯答曰：卫气昼日行于阳，夜半则行于阴。阴者主夜，夜者卧。阳者主上，阴者主下。阴气积于下，阳气未尽，阳引而上，阴引而下，阴阳相引，故数欠。阳气尽，阴气盛，则目瞑；阴气尽而阳气盛，则寤矣。泻足少阴，补足太阳。

欠者，张口呵气也。卫气昼行于阳，夜行于阴，阳动则寤，阴静则寐。日暮阳衰，而未至遽尽，阴引而下，阳引而上，阴阳相引，故数欠伸。阳尽阴盛，蛰藏得政，则目瞑；阴尽阳盛，生发当令，则人寤。泻足少阴，补足太阳，阳旺而阴不能引，则欠止矣。

黄帝曰：人之哕者，何气使然？岐伯曰：谷入于胃，胃气上注于肺，今有故寒气与新谷气，俱还入于胃，新故相乱，真邪相攻，气并相逆，复出于胃，故为哕。补手太阴，泻足少阴。

故寒新谷，入于胃中，新故相乱，正邪相攻，气并相逆，复出于胃，故为哕也。补手太阴，泻足少阴，肺气下行，则哕止矣。〔水泻土燥，胃降则肺收矣。〕

黄帝曰：人之唏者，何气使然？岐伯曰：此阴气盛而阳气虚，阴气疾而阳气徐，阴气盛而阳气绝，故为唏。补足太阳，泻足少阴。

唏，歔欷也。悲欢歔欷，阴惨之象，故为阴盛阳虚。

黄帝曰：人之噫者，何气使然？岐伯曰：寒气客于胃，厥气从下上散，复出于胃，故为噫。补足太阴、阳明，一曰补眉本也。

寒气在胃，胃气上逆，故为噫。噫者，食停而嗳气也，此脾胃之虚，故补足太阴、阳明。眉本，足太阳之攒竹也。

黄帝曰：人之嚏者，何气使然？岐伯曰：阳气和利，满于心，出于鼻，故为嚏。补足太阳荣眉本，一曰眉上也。

肺窍于鼻，阳气和利，满于心部，不及下行，逆行而上，出于鼻窍，故为嚏。此阳气不降，补足太阳而荣其眉本，使脏气得政而阳降于下也。眉上，足太阳之曲差也，亦与攒竹同治。

黄帝曰：人之太息者，何气使然？岐伯曰：忧思则心系急，心系急则气道约，约则不利，故太息以伸之。补手少阴、心主、足少阳，留之也。

忧思郁结，心系急而气道约，约则气息不利，故太息以伸出之。补手少阴、心主、足少阳，留之双益君相之火，使之下根，阴退湿消，肺胃下行，气道自开矣。

黄帝曰：人之哀而泣涕出者，何气使然？岐伯曰：心者，五脏六腑之主也；目者，宗脉之所聚也，上液之道也；口鼻者，气之门户也。悲哀愁忧则心动，心动则五脏六腑皆摇，摇则宗脉感，宗脉盛则液道开，液道开故泣涕出焉。液者，所以灌精濡空窍者也，故上液之道开则泣，泣不止则液竭，液竭则精不灌，精不灌则目无所见矣，故命曰夺精。补天柱，经挟颈。

心为脏腑之主，目为宗脉所聚，上液之道，口鼻为气之门户。悲哀愁忧，动其心君，心动则脏腑摇而宗脉感，液道开而门户辟，故泣涕出焉。〔泣出于目，涕出于鼻。〕液者，所以灌精而濡孔窍者也，液道开而泣不止，则液竭而精不灌，精不灌则目无所见，故命曰夺精。补太阳之天柱. 以益其水，其经挟颈项之后，其穴在柱骨之旁也。

黄帝曰：人之涎下者，何气使然？岐伯曰：饮食者皆入于胃，胃中有热则虫动，虫动则胃缓，胃缓则廉泉开，故涎下。补足少阴。

廉泉，任脉穴。补足少阴，以清胃气也。

黄帝曰：人之𪘌者，何气使然？岐伯曰：胃不实则诸脉虚，诸脉虚则筋脉懈惰，筋脉懈惰则行阴用力，气不能复，故为𪘌。因其所在，补分肉间。〔𪘌，音朵。〕

𪘌，战摇也。胃弱脉虚，筋脉懈惰，益以行阴用力，〔入房。〕气不能复，故为𪘌。因其所在之处，补分肉之间，以助其胃也。

黄帝曰：人之振寒者，何气使然？岐伯曰：寒气客于皮肤，阴气盛，阳气虚，故为振寒寒栗。补诸阳。

寒客皮毛，阴盛阳虚，鼓动于中，不能外发，故为振寒寒栗。补诸阳者，手足六经之阳也。

黄帝曰：人之耳中鸣者，何气使然？岐伯曰：耳者，宗脉之所聚也，胃中空则宗脉虚，虚则下溜，脉有所竭，故耳鸣。补客主人、手大指爪甲上与肉交者也。

胃气空乏，宗脉虚弱，清气下流，浊气上逆，脉有所竭，故耳鸣。竭者，浊阴盛而清阳竭也。足少阳脉循两耳，自头走足，补足少阳之客主人，使之降也。手大指爪甲上与肉交者，手太阴之少商，补之使其收敛浊气而下行也。

黄帝曰：人之自啮舌者，何气使然？岐伯曰：此厥逆走上，脉气辈至也。少阴气至则啮舌，少阴气至则啮颊，阳明气至则啮唇矣。视主病者则补之。

厥逆走上，脉气辈至，厥逆之气走于上焦，脉气群辈而至也。少阴之脉连舌本，故气至则啮舌；少阳之脉循耳颊，故气至则啮颊；阳明之脉环唇口，故气至则啮唇。气至者，气壅而不行也。视主病者补之，何经主病，则补何经也。

凡此十二邪者，皆奇邪之走空窍者也。故邪之所在，皆为不足。上气不足，脑为之不满，耳为之苦鸣，头为之苦倾，目为之眩；中气不足，溲便为之变，肠为之苦鸣；下气不足，则为痿厥心悗。

上气不足，清陷浊逆，故脑虚、耳鸣、头倾、目眩；中气不足，脾郁肝陷，故溲便变色，气滞肠鸣；下气不足，阳逆阴陷，故腿足痿厥，心宫痞悗。

黄帝曰：治之奈何？岐伯曰：肾主为欠，取足少阴。肺主为哕，取手太阴、足少阴。唏者，阴与阳绝，补足太阳，泻足少阴。噫者，补足太阴、阳明。嚏者，补足太阳、眉本。太息，补手少阴、心主、足少阳，留之。泣出，补天柱经挟颈，挟颈者，头中分也。涎下，补足少阴，弹，因其所在，补分肉间。振寒者，补诸阳。耳鸣，补客主人、手大指爪甲上与肉交者。自啮舌，视主病者则补之。目眩头倾，补足外踝下留之。痿厥心悗，刺足大指间上二寸留之，一曰足外踝下留之。

足外踝下，足太阳之昆仑也。足大指间上二寸，足厥阴之太冲也。留之，留针也。

五脏气：肝主语，心主噫，脾主吞，肺主咳，肾主欠。六腑气：胆为怒，胃为气逆为哕，大肠小肠为泄，膀胱不约为遗溺，下焦溢为水，是谓五气所病也。五并：精气并肝则忧，并心则喜，并脾则畏，并肺则悲，并肾则恐，是谓五精之气并于脏也。五藏：肝藏魂，心藏神，脾藏意，肺藏魄，肾藏精，此五脏所藏也。五主：肝主筋，心主脉，脾主肌，肺主皮，肾主骨，此五脏所主也。五液：肝主泣，心主汗，脾主涎，肺主涕，肾主唾，此五液所出也。五恶：肝恶风，心恶热，脾恶湿，肺恶寒，肾恶燥，此五脏所恶也。五劳：久行伤筋，久视伤血，久坐伤肉，久卧伤气，久立伤骨，此五劳所病也。五味：酸入肝，苦入心，甘入脾，淡入胃，辛入肺，咸入肾，是谓五味。五走：酸走筋，苦走血，甘走肉，辛走气，咸走骨，是谓五走也。五裁：病在筋，无食酸；病在血，无食苦；病在肉，无食甘；病在气，无食辛；病在骨，无食咸。口嗜而欲食之，不可多矣。必自裁也，命曰五裁。五发：阴病发于骨，阳病发于血，阴病发于肉，阳病发于冬，阴病发于夏，是谓五发。五邪：邪入于阳，则为狂；邪入于阴，则为痹；邪入于阳，搏则为巅疾；邪入于阴，抟则为喑；阳入之于阴则静，阴出之阳则怒，是谓五邪。

此与《素问·宣明五气篇》同。

阳明多血多气，太阳多血少气，少阳多气少血，太阴多血少气，厥阴多血少气，少阴多气少血；故曰：刺阳明出血气，刺太阳出血恶气，刺少阳出气恶血，刺太阴出血恶气，刺厥阴出血恶气，刺少阴出气恶血也。足阳明太阴为表里，少阳厥阴为表里，太阳少阴为表里，是谓足之阴阳也。手阳明太阴为表里，少阳心主为表里，太阳少阴为表里，是谓手之阴阳也。形乐志苦，病生于脉，治之以灸刺。形苦志乐，病生于筋，治之以熨引。形乐志乐，病生于肉，治之以针石。形苦志苦，病生于咽嗌，治之以甘药。形数惊恐，筋脉不通，病生于不仁，治之以按摩醪药。是谓五形志也。〔二段旧误在《九针论》。〕

此与《素问·血气形志》相同。

卷八

贼邪

贼风六十二

黄帝问于岐伯曰：人有八虚，各何以候？岐伯答曰：以候五脏。黄帝曰：候之奈何？岐伯曰：肺心有邪，其气留于两肘；肝有邪，其气留于两腋；脾有邪，其气留于两髀；肾有邪，其气留于两腘。凡此八虚者，皆机关之室，真气之所过，血络之所游，邪气恶血，固不得住留，住留则伤筋络骨节机关，不得屈伸，故痀挛也。

八虚皆身之大关节，邪气伏留之所也。〔此段旧误在《邪客》。〕

黄帝曰：夫子言贼风邪气之伤人也，令人病焉，今有其不离屏蔽，不出空穴之中，卒然病者，非不离贼风邪气，其故何也？岐伯曰：此皆尝有所伤于湿气，藏于血脉之中，分肉之间，久留而不去；若有所堕坠，恶血在内而不去。卒然喜怒不节，饮食不适，寒温不时，腠理闭而不通。其开而遇风寒，血气凝结，与故邪相袭，则为寒痹。其有热则汗出，汗出则受风，虽不遇贼风邪气，必有因加而发焉。黄帝曰：今夫子所言者，皆病人之所自知也。其毋所遇邪气，又毋怵惕之所志，卒然而病者，其故何也？唯有因鬼神之事乎？岐伯曰：此亦有故邪留而未发，因而志有所恶，及有所慕，血气内乱，两气相搏。其所从来者微，视之不见，听而不闻，故似鬼神。黄帝曰：其祝而已者，其故何也？岐伯曰：先巫者，因知百病之胜，先知其病之所从生者，可祝而已也。

旧有湿气，或有恶血，阻其经脉，梗而不流，偶因喜怒饮食，乖常失度，伤其脏腑，迨时适逢寒温不时，感其皮毛，寒则腠理闭而不通，温则孔窍开而遇风寒，风寒闭束，血气凝结，与故邪相袭，〔湿气、恶血。〕则为寒痹。其开而遇风寒，以其有热则汗出，汗出则受风也。此虽不遇贼风邪气，亦必有所因加而发焉，所以病也。

黄帝问于岐伯曰：经言夏日伤暑，秋病疟，疟之发以时，其故何也？岐伯对曰：邪客于风府，病循膂而下，卫气一日一夜，大会于风府，其明日日下一节，故其日作晏。此其先客于脊背也，故每至于风府则腠理开，腠理开则邪气入，邪气入则病作，此所以日作尚晏也。卫气之行于风府，日下一节，二十一日下至尾骶，二十二日入脊内，注于伏冲之脉，其行九日，出于缺盆之中，其气上行，故其作稍益早。其内搏于五脏，横连募原，其道远，其气深，其行迟，不能日作，故次日乃稸积而作焉。黄帝曰：卫气每至于风府，腠理乃发，发则邪入焉。其卫气日下一节，则不当风府，奈何？岐伯曰：风府无常，卫气之所应，必开其腠理，气之所舍，则其府也。黄帝曰：善。夫风之与疟也，相与同类，而风常在，而疟特以时休，何也？岐伯曰：风气留其处，疟气随经络沉以内搏，故卫气应乃作也。黄帝曰：善。

此与《素问·疟论》同。〔此段旧误在《岁露论》。〕

邪客六十三

黄帝问于伯高曰：夫邪气之客人也，或令人目不瞑不卧出者，何气使然？伯高曰：五谷入于胃也，其糟粕、津液、宗气，分为三隧。故宗气积于胸中，出于喉咙，以贯心肺，而行呼吸焉。营气者，泌其津液，注之于脉，以化为血，以荣四末，内注五脏六腑，以应刻数焉。卫气者，出其悍气之慓疾，而先行于四末分肉、皮肤之间而不休者也。昼日行于阳，夜行于阴，常从足少阴之分间，行于五脏六腑。今厥气客于五脏六腑，则卫气独卫其外，行于阳，不得入于阴。行于阳则阳气盛，阳气盛则阳跷满；不得入于阴则阴虚，故目不瞑。

卫气昼行于阳，夜行于阴。〔详见《卫气行篇》。〕其行于阴也，常从足少阴之分间，〔经脉分部之间。〕行于五脏六腑，卫气入阴，阳藏不泄，故静而能寐。今厥气客于五脏六腑，〔下焦阴气，厥逆上行。〕阴凝寒旺，阳根虚败，则卫气独卫其外，但行于阳，不得入于阴。行于阳则阳气盛，阳气盛则阳跷之脉满，不得入于阴则阴中之阳虚，阳气失藏，故目不瞑也。

黄帝曰：善。治之奈何？伯高曰：补其不足，泻其有余，调其虚实，以通其道而去其邪，饮以半夏汤一剂，阴阳已通，其卧立至。黄帝曰：善。此所谓决渎壅塞，经络大通，阴阳和得者也。愿闻其方。伯高曰：其汤方以流水千里以外者八升，扬之万遍，取其清五升煮之，炊以苇薪火，沸置秫米一升，制半夏五合，徐炊，令竭为一升半，去其滓，饮汁一小杯，日三稍益，以知为度。其病新发者，覆杯则卧，汗出则已矣。久者，三饮而已也。

治法，先以针补其不足，泻其有余，调其阴阳虚实，以通其道路，而去其里邪，乃饮以半夏汤一剂，阴阳已通，其卧立至。盖不卧之原，因于里阴内凝，胃气不降，卫泄而阳不蛰也。流水秫米利水泄湿，半夏降胃逆以蛰阳气，胃土降蛰，阳气下根，则卧寐立至矣。决渎壅塞，决通其壅塞也。秫米，高粱米，赤色大粒，〔大如绿豆。〕秸高丈余，北方皆有之。

疾病

百病始生六十四

黄帝问于岐伯曰：夫百病之始生也，皆生于风雨寒暑，清湿喜怒。喜怒不节则伤脏，风雨则伤上，清湿则伤下。三部之气，所伤异类，愿闻其会。岐伯曰：三部之气各不同，或起于阴，或起于阳，请言其方。喜怒不节则伤脏，脏伤则病起于阴也；清湿袭虚，则病起于下；风雨袭虚，则病起于上，是谓三部。至于其淫泆，不可胜数。黄帝曰：余固不能数，故问先师，愿卒闻其道。岐伯曰：风雨寒热，不得虚，邪不能独伤人。卒然逢疾风暴雨而不病者，盖无虚，故邪不能独伤人，此必因虚邪之风，与其身形，两虚相得，乃客其形，两实相逢，众人肉坚，不中于虚邪也。因于天时，与其身形，参以虚实，大病乃成。气有定舍，因处为名，上下中外，分为三员。

三员，即三部也。

是故虚邪之中人也，始于皮肤，皮肤缓则腠理开，开则邪从毛发入，入则抵深，深则毛发立，毛发立则淅然，故皮肤痛。留而不去，则传舍于络脉，在络之时，痛于肌肉，其痛之时息，大经乃代。留而不去，传舍于经，在经之时，洒淅喜惊。留而不去，传舍于腧，在腧之时，六经不通，四肢则肢节痛，腰脊乃强。留而不去，传舍于伏冲之脉，在伏冲之时，体重身痛。留而不去，传舍于肠胃，在肠胃之时，贲响腹胀，多寒则肠鸣飧泄，食不化；多热则溏出麋。留而不去，传舍于肠胃之外，募原之间，留著于脉，稽留而不去，息而成积。或著孙脉，或著络脉，或著经脉，或著俞脉，或著于伏冲之脉，或著于肠胃之募原，上连于缓筋，邪气淫泆，不可胜论。

痛之时息，大经乃代，痛止则内传大经，代络脉而受病也。腧，十二经之腧穴。地在四肢关节之间，邪客腧穴，格阻经脉，故六经不通，肢节痛而腰脊强。伏冲之脉，即冲脉之在脊者，督之伏行者，曰伏冲，亦曰伏膂，前行即为冲脉，实一脉也。溏出麋，便溏而胶黏也。募，肠胃之募穴。原，肓之原也。〔《素问·病能论》：肓之原，在脐下。肓，足少阴之肓俞是也。〕肠胃之外，募原之间，其地空虚，邪气稽留，故止而成积。

黄帝曰：愿尽闻其所由然。岐伯曰：其著孙络之脉而成积者，其积往来上下，臂手孙络之居也，浮而缓，不能句积而止之，故往来移行肠胃之间，水凑渗注灌，濯濯有音，有寒则腹满雷引，故时切痛。其著于阳明之经，则挟脐而居，饱食则益大，饥则益小。其著于缓筋也，似阳明之积，饱食则痛，饥则安。其著于肠胃之募原也，痛而外连于缓筋，饱食则安，饥则痛。其著于伏冲之脉者，揣之应手而动，发手则热气下于两股，如汤沃之状。其著于膂筋、在肠后者，饥则积见，饱则积不见，按之不得。其著于腧之脉者，闭塞不通，津液不下，孔窍干壅。此邪气之从外入内，从上下也。〔句，音钩。〕

此言感外邪而成内积者。其着于孙络之脉而成积者，其积往来上下于臂手，是孙络之所居也，络脉浮缓，不能句积而留止之，故往来移行于肠胃之间，周身之水，凑渗注灌，濯濯有音，若再有寒气凝郁，则腹满雷引，故时切痛；其着于阳明之经而成积者，则挟脐而居，〔阳明经挟脐下行。〕饱食则益大，饥则益小；其着于缓筋而成积者，〔缓筋，大筋之支者。〕亦似阳明之积，饱食则痛，饥则安；其着于肠胃之募原而成积者，病连于缓筋，饱食则安，饥则痛；〔饱食胃气壮，故安；饥则胃虚，故痛也。〕其着于伏冲之脉而成积者，冲脉之下行者，注少阴之大络，出于气冲，循阴股内廉，而入腘中，揣之则气冲应手而动，〔气冲，足阳明经穴，亦名曰气街，毛际两旁之动脉也。〕发手则热气下于两股，如热汤浇沃之状；其着于膂筋，在肠后脊前者，饥则积见，饱则积不见，按之不得；其着于腧脉者，经脉闭塞不通，津液格而不下，孔窍干涩壅阻。此皆邪气之从外入内，从上而下也。〔此上下二部之病起于阳者。〕

黄帝曰：积之始生，至其已成奈何？岐伯曰：积之始生，得寒乃生，厥乃成积也。黄帝曰：其成积奈何？岐伯曰：厥气生足悗，悗生胫寒，胫寒则血脉凝涩，血脉凝涩则寒气上入于肠胃，入于肠胃则腹胀，腹胀则肠外之汁沫迫聚不得散，日以成积。卒然多食饮则肠满，起居不节，用力过度，则络脉伤。阳络伤则血外溢，血外溢则衄血；阴络伤则血内溢，血内溢则后血；肠胃之络伤则血溢于肠外，肠外有寒汁沫与血相抟，则并合凝聚不得散，而成积矣。卒然外中于寒，若内伤于忧怒，则气上逆，气上逆则六腧不通，温气不行，凝血蕴裹而不散，津液涩渗，著而不去，而积皆成矣。

厥，逆也。厥乃成积，即下文气上逆则六腧不通，温气不行，凝血蕴裹，津液涩渗，而积成也。气厥则生足悗，悗生胫寒，胫寒则血脉凝涩，血脉凝涩则寒气上入于肠胃而生䐜胀，䐜胀则肠外之汁沫迫聚不散，日以成积，此时但是汁沫凝结而已。再当饮食过度，肠胃充满之时，而起居不节，用力过度，伤其络脉，阳络伤则血外溢于鼻孔，阴络伤则血内溢于大便，肠胃之络伤则血溢于肠外，其蚵泄所不尽者，与肠外之寒汁沫两相抟结，则并合凝聚，而积成矣。再当外中风寒，或因内伤忧怒，经脏壅迫，则气必上逆，气逆则六腧不通，〔六经腧穴，不能旁通。〕温气不行，〔血中温气，不得运行。〕凝血蕴裹而不散，肠外津液涩渗于此，着而不去，而积皆成矣。此以汁沫而得凝血，凝血而得津液，皆积聚所由成也。

黄帝曰：其生于阴者奈何？岐伯曰：忧思伤心，重寒伤肺，忿怒伤肝，醉以入房，汗出当风伤脾，用力过度，若入房汗出浴则伤肾，此内外三部之所生病者也。黄帝曰：善。治之奈何？岐伯曰：察其所痛，以知其应，有余不足，当补则补，当泻则泻，毋逆天时，是谓至治。

内外三部，见上文。察其所痛，以知其应，察其何部之所苦，以知其何部之应也。毋逆天时，顺时令之阴阳也。

春气在毛，夏气在皮肤，秋气在分肉，冬气在筋骨，刺此病者，各以其时为齐。刺肥人者，以秋冬为之齐；刺瘦人者，以春夏为之齐。〔此段旧误在《终始》。〕

齐，准也。

邪气脏腑病形六十五

黄帝问于岐伯曰：邪气之中人也奈何？岐伯答曰：邪气之中人高也。黄帝曰：高下有度乎？岐伯曰：身半以上者，邪中之也；身半以下者，湿中之也。故曰：邪之中人也无常，中于阴则溜于腑，中于阳则溜于经。

身半以上，风邪中之，故曰邪中人高。

黄帝曰：阴之与阳也，异名同类，上下相会，经络之相贯，如环无端。邪之中人，或中于阳，或中于阴，上下左右，无有恒常，其故何也？岐伯曰：诸阳之会，皆在于面。其中人也，方乘虚时，及新用力，若饮食汗出，腠理开而中于邪。中于面则下阳明，中于项则下太阳，中于颊则下少阳，其中于膺背两胁，亦下其经。

手之三阳，自手走头，足之三阳，自头走足，故诸阳之会，皆在于面。面者，头也。阳明行身之前，故中于面则下阳明。太阳行身之后，故中于项则下太阳。少阳行身之侧，故中于颊则下少阳。此邪中于颈项以上者。阳明行于膺前，太阳行于背后，少阳行于两胁，亦各下其本经，此邪中于颈项以下者也。

黄帝曰：其中于阴奈何？岐伯曰：中于阴者，常从臂胻始。夫臂与胻，其阴皮薄，其肉淖泽，故俱受于风，独伤其阴。黄帝曰：此故伤其脏乎？岐伯答曰：身之中于风也，不必动脏。故邪入于阴经，则脏气实，邪气入而不能容，还之于腑。故中阳则溜于经，中阴则溜于腑。

胻，足胫也。手三阴行于臂里，足三阴行于胻里，故中于阴经者，常从臂胻始。其里面皮薄，其肌肉淖泽，孔窍常开，邪气易入，故俱受于风，独伤其阴经。

黄帝曰：邪之中人脏奈何？岐伯曰：愁忧恐惧则伤心。形寒寒饮则伤肺，以其两寒相感，中外皆伤，故气逆而上行。有所堕坠，恶血留内，若有所大怒，气上而不下，积于胁下，则伤肝。有所击仆，若醉入房，汗出当风，则伤脾。有所用力举重，若入房过度，汗出浴水，则伤肾。黄帝曰：五脏之中风奈何？岐伯曰：阴阳俱感，邪乃得往。

邪之中人脏者，五情之邪，伤其五脏也。五脏之中风者，内伤而加外伤，阴阳俱感，邪乃得往也。

黄帝曰：善哉。邪之中人，其病形何如？岐伯曰：虚邪之中人也，洒淅动形。正邪之中人也微，先见于色，不知于身，若有若无，若亡若存，有形无形，莫知其情。

洒淅动形，皮毛振悚之义。

黄帝曰：善哉。余闻之，见其色，知其病，命曰明；按其脉，知其病，命曰神；问其病，知其处，命曰工。余愿闻见而知之，按而得之，问而极之，为之奈何？岐伯答曰：夫色脉与尺之相应也，如桴鼓影响之相应也，不得相失也，此亦本末根叶之候也，故根死则叶枯矣。色、脉、形肉不得相失也，故知一则为工，知二则为神，知三则神且明矣。黄帝曰：愿卒闻之。岐伯答曰：色青者，其脉弦也；赤者，其脉钩也；黄者，其脉代也；白者，其脉毛；黑者，其脉石。见其色而不得其脉，反得其相胜之脉则死，得其相生之脉则病已矣。

尺为根，色脉为叶。肝木色青，其脉弦；心火色赤，其脉钩；脾土色黄，其脉代；肺金色白，其脉毛；肾水色黑，其脉石。

黄帝曰：五脏之所生，变化之病形何如？岐伯答曰：先定其五色五脉之应，其病乃可别也。黄帝曰：色脉已定，别之奈何？岐伯曰：调其脉之缓、急、小、大、滑、涩，而病变定矣。黄帝曰：调之奈何？岐伯曰：脉急者，尺之皮肤亦急；脉缓者，尺之皮肤亦缓；脉小者，尺之皮肤亦减而少气；脉大者，尺之皮肤亦贲而起；脉滑者，尺之皮肤亦滑；脉涩者，尺之皮肤亦涩。凡此六变者，有微有甚。故善调尺者，不待于寸，善调脉者，不待于色。能参合而行之者，可以为上工，上工十全九；行二者，为中工，中工十全七；行一者，为下工，下工十全六。

参合而行之，三者相合而行之也。〔贲，与愤同。〕

黄帝曰：请问脉之缓、急、小、大、滑、涩之病形何如？岐伯曰：臣请言五脏之病变也。心脉急甚者为瘛疭，微急为心痛引背，食不下。缓甚为狂笑；微缓为伏梁，在心下，上下行，时唾血。大甚为喉吤；微大为心痹引背，善泪出。小甚为善哕；微小为消瘅。滑甚为善渴；微滑为心疝引脐，小腹鸣。涩甚为喑；微涩为血溢，维厥，耳鸣，癫疾。

《难经》：心脉急甚者，肝邪干心也；微急者，胆邪干小肠也；心脉大甚者，心邪自干心也；微大者，小肠邪自干小肠也；心脉缓甚者，脾邪干心也；微缓者，胃邪干小肠也；心脉涩甚者，肺邪干心也；微涩者，大肠邪干小肠也；心脉沉甚者，肾邪干心也；微沉者，膀胱邪干小肠也。此即其义。小，肾脉也。滑，肝脉也。瘛，筋急也。疭，筋缓也。喉吤，喉中气塞也。喑，哑也。维厥，四维厥逆也。〔即四肢。〕

肺脉急甚为癫疾；微急为肺寒热，怠惰，咳唾血，引腰背胸，若鼻息肉不通。缓甚为多汗；微缓为痿瘘，偏风，头以下汗出不可止。大甚为胫肿；微大为肺痹引胸背，起恶日光。小甚为泄；微小为消瘅。滑甚为息贲上气；微滑为上下出血。涩甚为呕血；微涩为鼠瘘，在颈支腋之间，下不胜其上，其应善酸。

鼠瘘，在颈支腋之间，在颈上，而连腋下也。鼠瘘，胆木上逆之病，胆木逆则肝木必陷，下陷不胜其上逆，故其应善酸。酸者，木郁之所生也。

肝脉急甚者为恶言；微急为肥气，在胁下若覆杯。缓甚为善呕；微缓为水瘕痹。大甚为内痈，善呕衄；微大为肝痹阴缩，咳引小腹。小甚为多饮，微小为消瘅。滑甚为癀疝，微滑为遗溺。涩甚为溢饮，微涩为瘛挛筋痹。

《难经》：肝之积，曰肥气，在左胁下，如覆杯。

脾脉急甚为瘛疭；微急为膈中，食饮入而还出，后沃沫。缓甚为痿厥；微缓为风痿，四肢不用，心慧然若无病。大甚为击仆；微大为疝气，腹里大脓血，在肠胃之外。小甚为寒热；微小为消瘅。滑甚为癀癃；微滑为虫毒蛔蝎腹热。涩甚为肠癀；微涩为内癀，多下脓血。

膈中，即噎膈也。后沃沫，饮食吐后，多吐涎沫也。击仆，中风昏迷，若被击而颠仆也。虫毒蛔蝎，蛔蛲之属也。肠癖，肠聚也。内癖，内积也。

肾脉急甚为骨癫疾，微甚为沉厥奔豚，足不收，不得前后。缓甚为折脊；微缓为洞，洞者，食不化，下嗌还出。大甚为阴痿，微大为石水，起脐以下至小腹腄腄然，上至胃脘，死不治。小甚为洞泄；微小为消瘅。滑甚为癃㿉；微滑为骨痿，坐不能起，起则目无所见。涩甚为大痈；微涩为不月沉痔。

骨癫疾者，肾主骨，水旺而木陷，故脉急而病癫也。沉厥，肾水寒陷而四肢厥冷也。奔豚，风木奔冲，若惊豚也。肾脉贯脊，缓甚为折脊，土克水也。腄腄，积水下垂貌。洞泄，泄之甚者，呕泄之极，皆谓之洞。〔空也。〕沉痔，木陷而肛肿也。

黄帝曰：病之六变者，刺之奈何？岐伯答曰：诸急者多寒，缓者多热，大者多气少血，小者气血皆少，滑者阳气盛，微有热，涩者多血少气，微有寒。是故刺急者，深内而久留之。刺缓者，浅内而疾发针，以去其热。刺大者，微泻其气，无出其血。刺滑者，疾发针而浅内之，以泻其阳气而去其热。刺涩者，必中其脉，随其逆顺而久留之，必先按而循之，已发针，疾按其痏，无令其血出，以和其脉。诸小者，阴阳形气俱不足，勿取以针，而调以甘药也。

涩为少血，曰刺涩者，无令其血出，血少可知，此曰多血，字误也。

黄帝问于岐伯曰：首面与身形也，属骨连筋，同血合气耳。天寒则裂地凌冰，其卒寒或手足懈惰，然而其面不衣何也？岐伯答曰：十二经脉，三百六十五络，其血气皆上于面而走空窍，其精气上走于目而为睛，其别气上走于耳而为听，其宗气上出于鼻而为臭，其浊气出于胃，走唇舌而为味。其气之津液，皆上熏于面，而皮又厚，其肉坚，故天气甚寒不能胜之也。

空窍，七窍也。

病本六十六

先病而后逆者，治其本。先逆而后病者，治其本。先寒而后生病者，治其本。先病而后生寒者，治其本。先病而后泄者，治其本。先泄而后生他病者，治其本，必且调之，乃治其他病。先热而后生病者，治其本。先病而后生中满者，治其标。先中满而后烦心者，治其本。大小便利，治其本。大小便不利，治其标。先大小便不利而后生他病者，治其本。人有客气，有同气，病发而有余，本而标之，先治其本，后治其标；病发而不足，标而本之，先治其标，后治其本。谨察间甚，以意调之，间者并行，甚者独行。

此与《素问·标本病传论》同。

卷九

疾病

水胀七十二

黄帝问于岐伯曰：水与肤胀、鼓胀、肠覃、石瘕、石水，何以别之？岐伯答曰：水始起也，目窠上微肿，如新卧蚕起之状，其颈脉动，时咳，阴股间寒，足胫肿，腹乃大，其水已成矣。以手按其腹，随手而起，如裹水之状，此其候也。〔窠，音科。〕

目窠，目下也。颈脉，足阳明之人迎。寒水侮土，胃气上逆，故颈脉动甚，望而知之也。肺气莫降，故时咳；足三阴行于股内，阴盛于下，故阴股间寒。〔股内为阴。〕胃气不能下行，故足胫肿；水泛土湿，中气不运，故腹乃大也。

黄帝曰：肤胀何以候之？岐伯曰：肤胀者，寒水客于皮肤之间，鼕鼕然不坚，腹大，身尽肿，皮厚，按其腹，窅而不起，腹色不变，此其候也。〔鼕，音空。窅，音夭。〕

鼕鼕，空洞如鼓声也。窅，深也。

黄帝曰：鼓胀何如？岐伯曰：腹胀、身皆大，大与肤胀等也，色苍黄，腹筋起，此其候也。

色苍黄，腹筋起，〔青筋。〕肝木克脾土也。〔木主五色，入土为黄，自入为青。苍，青也。〕

黄帝曰：肠覃何如？岐伯曰：寒气客于肠外，与卫气相搏，气不得荣，因有所系，癖而内著，恶气乃起，瘜肉乃生。其始生也，大如鸡卵，稍以益大，至其成如怀子之状，久者离岁，按之则坚，推之则移，月事以时下，此其候也。

气不得营，营，行也。因有所系，系，恋不消也。癖而内著，痞结而留着也。恶气乃起，滞气因阻而成积也。瘜肉，瘀肉也。离岁，逾岁也。

黄帝曰：石瘕何如？岐伯曰：石瘕生于胞中，寒气客于子门，子门闭塞，气不得通，恶血当泻不泻，衃以留止，日以益大，状如怀子，月事不以时下。皆生于女子，可导而下。

虾，血块也。

黄帝曰：肤胀、鼓胀可刺邪？岐伯曰：先泻其胀之血络，刺去其血络，后调其经也。

泻其血络，工在疾泻也。后调其经，虚补而实泻也。

黄帝曰：胀论言无问虚实，工在疾泻，近者一下，远者三下，今有其三而不下者，其过焉在？岐伯对曰：此言陷于肉肓而中气穴者也。不中气穴，则气内闭；针不陷肓，则气不行；上越中肉，则卫气相乱，阴阳相逐。其于胀也。当泻不泻，气故不下，三而不下，必更其道，气下乃止，不下复始，可以万全，乌有殆者乎！其于胀也，必审其胗，当泻则泻，当补则补，如鼓应桴，恶有不下者乎！

一下、三下而病去者，此言陷于肉肓，而中气穴者也。〔分肉空隙之处，谓之肉肓。〕不中气穴，则气反内闭；不陷肉肓，则气不得行；上越而中分肉，则卫气相乱，阴阳相逐，反以益病。其于胀也，当泻而不泻，气故不下。无论虚实，工在疾泻者，泻其血络也。必审其胗，当泻则泻，当补则补，调其经也。〔此段旧误在《胀论》。〕

癫狂七十六

癫疾始生，先不乐，头重痛，视举目赤，甚作极，已而烦心，候之于颜，取手太阳、阳明、太阴，血变而止。

阴盛则癫，病在肺肾，金水旺也；阳盛则狂，病在肝心，木火旺也，而皆缘土湿，土气燥运，则四维不病也。心主喜，肝主怒，肾主恐，肺主悲，先不乐，水胜火也。头重痛，浊气上逆也。视举，瞳子高也。目赤，火刑肺也。甚者，发作之极。已而烦心，君火失根而上逆也。颜，庭也。〔天庭。〕取手太阳支正、小海，手阳明偏历、温溜，手太阴太渊、列缺，泻其血中之邪，血色变而止。

癫疾始作而引口啼呼喘悸者，候之手阳明、太阳，左强者攻其右，右强者攻其左，血变而止。

啼者，肺之声也。呼者，肝之声也。喘者，肺气逆也。悸者，心下动也。癫狂之病，皆生惊悸，胆木失根，惊悸乃作，实则为狂，虚则为癫也。左强攻右，右强攻左，所谓缪刺也。

癫疾始作先反僵，因而脊痛，候之足太阳、阳明、太阴、手太阳，血变而止。

反僵脊痛，足太阳行身之背，其脉急也，取足太阳之委阳、飞扬、仆参、金门。太阳寒水泛滥，脾胃二土必湿，取足阳明之三里、解溪，足太阴之隐白、公孙，泄其湿也。取手太阳者，丙火化气于寒水，足太阳之上源也。

治癫疾者，常与之居，察其所当取之处。病至，视之有过者泻之，置其血于瓠壶之中，至其发时，血独动矣，不动，灸穷骨二十壮。穷骨者，骶骨也。

瓠，瓠芦，壶。酒器也。〔以瓠芦为壶也。〕骶骨，尾骶骨，督脉之长强也。

骨癫疾者，顑齿诸腧分肉皆满，而骨居，汗出烦悗。呕多沃沫，气下泄，不治。〔顑，音坎。〕

鬓旁曰顑。顑齿诸腧分肉皆满，邪气充塞也。骨居，形肉脱，骨独居也。呕多沃沫，胃败而气逆也。气下泄，脾败而气陷也，是以不治。

筋癫疾者，身倦挛，急大，刺项大经之大杼脉。呕多沃沫，气下泄，不治。

身倦挛，筋缩急也。急大，脉弦浮也。项大经之大杼脉，足太阳穴也。

脉癫疾者，暴仆，四肢之脉皆胀而纵。脉满，尽刺之出血；不满，灸之挟项太阳，灸带脉于腰相去三寸，诸分肉本腧。呕多沃沫，气下泄，不治。癫疾，疾发如狂者，死不治。

脉满者，邪盛，故刺之；不满者，正虚，故灸之。挟项太阳，足太阳之天柱、大杼。带脉，足少阳穴，少阳行于两胁，其穴与腰相去三寸，是皆宜灸之穴，及诸分肉本腧之不满者，悉宜灸之。癫疾，发作如狂者，阳根尽脱，升泄无归，故死不治。

狂始生，先自悲也，喜忘苦怒善恐者，得之忧饥，治之取手太阴、阳明及取足太阴、阳明，血变而止。

取手足太阴、阳明，泄其湿也。

狂始发，少卧不饥，自高贤也，自辩智也，自尊贵也，善骂詈，日夜不休。治之取手阳明、太阳、太阴、舌下少阴，视之盛者，皆取之，不盛者，释之也。

舌下，任脉之廉泉也。少阴，手少阴之神门、少冲也。

狂言、惊、善笑、好歌乐、妄行不休者，得之大恐，治之取手阳明、太阳、太阴。

恐伤肾气，君相失根，故病惊狂笑歌。

狂，目妄见、耳妄闻、善呼者，少气之所生也，治之取手太阳、太阴、阳明、足太阴、头、两顑。

肝主呼，惊呼不宁者，肝气怯少也。

狂者多食，善见鬼神，善笑而不发于外者，得之有所大喜，治之取足太阴、太阳、阳明，后取手太阴、太阳、阳明。

大喜伤心，君相升泄，则善笑。

狂而新发，未应如此者，先取曲泉左右动脉，及盛者见血，有顷已，不已，以法治之，灸骶骨二十壮。

曲泉，足厥阴穴。

厥病七十七

厥头痛，面若肿起而烦心，取之足阳明、太阴；厥头痛，贞贞头重而痛，泻头上五行行五，先取手少阴，后取足少阴；厥头痛，头脉痛，心悲善泣，视头动脉反盛者，刺尽去血，后调足厥阴；厥头痛，意善忘，按之不得，取头面左右动脉，后取足太阴；厥头痛，头痛甚，耳前后脉涌有热，泻出其血，后取足少阳；厥头痛，项先痛，腰脊为应，先取天柱，后取足太阳；头半寒痛，先取手少阳、阳明，后取足少阳、阳明；真头痛，头痛甚，脑尽痛，手足寒至节，死不治；头痛不可取于腧者，有所击堕，恶血在于内，若内伤，痛未已，可则刺，不可远取也；头痛不可刺者，大痹为恶，日作者，可令少愈，不可已。

气逆曰厥，平人清升浊降，头上清虚，故痛不作。头痛，浊气之上逆也，故名曰厥。取足阳明、太阴者，泻脾湿而降胃逆也。贞贞，头晕之象。头上五行行五者，热病五十九腧之穴，义详《素问·水热穴论》。先取手少阴，后取足少阴，交济水火，使之清升而浊降也。肺主悲，心悲善泣，肺金侮心火也。头上动脉，两额、两颊、耳前诸动脉也，义见《素问·三部九候论》，后调足厥阴，肝藏血，其脉会于巅也。意善忘，君火上逆而失藏也。耳前后脉涌有热，足少阳脉循耳前后下行，相火上逆，故其脉上涌而有热也。真头痛，脑痛，节寒，水凌土败，〔脾主四肢，脾败，故手足寒至节。〕阴邪上填于阳位也。则刺，则而刺之，破其恶血也。不可刺者，不可刺愈，以其大痹为恶，日日发作者，但可令其少愈，不能全已也。

耳鸣，取耳前动脉。耳聋无闻，取耳中。耳鸣，取手中指爪甲上，左取右，右取左，先取手，后取足。耳聋，取手小指次指爪甲上与肉交者，先取手，后取足。耳痛不可刺者，耳中有脓，若有干耵聍，耳无闻也。

耳前动脉，手少阳之耳门也。耳中，手太阳之听宫也。手中指爪甲上，手厥阴之中冲也。手小指次指爪甲上与肉交者，手少阳之关冲也。耵聍，耳垢也。

垢塞耳窍，以致无闻，当以法去之，未可以刺愈也。耳病亦缘浊气上逆，故谓之厥病。〔耵聍，音丁宁。〕

厥心痛，与背相控，善瘛，始从后触其心，伛偻者，肾心痛也。先取京骨、昆仑，发针不已，取然谷。厥心痛，腹胀胸满，心尤痛甚，胃心痛也。取之大都、太白。厥心痛，痛如以锥针刺其心．心痛甚者，脾心痛也。取之然谷、太溪。厥心痛，色苍苍如死状，终日不得太息，肝心痛也。取之行间、太冲。厥心痛，卧若徒居，心痛间，动作痛益甚，色不变，肺心痛也。取之鱼际、太渊。真心痛，心痛甚，手足清至节，旦发夕死，夕发旦死。心痛不可刺者，中有盛聚，不可取于腧。肠中有虫瘕及蛟蛔，皆不可取以小针。心肠懊憹作痛肿聚，往来上下行，痛有休止，腹热喜渴涎出者，是蛟蛔也。恙腹憹痛，形中上者，以手聚按而坚持之，无令得移，以大针刺之，久持之，虫不动，乃出针也。

控，牵引也。瘛，筋急也。伛偻，身俯不能仰也。京骨、昆仑，足太阳穴。然谷，足少阴穴。腹胀胸满，胃气逆也。大都、太白，足太阴穴。太溪，足少阴穴。行间、太冲，足厥阴穴。卧若徒居，身无倚着也。鱼际、太渊，手太阴穴。真心痛，心痛，节清，水灭火也。中有盛聚，积聚盛也。恙腹，腹脝胀也。憹痛，懊憹作痛。形中上者，形自中焦而上冲也，言其痛或往来上下而行，或自中焦而上行也。心痛亦缘浊气逆上，故谓之厥病。

足髀不可举，侧而取之，在枢合中，以员利针，大针不可刺。转筋者，立而取之，可令遂已。痿厥者，张而取之，可令立快也。〔转筋者四语，旧误在《本输》。〕

足髀，股上骨也。侧，侧卧也。在枢合中，髀枢中也。转筋者，必腿屈，故立而取之。痿厥者，必足卷，故张而取之。

风痹病不可已者，足如履冰，时如入汤中，烦心头痛，时呕时悗，久则目眩，眩已汗出，股胫淫泺，悲以喜恐，短气不乐，不出三年死也。〔泺，音鹿，又音洛。〕

股胫淫泺，汗常出也。

寒热病七十九

皮寒热者，不可附席，毛发焦，鼻槁腊，不得汗，取三阳之络，以补手太阴；肌寒热者，肌痛，毛发焦而唇槁腊，不得汗，取三阳于下以去其血，补足太阴以出其汗；骨寒热者，病无所安，汗注不休，齿未槁，取其少阴于阴股之络，齿已槁，死不治。骨厥亦然。

肺主皮，皮寒热者，肺病也。干肉曰腊。脾主肉，肌寒热者，脾病也。肾主骨，骨寒热者，肾病也。取少阴于阴股之络，足少阴行于股内之后廉也。齿，骨之余，齿槁则骨枯而肾绝，故死不治。

骨痹，举节不用而痛，汗注烦心，取三阴之经，补之。厥痹，厥气上及腹，取阴阳之络，视主病者，泻阳补阴经。热厥，取足太阴、少阳，皆留之；寒厥，取足阳明、少阴于足，皆留之。振寒洒洒，鼓颌，不得汗出，腹胀烦悗，取手太阴；舌纵涎下，烦悗，取足少阴。

视主病者，主病之络也。《素问·厥论》：厥之寒热者何也？故寒热诸病多厥证。

风逆暴四肢肿，身漯漯，唏然时寒，饥则寒，饱则善变，取手太阴表里，足少阴、阳明之经，肉清取荥，骨清取井、经也。厥逆为病，足暴清，胸若将裂，肠若将以刀切之，烦而不能食，脉大小皆涩，暖取足少阴，清取足阳明，清则补之，温则泻之。厥逆腹胀满，肠鸣，胸满不得息，取之下胸二胁咳而动手者，与背腧以手按之立快者是也。内闭不得溲，刺足少阴、太阳与骶上以长针，气逆则取其太阴、阳明、厥阴，甚取少阴、阳明动者之经也。少气，身漯漯也，言吸吸也，骨酸体重，懈惰不能动，补足少阴。短气，息短不属，动作气索，补足少阴，去血络也。〔漯，音累。唏，音希。〕

风逆，感风而病厥逆也。身漯漯，懈倦不收也。唏然时寒，时而抽息寒噤也。饱则善变，生他证也。取手太阴表里，手太阴与手阳明为表里也。肉清，肉寒也。暖，热也。暖取足少阴，泻火而补水也。清取足阳明，泻阴而补阳也。清则补之，温则泻之，补阳而泻火也。取之下胸二胁咳而动手者，胸下二胁之间，咳嗽而脉动于手者，足厥阴之章门、期门也。与背腧，足太阳之背腧，以手按之立快者，是其腧穴也。内闭不得溲，刺足少阴，涌泉、筑宾也。足太阳，委阳、飞扬、仆参、金门也；骶上，尾骶骨上，督脉之长强也。气逆则取太阴，隐白、公孙也；阳明，三里、解溪也；厥阴，章门、期门也。甚则取少阴阳明动者之经，少阴之肓俞、阴谷、太溪；阳明之大迎、人迎、气街、冲阳，皆动脉也。言吸吸，声音不续也。动作气索，气力虚泛，索然无余也。〔此段旧误在《癫狂》。〕

身有所伤血出多，及中风寒，若有所坠堕，四肢懈惰不收，名曰体惰，取其小腹脐下三结交。三结交者，阳明、太阴脐下三寸关元也。病注下血，取曲泉。

关元，任脉穴，在脐下三寸。三结交者，任脉与阳明、太阴同结于脐下三寸关元之穴，是三气之所交会也。病注下血，风木陷泄也。曲泉，足厥阴穴。〔病注下血句，旧误在《厥病》。〕

刺诸热者，如以手探汤；刺寒清者，如人不欲行。胀取三阳，飧泄取三阴。阴有阳疾者，取之下陵三里，正往无殆，气下乃止，不下复始也。疾高而内者，取之阴之陵泉；疾高而外者，取之阳之陵泉也。

热气慓悍易得，故针欲疾发，如以手探汤者，出之疾也。寒气凝涩难致，故针欲迟留，如人不欲行者，留之迟也。胀取三阳，阳气虚也。飧泄取三阴，阴气旺也。阴有阳疾，阴分而有阳疾也。〔下热。〕下陵、三里，足阳明穴。气下，气退也。阴陵泉，足太阴穴。阳陵泉，足少阳穴。〔此段旧误在《九针十二原》。〕

四时之变，寒暑之胜，重阴必阳，重阳必阴，故阴主寒，阳主热，寒甚则热，热甚则寒，故曰：寒生热，热生寒，此阴阳之变也。故曰：冬伤于寒，春生瘅热；春伤于风，夏生后泄肠澼；夏伤于暑，秋生痎疟；秋伤于湿，冬生咳嗽。是谓四时之序也。

瘅热，即温病也。冬伤于寒，春必温病诸义，详见《素问·阴阳应象》诸论。〔此段旧误在《论疾诊尺》。〕

春取络脉，夏取分腠，秋取气口，冬取经腧。凡此四时，各以时为齐。络脉治皮肤，分腠治肌肉，气口治筋脉，经腧治骨髓。

痈疽八十一

黄帝曰：余闻肠胃受谷，上焦出气，以温分肉，而养骨节，通腠理。中焦出气如露，上注溪谷，而渗孙脉，津液和调，变化而赤为血，血和则孙脉先满溢，乃注于络脉，皆盈，乃注于经脉。阴阳已张，因息乃行，行有经纪，周有道理，与天合同，不得休止。切而调之，从虚去实，泻则不足，疾则气减，留则气后。从实去虚，补则有余。血气已调，形气乃持。余已知血气之平与不平，未知痈疽之所从生？成败之时，死生之期，有远近，何以度之，可得闻乎？

阴阳已张，因息乃行，经脉为阴，络脉为阳，阴阳已盛，以息往来也。其行则有经纪，〔营行阴阳相间，卫行夜阴昼阳。〕其周则有道理，〔经脉周身十六丈二尺，一日一夜五十周。〕与天度合同，不得休止。〔一日百刻，两刻一周。〕疾则气减，疾出针也。留则气后，久留针也。形气乃持，得其平也。

岐伯曰：经脉留行不止，与天同度，与地合纪。故天宿失度，日月薄蚀，地经失纪，水道流溢，草萱不成，五谷不殖，径路不通，民不往来，巷聚邑居，则别离异处，血气犹然，请言其故。夫血脉营卫，周流不休，上应星宿，下应经数。寒邪客于经络之中则血泣，血泣则不通，不通则卫气归之，不得复反，故痈肿。寒气化为热，热盛则腐肉，肉腐则为脓，脓不泻则烂筋，筋烂则伤骨，骨伤则髓消，不当骨空，不得泄泻，血枯空虚，则筋骨肌肉不相荣，经脉败漏，熏于五脏，脏伤故死矣。〔泣，涩同。〕

下应经数，应于经水之数也。寒邪客于经络之中，阻其营血，血涩不通，卫气归之，不得复反，〔前行遇阻，不能后退。〕故生痈肿。〔痈，壅也。壅阻不散，故作肿。〕寒邪外束，内郁为热，肉腐脓化，烂筋伤骨，骨伤髓消，而不当骨空，不得泄泻，血枯而空虚，则筋骨肌肉不相荣养，经脉败漏，熏于五脏，脏伤故死矣。

黄帝曰：愿尽闻痈疽之形与忌日名。岐伯曰：痈发于嗌中，名曰猛疽，猛疽不治，化为脓，脓不泻，塞咽，半日死；其化为脓者，泻则合豕膏，冷食，三日而已。

泻则合豕膏，冷食，泻法如是也。

发于颈，名曰夭疽，其痈大以赤黑，不急治，则热气下入渊腋，前伤任脉，内熏肝、肺，熏肝、肺十余日而死矣。

渊腋，足少阳穴。

阳气大发，消脑留顶，名曰脑烁，其色不乐，项痛而如刺以针，烦心者死不可治。

烦心者死，神败故也。

发于肩及臑，名曰疵痈，其状赤黑，急治之，此令人汗出至足，不害五脏。痈发四五日逞焫之。

臂内嫩肉曰臑。汗出至足者，地在肺肝两经之介，胆火刑肺，收敛失政也。此在经络，故不害五脏。逞焫之者，逞时早灸之也。

发于腋下，赤坚者，名曰米疽，治之以砭石，欲细而长，疏砭之，涂以豕膏，六日已，勿裹之。其痈坚而不溃者，为马刀挟缨，急治之。

马刀挟缨，即瘰疬也，弯如马刀，挟于缨旁，故名。缨，冠缨也。〔即带结于颈者。〕

发于胸，名曰井疽，其状如大豆，三四日起。不早治，下入腹，不治，七日死矣。

下入腹，不治，五脏皆败也。

发于膺，名曰甘疽，色青，其状如谷实瓜蒌，常苦寒热。急治之，去其寒热。十岁死，死后出脓。

谷实，谷粒也。

发于胁，名曰败疵，败疵者，女子之病也。灸之，其病大痈脓，治之，其中乃有生肉，大如赤小豆，剉菱翘草根各一升，以水一斗六升煮之，竭为取三升，则强饮厚衣，坐于釜上，令汗出至足已。

菱翘草，即菱角、连翘二草也。

发于股胫，名曰股胫疽，其状不甚变，而痈脓搏骨，不急治，三十日死矣。

其状不甚变，而痈脓搏骨，外不甚变，而脓浸于骨也。

发于尻，名曰锐疽，其状赤坚大，急治之，不治，三十日死矣。

尻，尾骶也。

发于股阴，名曰赤施，不急治，六十日死，在两股之内，不治，十日而当死。

在两股之内，双股俱病也。

发于膝，名曰疵痈，其状大痈，色不变，寒甚如坚石，勿石，石之者死，须其柔，乃石之者生。诸痈疽之发于节而相应者，不可治也。发于阳者，百日死；发于阴者，三十日死。

勿石，勿用砭石也。须其柔，乃石之，脓成而肉软也。发于筋节而相应者，左右相应也。阳者，在外；阴者，在内也。

发于胫，名曰兔啮，其状赤至骨，急治之，不治害人也。

胫，膝下大骨也。

发于内踝，名曰走缓，其状痈，色不变，数石其腧，而止其寒热，不死。

石其腧，砭石刺其腧穴也。

发于足上下，名曰四淫，其状大痈，急治之，百日死。

发于足上下，地居四肢之末，邪气淫泆，故曰四淫。

发于足傍，名曰厉痈，其状不大，初如小指发，急治之，去其黑者，不消辄益，不治，百日死。

不消辄益，不消减即增益也。

发于足指，名曰脱痈，其状赤黑，死不治；不赤黑，不死。不衰，急斩之，不则死矣。〔不，否同。〕

不衰，急斩之，势不衰减，急斩其指也。

五脏身有五部，伏兔一，腓二，腓者腨也，背三，五脏之腧四，项五。此五部有痈疽者死。〔此段旧误在《寒热病》。〕

伏兔，足阳明穴。

黄帝曰：夫子言痈疽，何以别之？岐伯曰：营卫稽留于经脉之中，则血泣而不行，不行则卫气从之而不通，壅遏而不得行，故热。大热不止，热胜则肉腐，肉腐则为脓。然不能陷，骨髓不为燋枯，五脏不为伤，故命曰痈。黄帝曰：何谓疽？岐伯曰：热气淳盛，下陷肌肤，筋髓枯，内连五脏，血气竭，当其痈下，筋骨良肉皆无余，故命曰疽。疽者，上之皮夭以坚，上如牛领之皮。痈者，其皮上薄以泽，此其候也。

痈者，气血浅壅于外；疽者，气血深阻于内也。